CB127668

ORTODONTIA & ORTOPEDIA FACIAL

O Respirador Bucal e suas Conseqüências

ORTODONTIA & ORTOPEDIA FACIAL

O Respirador Bucal e suas Conseqüências

2002

artes médicas
DIVISÃO ODONTOLÓGICA

© 2002 by ARTES MÉDICAS

Todos os direitos reservados. Nenhuma parte desta obra poderá ser publicada sem a autorização expressa desta Editora.

Diretor Editorial: Milton Hecht

Equipe de Produção:
Gerente de Produção: Virgínia S. Araujo
Capa: Nelson Mielnik
Editoração eletrônica: Graphbox- Caran
Revisão e Copydesk: Maria Eugenia de Camargo Barros Affonso
Projeto Gráfico e Ilustrações: Sheila Marques Paixão
Impressão e acabamento: Gráfica Salesiana

ISBN: 85-7404-079-7

Dados Internacionais de Catalogação na Publicação (CIP)
(Câmara Brasileira do Livro - SP - Brasil)

G516u

Pinto, Werlei Soares
Ortodontia & Ortopedia Facial - O Respirador Bucal e suas Conseqüências / Werlei Soares Pinto.
– São Paulo: Artes Médicas, 2002
182p.; 28 cm

ISBN: 85-7404-079-7

I. Introdução. Cap 1. As ferramentas de diagnóstico. Caso Clínico 1. V.J. - Face adenoideana típica. Caso Clínico 2. A.C.M.P.S. - Correção lordose e escoliose postural / Esquema de Dalpont

CCD-616.6

1ª edição 2002
Editora Artes Médicas Ltda.
R. Dr. Cesário Mota Jr, 63 — Vila Buarque
CEP: 01221-020 — São Paulo - SP — Brasil
Home Page: http://www.artesmedicas.com.br
E-Mail: artesmedicas@artesmedicas.com.br
Tel: (011) 221-9033
Fax: (011) 223-6635
Linha direta do consumidor: 0800-559033

Agradecimentos

Agradeço à minha família, em especial à minha esposa, pela tolerância, desprendimento e colaboração quando da confecção e planejamento deste livro.

Segue um fraternal agradecimento ao Dr. Wilson Aragão (professor e ortodontista), a quem devo a vida saudável de meu filho, bem como por ter-me iniciado e carregado pela mão no início do aprendizado ortodôntico.

Agradeço também a todos os professores e ainda àqueles que anonimamente, me ajudaram a superar todas as dificuldades da profissão, a todos vocês meu eterno muito obrigado.

DEDICATÓRIA

Dedico este livro a meu filho, Felipe Mendonça Pinto.

Apresentação

A obra que agora apresento ao mundo odontológico é fruto de um entusiasmo apaixonante pela Ortodontia em *lato sensu*, e que, espero, possa vir ajudar a preencher a lacuna que parece atualmente existir no ensino ortodôntico, lacuna essa que diz respeito ao tratamento dos pacientes respiradores bucais, que representam expressiva maioria da população infantil brasileira.

Com a publicação de ORTODONTIA E ORTOPEDIA FACIAL, desejo auxiliar a todos os profissionais que se preocupam de maneira holística com a saúde e bem estar de seus pacientes. Em meus 17 anos de formação, dos quais 10 dedicados exclusivamente à clínica ortodôntica, espero ter angariado alguns conhecimentos, que possam ajudar a trilhar, de modo menos árduo, nosso caminho em busca da excelência do tratamento.

Werlei Soares Pinto

Rua Dr. Nelson de Sá Earp 95/410
Centro - Petrópolis, RJ
CEP: 25680-195
E-mail: werlei@compuland.com.br

MINHA HOMENAGEM ÀS MELHORES PESSOAS DO MUNDO, MEUS PACIENTES

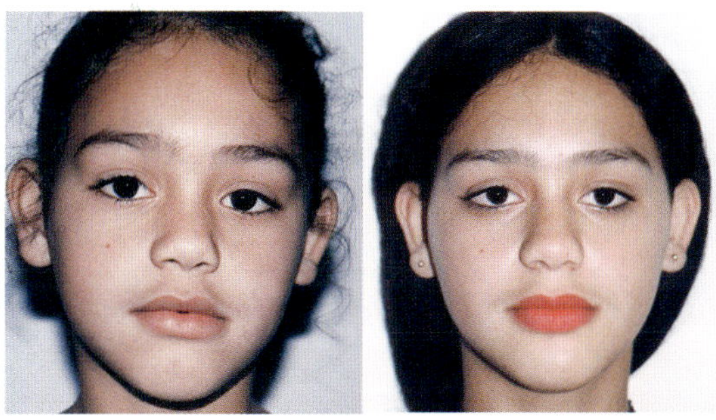

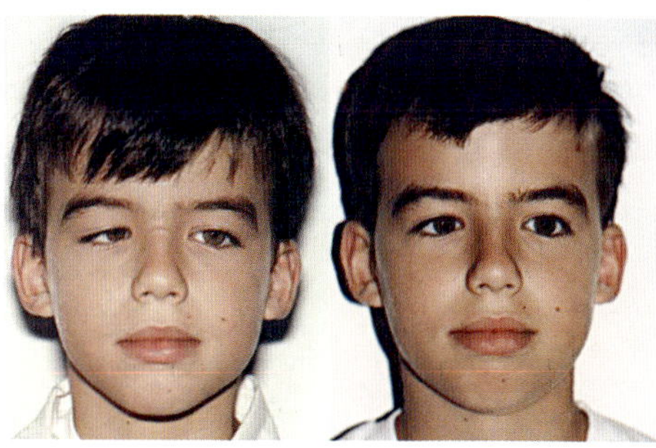

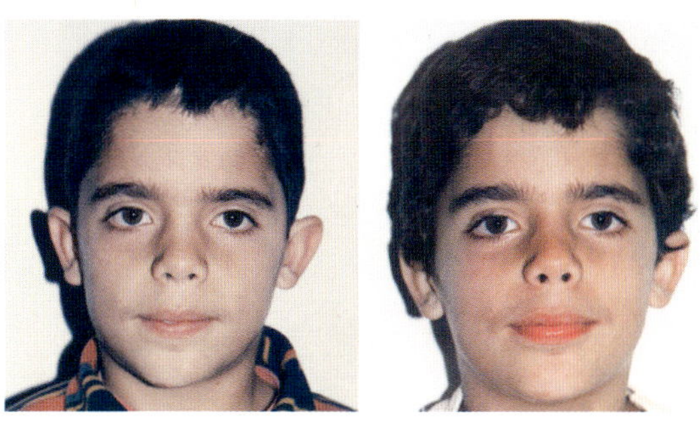

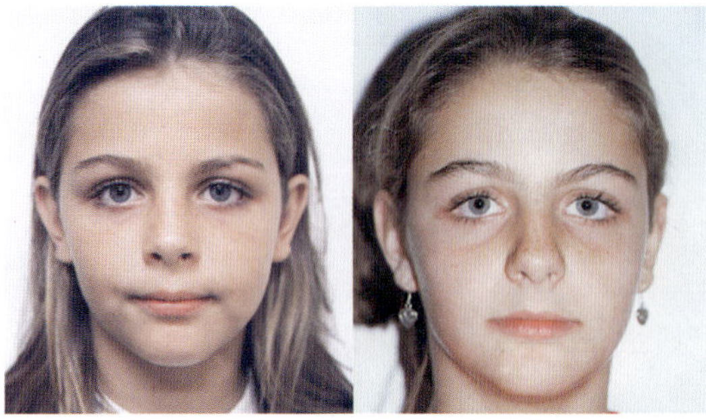

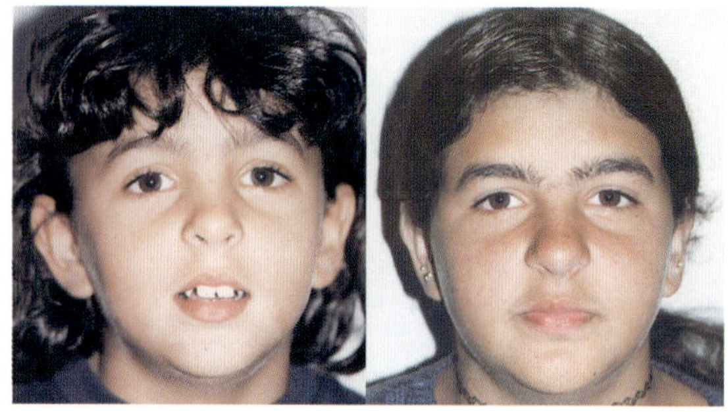

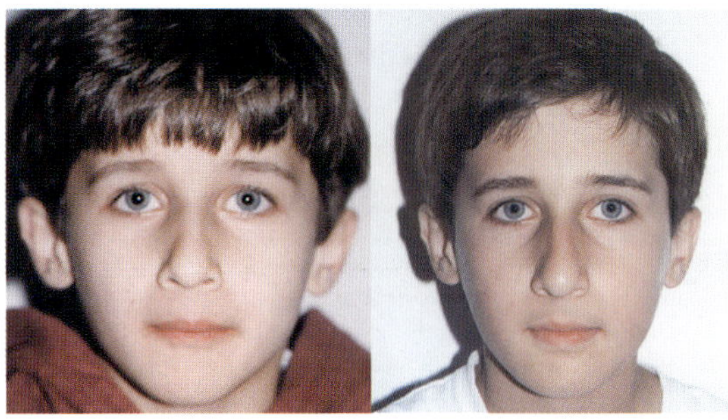

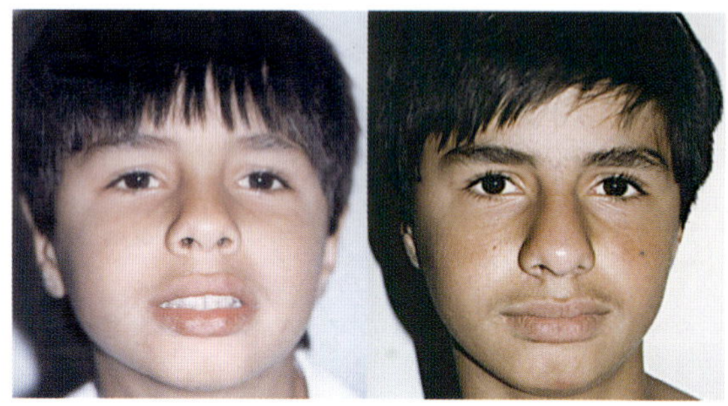

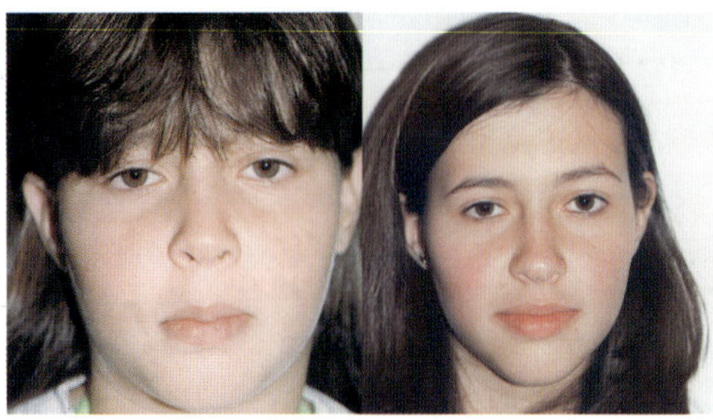

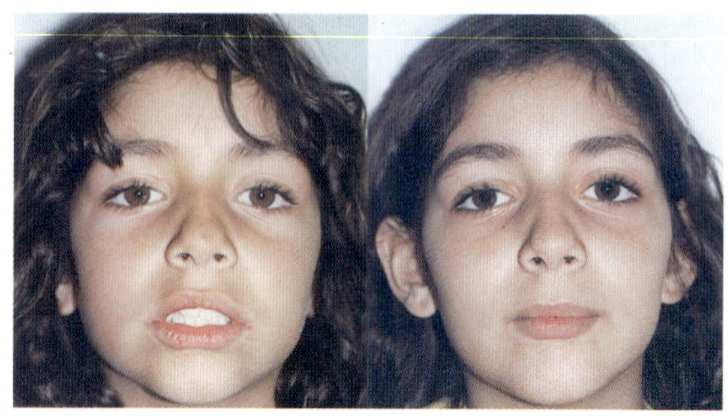

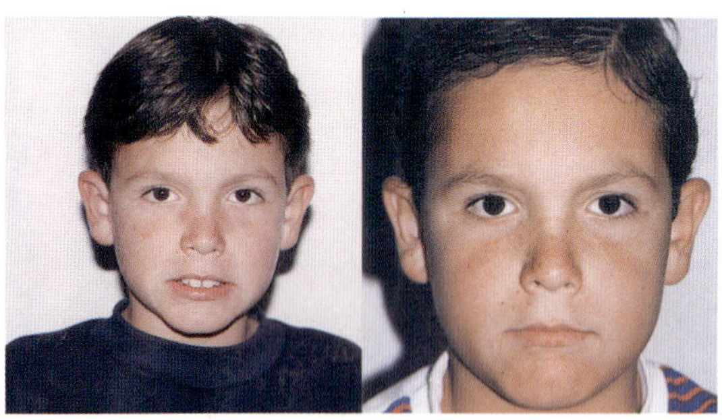

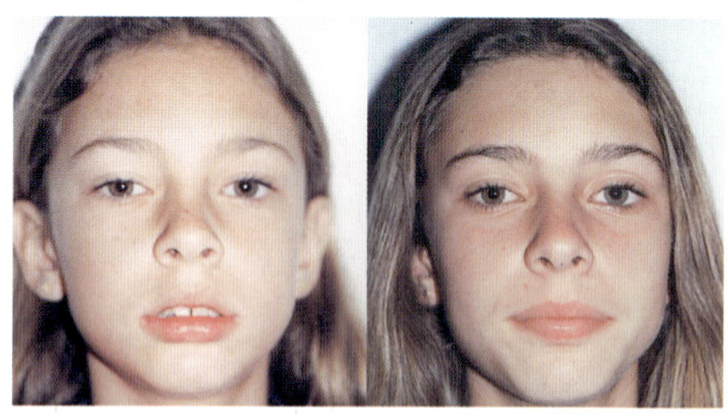

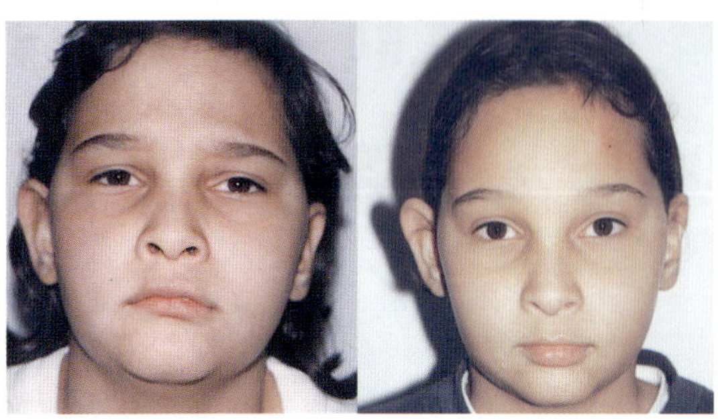

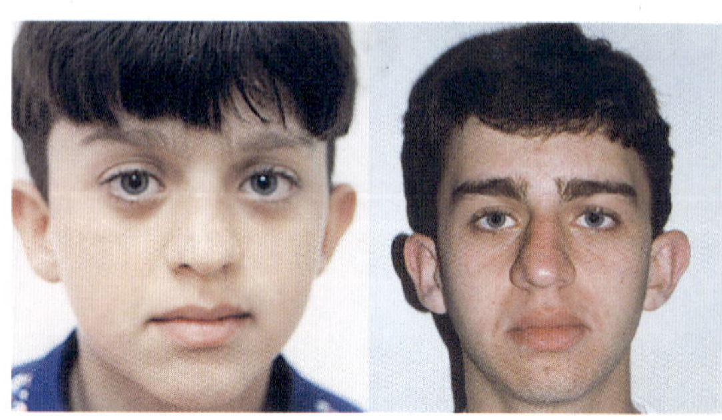

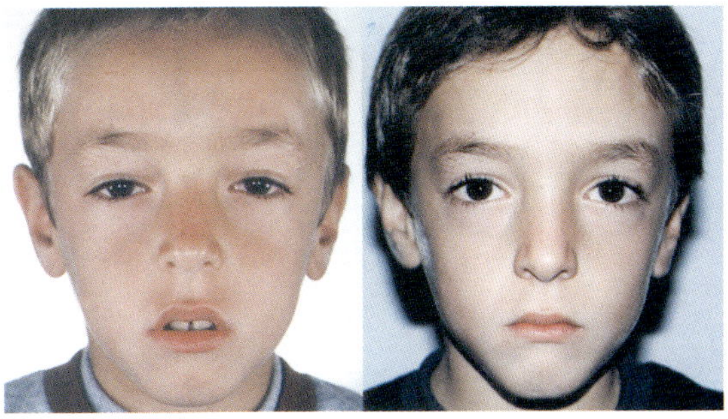
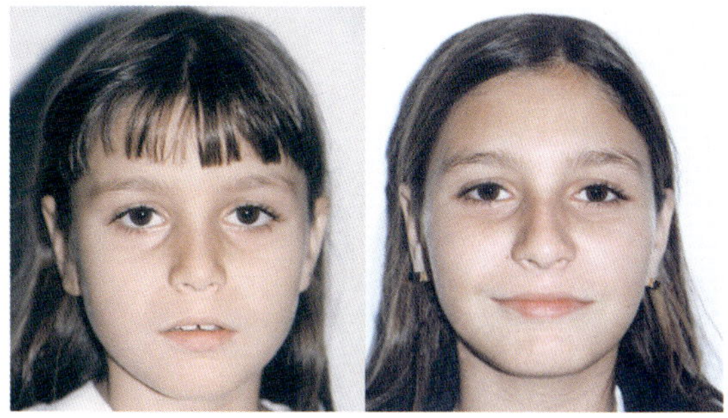
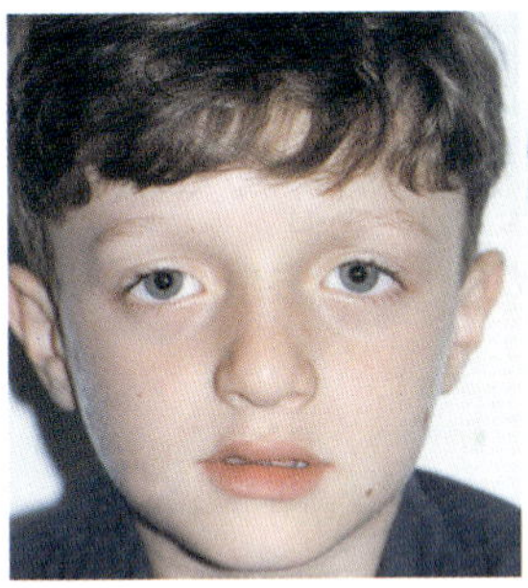
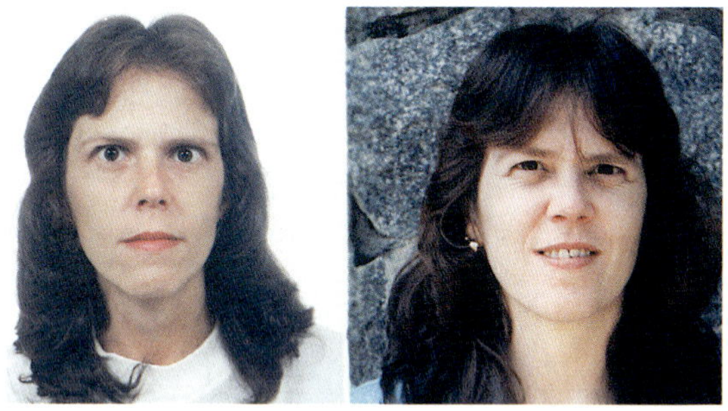
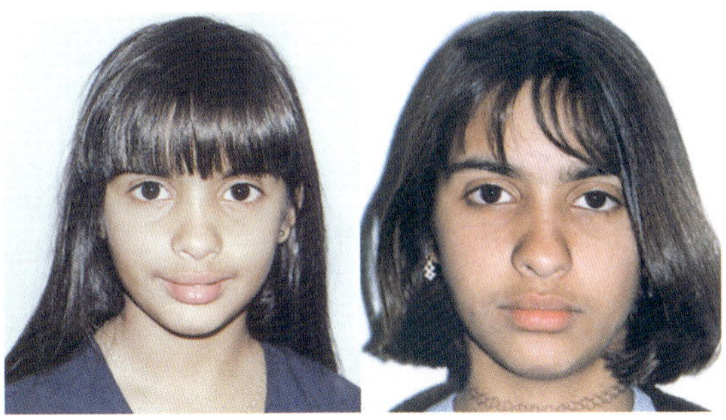
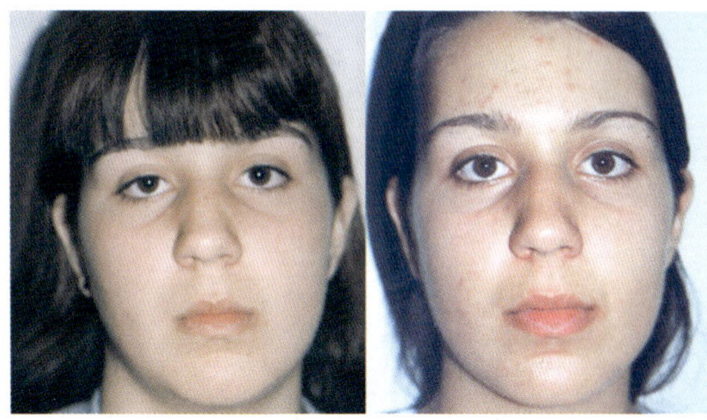
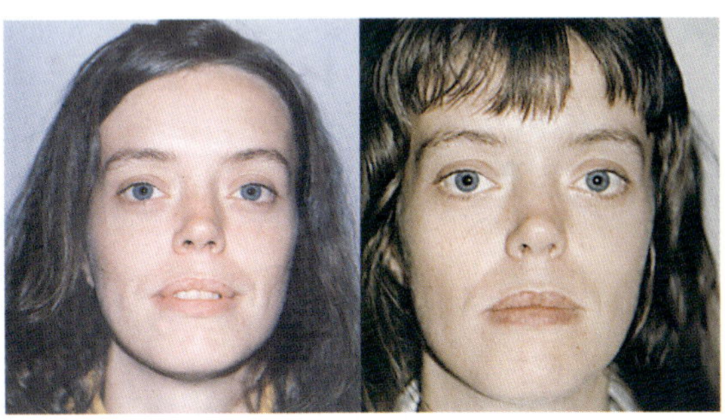
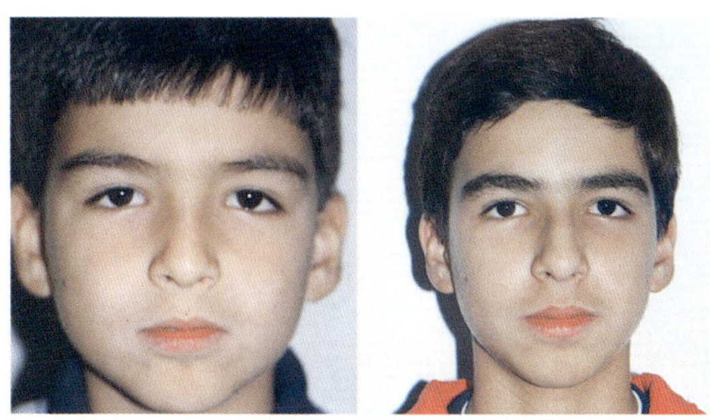

*O autor recebeu autorização dos pacientes retratados nos casos clínicos para a publicação das fotos sem uso de tarjas para evitar a identificação.

Prefácio

Diariamente nos consultórios e ambulatórios pediátricos e odontológicos, nos deparamos com crianças que não respiram corretamente. O problema é tão freqüente, que muitas vezes não lhe damos a importância devida. O respirador bucal não apresenta apenas deformidades dentárias e/ou da face, e sim, o comprometimento da saúde como um todo. Problemas posturais, infecções respiratórias de repetição e sono inadequado são apenas algumas das complicações associadas à respiração incorreta.

Dr. Werlei Soares Pinto nos apresenta de forma brilhante a utilização de um método de correção ortodôntica pioneiro no Brasil. A simplicidade da técnica, a excelência e rapidez dos resultados, aliadas à rara necessidade de extrações dentárias, nos mostra o valor desta abordagem terapêutica.

Documentação fotográfica primorosa de todos os casos e explicação detalhada da técnica através de imagens conseguem levar ao leitor o que muitas vezes não pode ser descrito em palavras.

Como bem destacado pelo autor, é muito difícil mudar conceitos já estabelecidos e sedimentados durante anos de prática ortodôntica. Adotar uma nova postura diante do respirador bucal exige um aprofundamento teórico sobre esta patologia, associado a uma análise crítica das possíveis abordagens de tratamento. Esta obra não visa excluir ou criticar outras técnicas, mas sim acrescentar uma nova opção terapêutica.

Resta aos profissionais da área colocar em prática os ensinamentos deste livro e melhorar a qualidade de vida da criança brasileira.

Professora Regina Lúcia Barbosa Santos

Professora da Disciplina de Pediatria
da Faculdade de Medicina de Petrópolis - RJ

Índice

Introdução 1

Capítulo 1 - Ferramentas de diagnóstico 7
Radiografias 7
Modelos de estudo 9
Fotografias 9
Cefalometria 10
VTO 11

Caso Clínico 1 - VJ 8 anos 13
Diagnóstico 13
Plano de Tratamento 14
Mecânica Ortodôntica 14
Radiografias 15
Estudo das adenóides 17
Modelos de estudo 18
Radiografias 22
Cefalometria final 22
Análise de adenóides 24
Modelos de estudo 25

Caso Clínico 2 - ACMPS 9 anos 27
Diagnóstico 27
Dados Cefalométricos 28
Objetivos do tratamento 28
Mecânica Ortodôntica 28
Radiografias 30
Mesoprosópico 32
Grau 1 de obstrução: 1,35 pelas adenóides 32
Radiografias 35
Dolicoprosópico severo 37
Fotografias finais 38

Caso Clínico 3 - CF 8 anos 41
Diagnóstico 41
Dados Cefalométricos 42
Objetivos do tratamento 42
Mecânica Ortodôntica 43
Estudo das adenóides 45
Radiografias 46
Estudo das adenóides 49

Caso Clínico 4 - IKM 9 anos 55
Estudo das adenóides 60
Radiografias 61
Fotografias 61
Modelos de estudo 63
Cefalometria 63
Crescimento 66

Caso Clínico 5 - HN 14 anos 69

Caso Clínico 6 - FM 9 anos 75
Diagnóstico 75
Dados Cefalométricos 76
Objetivos do tratamento 76
Mecânica Ortodôntica 76

Caso Clínico 7 - GNA 14 anos 87
Diagnóstico 87
Dados Cefalométricos 88
Objetivos do Tratamento 88
Mecânica Ortodôntica 88

Caso clínico 8 - RPV 8 anos 101
Diagnóstico 102
Dados Cefalométricos 102
Objetivos do Tratamento 102
Mecânica Ortodôntica 102

Caso Clínico 9 - LR - 6 anos 115
Diagnóstico 115
Dados Cefalométricos 116
Objetivos do tratamento 116
Mecânica Ortodôntica 116

Caso Clínico 10 - MC 24 anos 129
Diagnóstico 129
Dados Cefalométricos 130
Objetivos do Tratamento 130
Mecânica Ortodôntica 130

Caso Clínico 11 - KAH - 9 anos 139
Diagnóstico 139
Dados Cefalométricos 140
Objetivos do tratamento 140
Mecânica Ortodôntica 140

Caso Clínico 12 - PHN - 09 anos 151
Diagnóstico 151
Dados Cefalométricos 152
Objetivos do Tratamento 152
Mecânica Ortodôntica 152
Quero deixar uma mensagem final 162

Referências Bibliográficas 163
Autores referência 163
Artigos referência 164
Livros referências 167

INTRODUÇÃO

Por que tratar?

Esta será a pergunta a ser respondida durante todo o livro. Passamos a nossa vida profissional olhando os nossos pacientes passarem, um a um, dia após dia; olhamos, mas será que enxergamos? Quantos de nós não se depararam com um olhar como este da foto abaixo?

Vemos uma criança desanimada, à qual a vida pouca coisa pode oferecer (**Figura 1.1**), mas só poderemos avaliar se ela tem problemas na escola e no convívio com outras crianças se a olharmos como um todo. Sempre que alguém entra em nosso consultório dentário, vemos uma boca se deslocando da sala de espera para a cadeira de atendimento. Deveríamos nos esforçar, sim, para vermos uma criança com sonhos, desejos e frustrações, nos pedindo socorro.

Devemos aprimorar o nosso olhar, treinar nossa atenção e usar os três **cês** – **carinho**, **ccnhecimento** e **competência** – para solucionar problemas. Vocês já imaginaram como é a vida do respirador bucal, como é seu dia-a-dia, qual será sua dificuldade para executar as tarefas cotidianas? Pois bem, quando temos oportunidade de examinar um respirador bucal, este já passou por inúmeros profissionais de saúde e não é raro estarmos no final da fila.

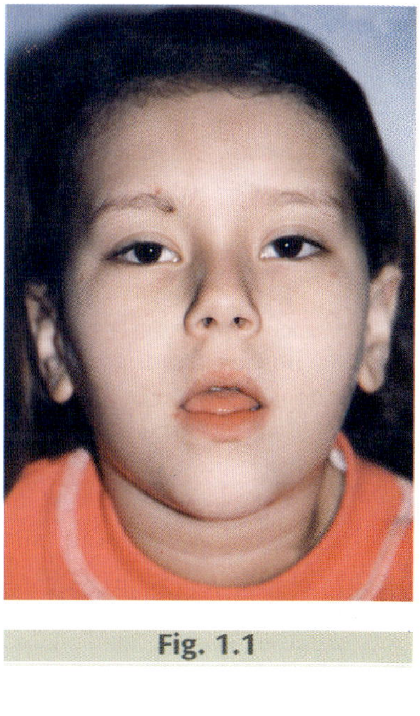

Fig. 1.1

Esta paciente (**Figura 1.1**) apresenta sinais claros da síndrome do respirador bucal:

1. Olhar embaçado
2. Lábios hipotônicos
3. Músculo *mentalis* hipertrofiado
4. Língua baixa
5. Olheiras acentuadas
6. Baixa oxigenação cerebral
7. Postura corporal incorreta (lordose, cifose, escoliose)
8. Palato ogival
9. Cansaço físico
10. Sono agitado
11. Sudorese noturna
12. Curva planar retificada (pé chato)

O motivo para este conjunto de sintomas é a respiração incorreta. Quando o indivíduo adulto se encontra no nível do mar e em repouso, seu pulmão abre cerca de 15 vezes por minuto e oferece uma certa superfície alveolar. Contudo, se for deslocado para altitude mais elevada, seu pulmão abrirá e fechará mais vezes por minuto, e oferecerá uma superfície ainda maior. Se tudo for controlado adequadamente pelo cérebro teremos o resultado abaixo (**Figura 1.2**). Caso você seja um respirador nasal, perceberá que **Figura 1.1** e **Figura 1.2** referem-se à mesma pessoa, com intervalo de 6 meses.

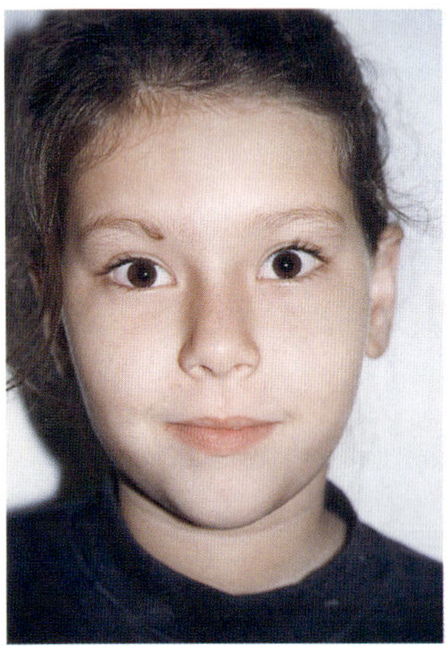

Fig.1.2

Esta foi uma paciente que entrou no meu consultório dando cambalhotas (9 anos) e tentou perfurar-me com um dos instrumentos que se encontravam sobre a bancada, comportamento bastante agressivo e incomum para uma criança nesta idade. Acrescento ainda que não era alfabetizada, estudava em colégio para crianças especiais e sua sociabilidade estava extremamente comprometida.

A queixa principal dos pais são os dentes em desalinho (**Figura 1.3**), mas com certeza poderemos fazer um pouco mais. Mordida aberta anterior e cruzada posterior direita, ausência de espaços em ambas as arcadas tornam vã qualquer tentativa de respirar. Não sei quanto a você, mas a mim causa desespero ver uma criança assim. Experimente: Prepare uma refeição bem gostosa, aquele prato saboroso, que seria devorado até o final. Agora coloque um pregador de roupas no nariz e deguste a refeição, de preferência com um pouco de farofa e sem refrigerante. Aproveite e convide a(o) namorada(o) ou esposa(o) para uma longa conversa. Bem, agora a boca terá de:

1. Mastigar.
2. Salivar.
3. Falar.
4. Deglutir.
5. Respirar.

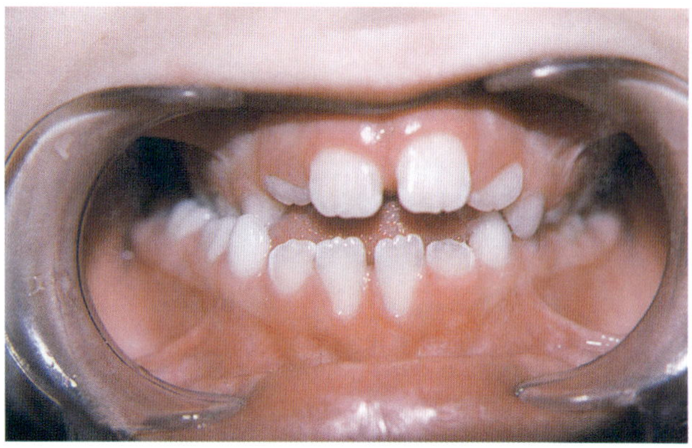

Fig.1.3

Caso você consiga chegar até a metade, parabéns. Primeiro porque agora já sabe como é a vida desta criança, e segundo porque começou a entender a vida de quem respira preferencialmente pela boca.

Dentes apinhados ou problemas nos ossos da face são na verdade efeitos, e não causas, visto que invariavelmente o problema respiratório se sobrepõe à saúde geral. Ao consertarmos a saúde como um todo, e não como uma parte, o todo e a parte se autocorrigem. As mudanças se estendem a todo o organismo. Veremos mais à frente o progresso obtido (**Figura 1.4**). e a inter-relação entre neurotropismo, estímulos neurológicos e crescimento facial, e como isso tudo acontece.

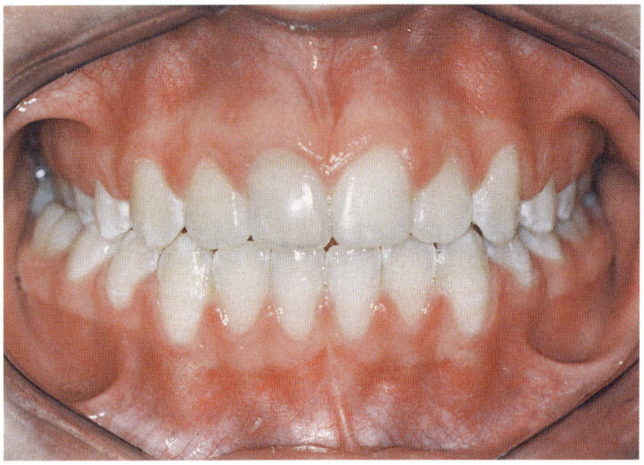

Fig.1.4

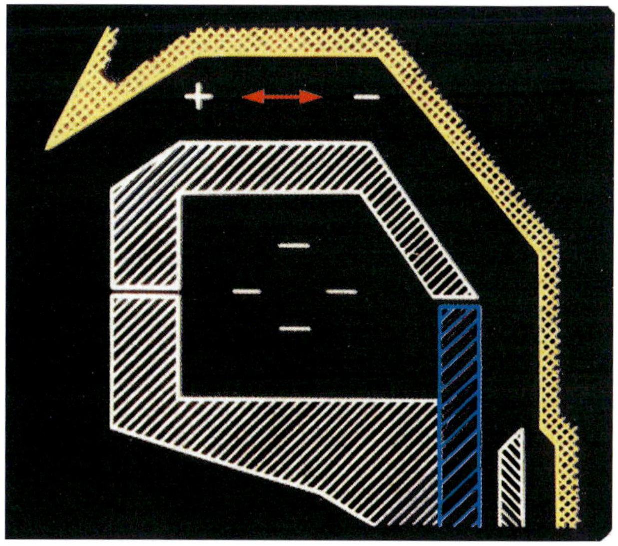

Fig.1.5

Reparem a mão em garra (**Figura 1.6**), mostrando total desajuste comportamental, cabeça projetada para frente, abdome distendido (gases e respiração apical), lordose e escoliose tóraco-lombar direita, mãos fora da posição anatômica normal. O quadro é bastante preocupante, tanto para pais quanto para professores. Esta paciente estava sendo acompanhada por psicóloga e a orientação perdurou até 6 meses antes da alta do tratamento ortodôntico.

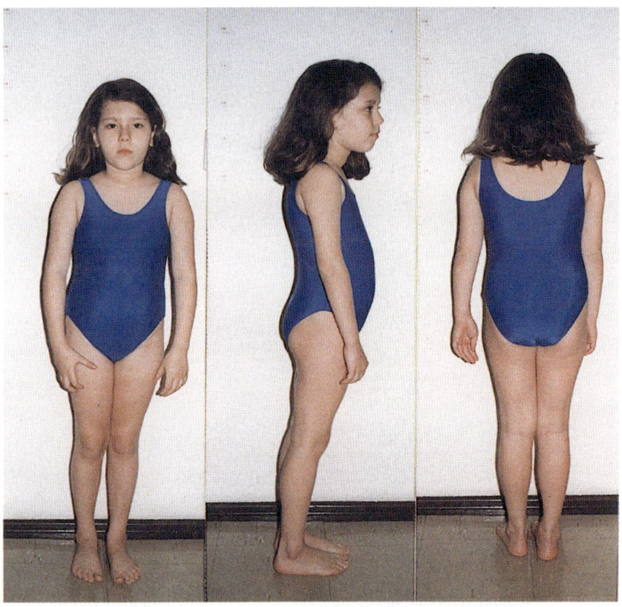

Fig.1.6

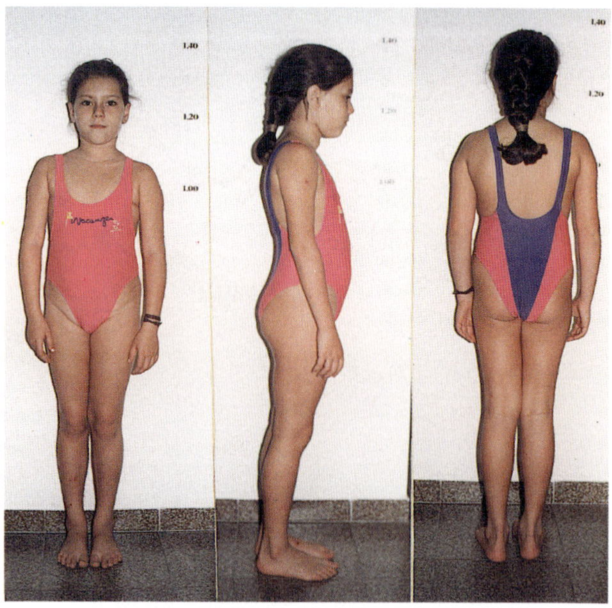

Fig.1.7

A abordagem para correção do padrão respiratório pareceu ser, e foi, a conduta correta para a solução do caso. Vejamos o resultado no corpo da paciente (**Figura 1.7**).

Não mais encontramos a mão em garra. A postura melhorou; a escoliose e a cifose posturais regrediram em 180 dias. O abdome não está mais distendido e podemos dizer que a paciente emagreceu e cresceu.

Existem inúmeras maneiras de revertermos o processo ora estudado. Particularmente, penso que o regulador de função do Dr. Frankel prestou durante estes anos inúmeros serviços à humanidade. Aqueles que desconhecem o aparelho do Dr. Frankel, poderão se familiarizar com ele nas **Figuras 1.8** a **1.16.**

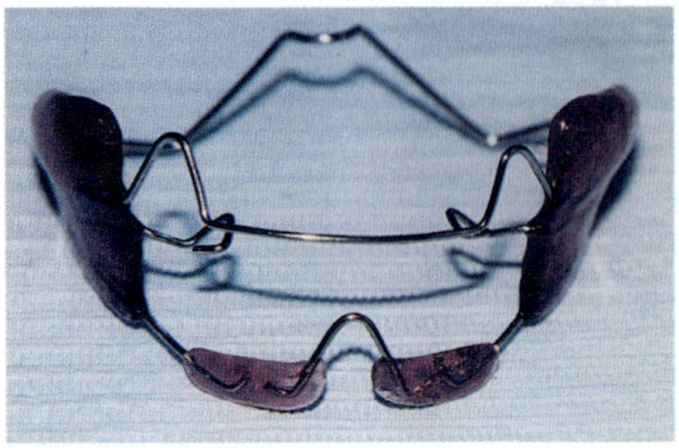

Fig.1.8

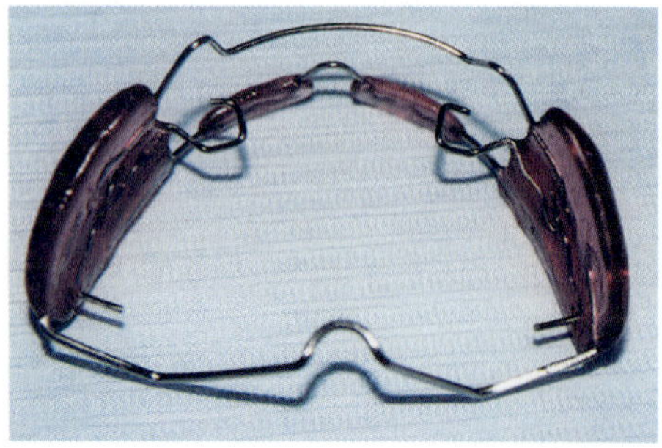

Fig.1.9

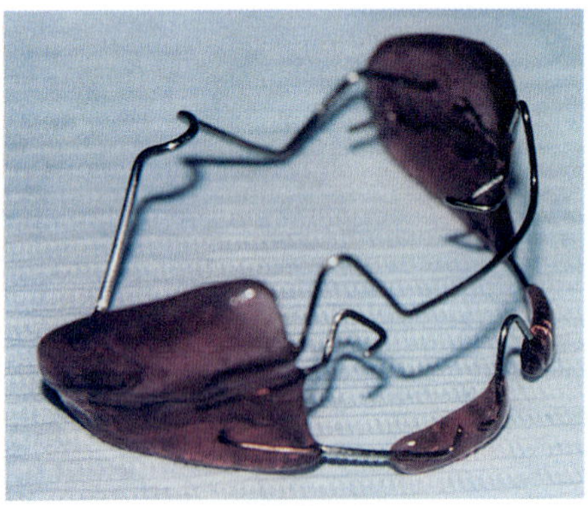

Fig.1.10

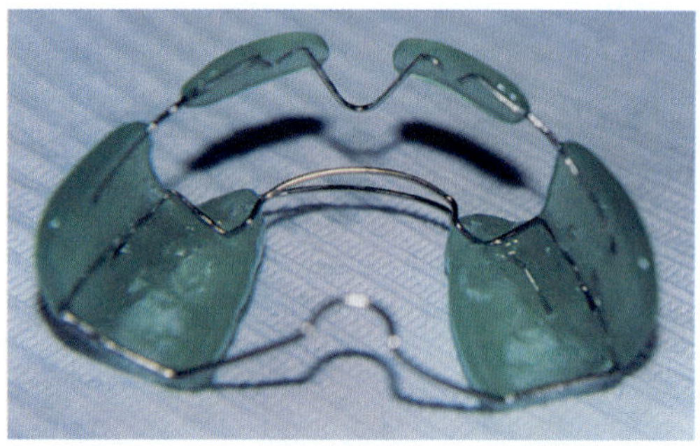

Fig.1.11

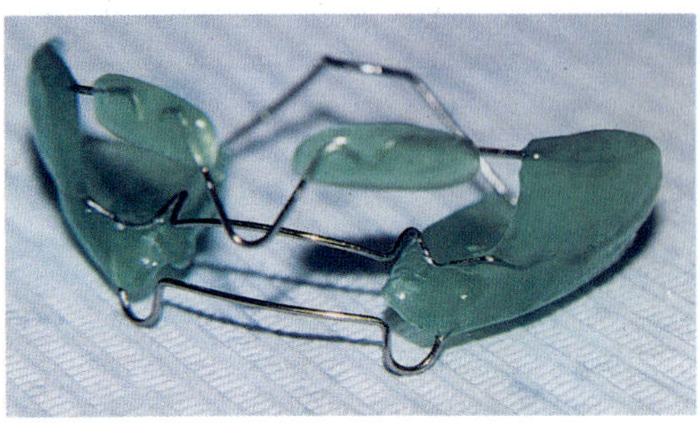

Fig.1.12

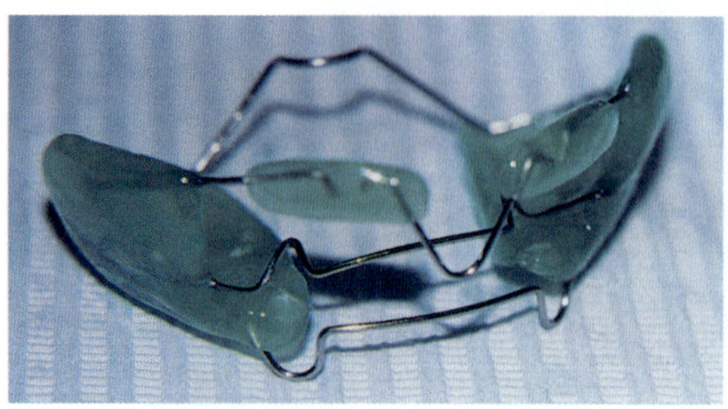

Fig.1.13

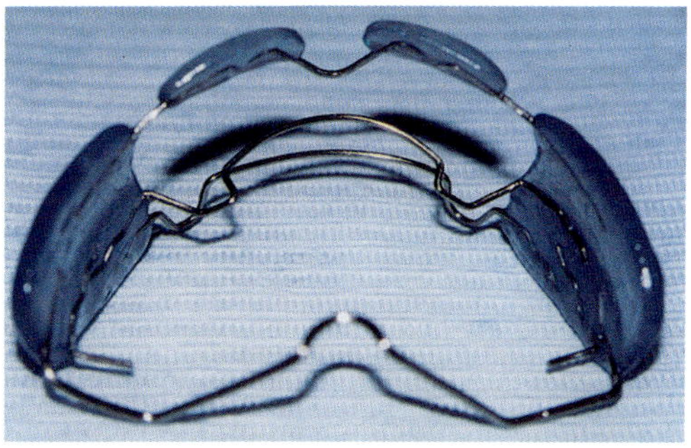

Fig.1.14

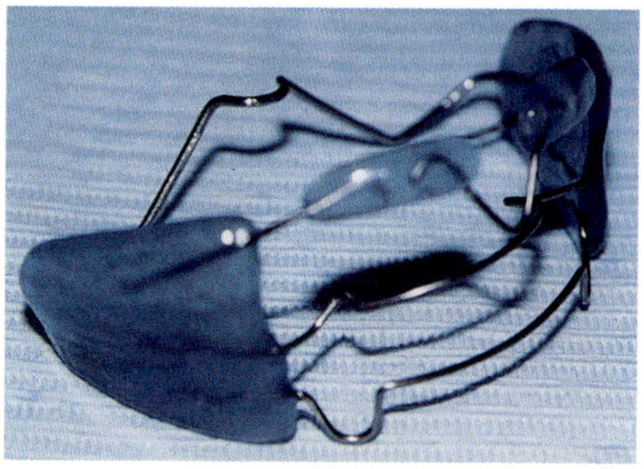

Fig.1.15

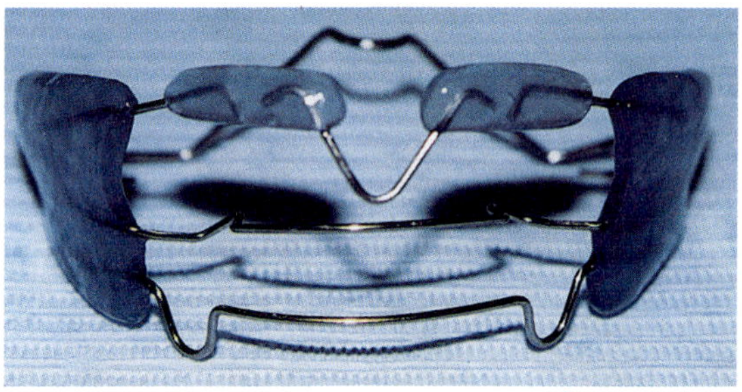

Fig.1.16

Tenho certeza que após esta injeção de otimismo e perseverança, o amigo leitor e colega já começou a pensar: por que não tratar? Já é um brilhante começo. Nunca percamos de vista que 70% das crianças brasileiras são respiradores bucais e portadores de patologia ortodôntica e ortopédica dos maxilares.

Capítulo 1

As ferramentas de diagnóstico

Muitos são os caminhos a serem seguidos para obtenção de um diagnóstico ortodôntico, e precisamos de algumas ferramentas:

1. Radiografia panorâmica (**Figura 1.2** e **1.3**), cefalométrica lateral (**Figura 1.1**) e eventualmente PA de crânio (**Figura 1.4**).
2. Excelentes modelos de estudo em gesso e, se possível, em acrílico, material mais difícil de quebrar (**Figuras 1.5 e 1.6**).
3. Fotografias intra-orais – frontal, oclusão direita e esquerda.
4. Fotografias de corpo todo – frontal, perfil e de costas (**Figura 1.8**).
5. Peso e altura.
6. Uma boa ficha de anamnese.
7. Traçado cefalométrico de Ricketts (usar o Programa da Rocky Mountain Orthodontics J. O. E., Jiffy Orthodontic Evaluation), pois leva em consideração raça, etnia, sexo e idade (**Tabela 1.1**).
8. Algumas vezes, o VTO (projeções de direção e crescimento facial) (**Figura 1.10**).
9. Análise de modelos. Bolton, Moyers, Chateau, Tanaka-Johnston. (**Caso Clínico 8**).
10. Muita humildade diante de fatos que desconhecemos.

RADIOGRAFIAS

Desejamos, com este exame, vislumbrar problemas que poderão ocorrer antes, durante e após o tratamento. Vamos separá-los didaticamente.

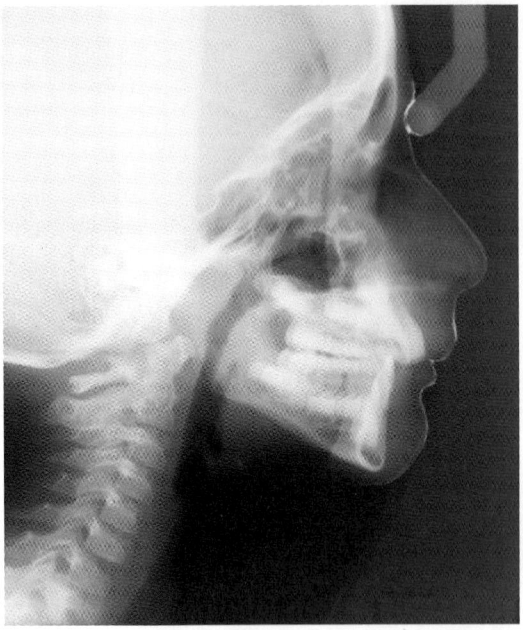

Fig. 1.1

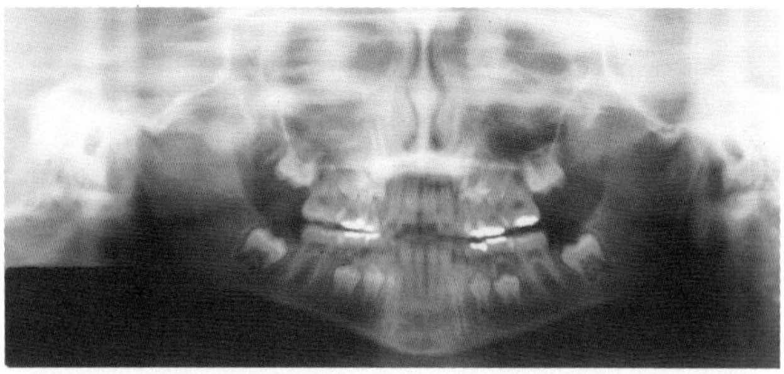

Fig. 1.2

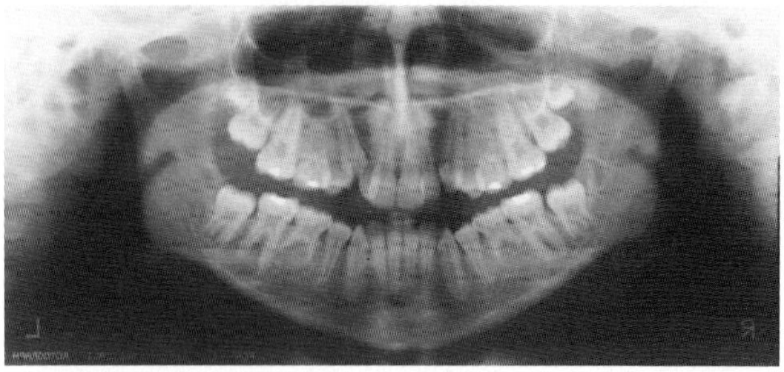

Fig. 1.3

Anodontia dos elementos 15/25/35/45.

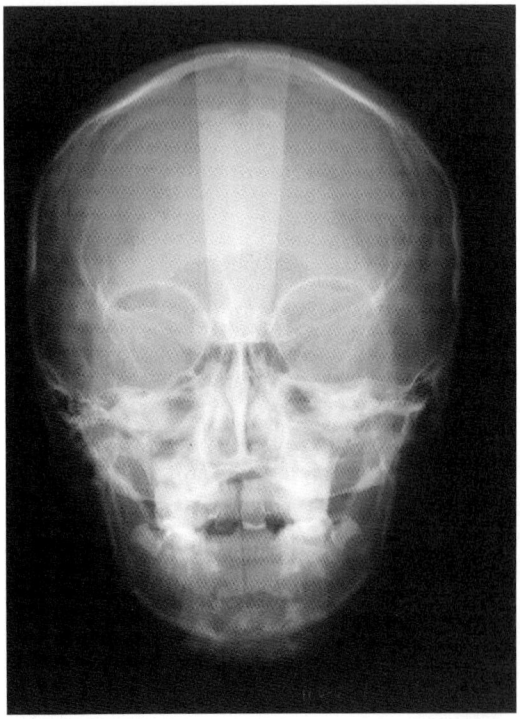

Fig. 1.4

O que nos impediria de começar um tratamento ortodôntico?

1. Presença de cisto.
2. Cáries interproximais.
3. Reabsorções radiculares.
4. Elementos dentários extranumerários.
5. Patologias ósseas diversas.

MODELOS DE ESTUDO

Como já dissemos anteriormente, os modelos em acrílico são preferíveis aos de gesso.

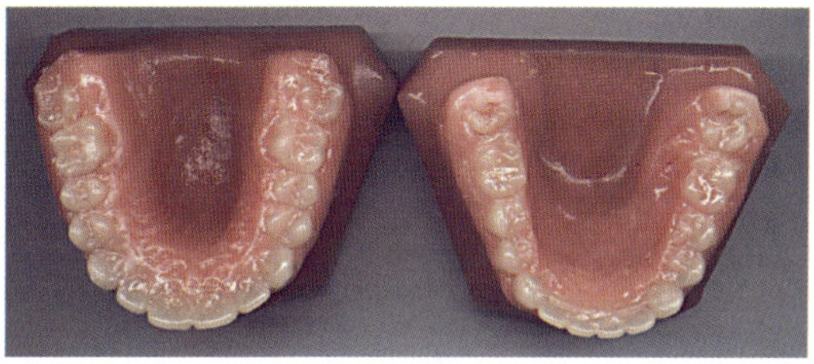

Fig. 1.5

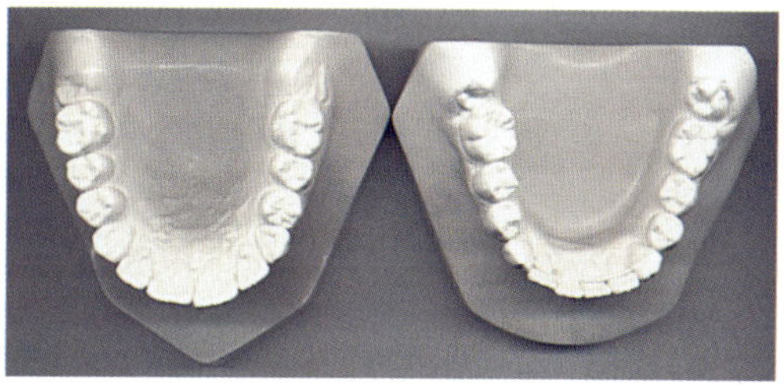

Fig. 1.6

FOTOGRAFIAS

Fotografar os pacientes, além de muito gratificante do ponto de vista profissional, também nos dá a oportunidade de acompanharmos seu crescimento e desenvolvimento. Só por meio de fotografias podemos quantificar o tamanho e o grau do problema a enfrentar.

É bem verdade que alguns pacientes não gostam de se deixar fotografar de corpo todo: sua auto-estima está baixa e a exposição é um sacrifício a mais. Contudo, decorridos seis meses de tratamento, quando o relacionamento entre profissional e paciente estiver mais amadurecido; este verá a melhora nas fotografias, o que fará com que o tratamento se torne mais fácil e agradável. Mesmo assim, ainda encontraremos aqueles que reclamarão – nada nos resta senão entendê-los e tolerá-los, pois tal atitude certamente compõe seu perfil psicológico.

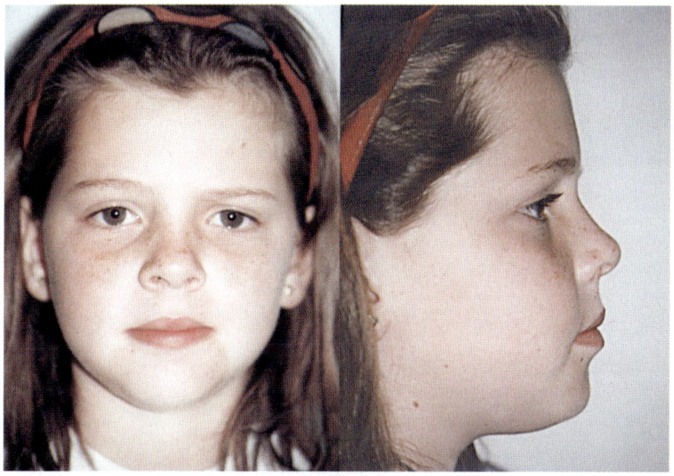

Fig. 1.7

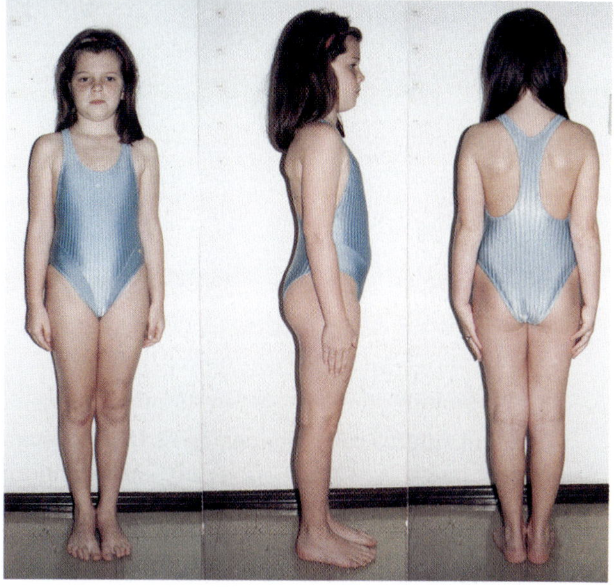

Fig. 1.8

CEFALOMETRIA

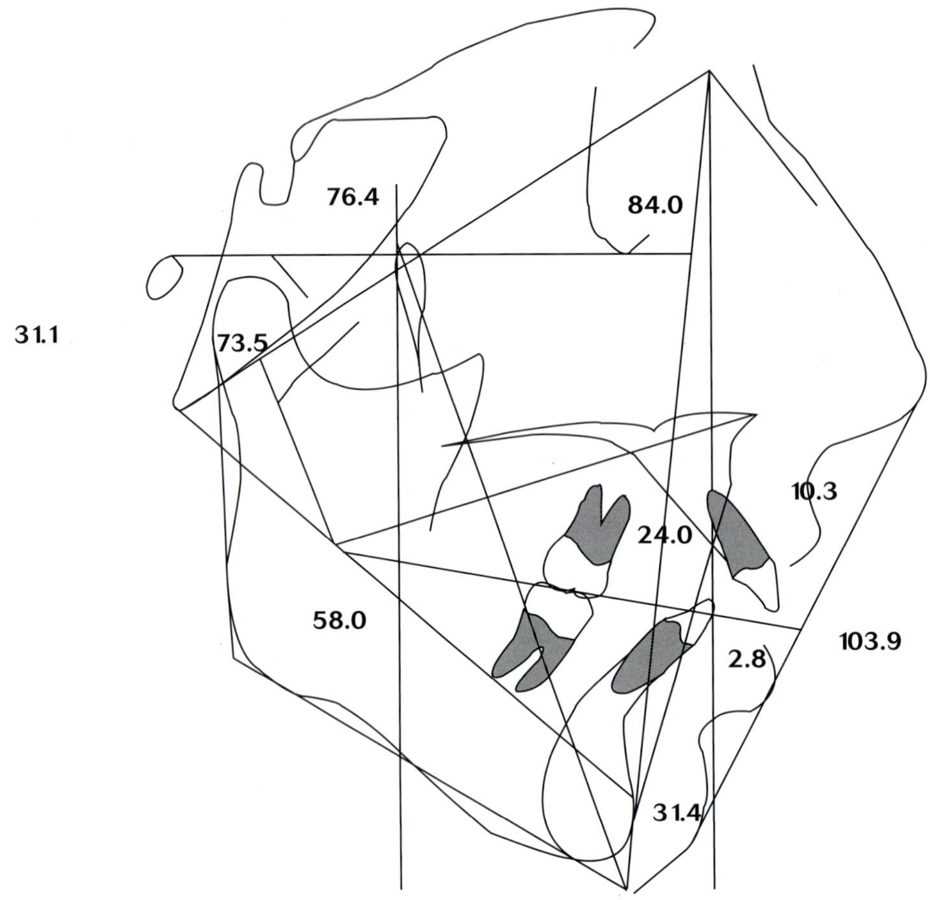

Fig. 1.9

Grandes autores como Stainer, Tweed, McNamara, Sassouni, Clark e Wits desenvolveram, em sua época, cefalometrias que enriqueceram e trouxeram luz aos conhecimentos humanos. Contudo, nenhum destes autores estudou mais de 100 casos clínicos para fundamentar seus estudos. Um autor se destacou por utilizar em seu trabalho novas tecnologias, como o computador. Hoje, a RMO (ROCKY MOUNTAIN ORTHODONTICS) possui mais de 1 milhão de casos catalogados e estudados dentro dos preceitos e orientações do Dr. Ricketts (**Tabela 1.1**). Quando nos deparamos com tantas linhas, ângulos, planos, medidas lineares e sobreposições tudo parece bastante complicado, mas a lógica e o bom senso levaram-me a não mais deixar de usar esta ferramenta em meu trabalho, que dura invariavelmente do meio-dia à meia-noite.

RICKETTS LATERAL ANALYSIS					
11	Interincisal Angle (dg)	103,9	130,0	- 4,3	* * *
13	Covexity (mm)	10,3	1,0	4,6	* * *
15	Lower Facial Height (dg)	58,0	45,0	3,3	* * *
18	A6 Molar Position to PTV (mm)	24,0	19,0	1,7	*
20	B1 to A-Po Plane (mm)	2,8	1,0	0,8	
24	B1 Inclination to A-po (dg)	31,4	22,0	2,3	* *
32	Facial Depth (dg)	84,0	88,9	-1,6	*
34	Facial Axis (dg)	76,4	90,0	-3,9	* * *
39	MandibularPlane to Frankfort (dg)	31,1	23,9	1,6	*
75	Total Facial Heigt (dg)	73,5	60,0	4,5	* * *
RICKETTS FRONTAL ANALYSIS					
6	Intermolar Width (B6-B6) (mm)	53,3	54,0	- 0,4	
10	Denture Midline (mm)	2,2	0,0	1,5	*
14	Max-Mand Width Left (mm)	- 12,1	- 13,8	1,2	*
16	Max-Mand Width Rigth (mm)	- 9,2	- 13,8	3,1	* * *
23	Denture to Jaw Midlines (mm)	- 2,4	0,0	- 1,6	*
41	Nasal Width (mm)	29,1	29,4	- 0,1	
45	Maxillary Width (j - j) (mm)	69,9	66,2	1,4	*
47	Mandibular Width (AG-GA) (mm)	87,9	86,2	0,9	

Tabela 1.1

VTO

Os casos clínico extremos, classe 2 ou 3 de Angle, em geral são gritantes, não nos causando dúvidas quanto ao que fazer. Trazem maior dificuldade aqueles limítrofes, em que o curso do tratamento poderá pender para um ou outro lado. A fim de solucionar estes problemas, uma ferramenta bastante eficaz é o VTO (**Cap. 1-14**), ou seja, os objetivos visuais do tratamento. No livro de Raul Bench (*Terapia Bioprogressiva* – Ed. Santos), vocês poderão estudar em detalhes e dirimir suas dúvidas. A busca de um caminho seguro justifica-se pela certeza de que o pai traz pela mão o que lhe é mais importante: seu filho. Se não tivermos a dignidade e os conhecimentos necessários, é melhor nada fazer. Certa ocasião, um pai me disse que o mais importante para ele era seu talão de cheques. Deixo o julgamento desta alma para Deus.

Costumo comparar um consultório de Ortodontia a uma casa de parafusos: se soubermos usar as ferramentas certas nos respectivos locais, teremos uma obra justa e perfeita, com fino acabamento e harmônica aos olhos.

A **figura 1.10** representa uma sobreposição cefalométrica de base de crânio (**BA**) com násio (**NA**). No traçado em vermelho temos a quantificação do crescimento ósseo, levando-se em consideração idade, sexo e raça. Seguindo estes princípios, conseguiremos o crescimento e desenvolvimento da face com o passar dos anos e da mecânica ortodôntica empregada.

É como em um projeto arquitetônico: se soubermos construir uma boa planta de edificação, por certo não iremos esquecer a tomada para o computador ou o espaço do condicionador de ar. Da mesma forma, com o VTO confeccionamos uma planta de crescimento facial e podemos projetar com maior certeza o resultado final que desejamos.

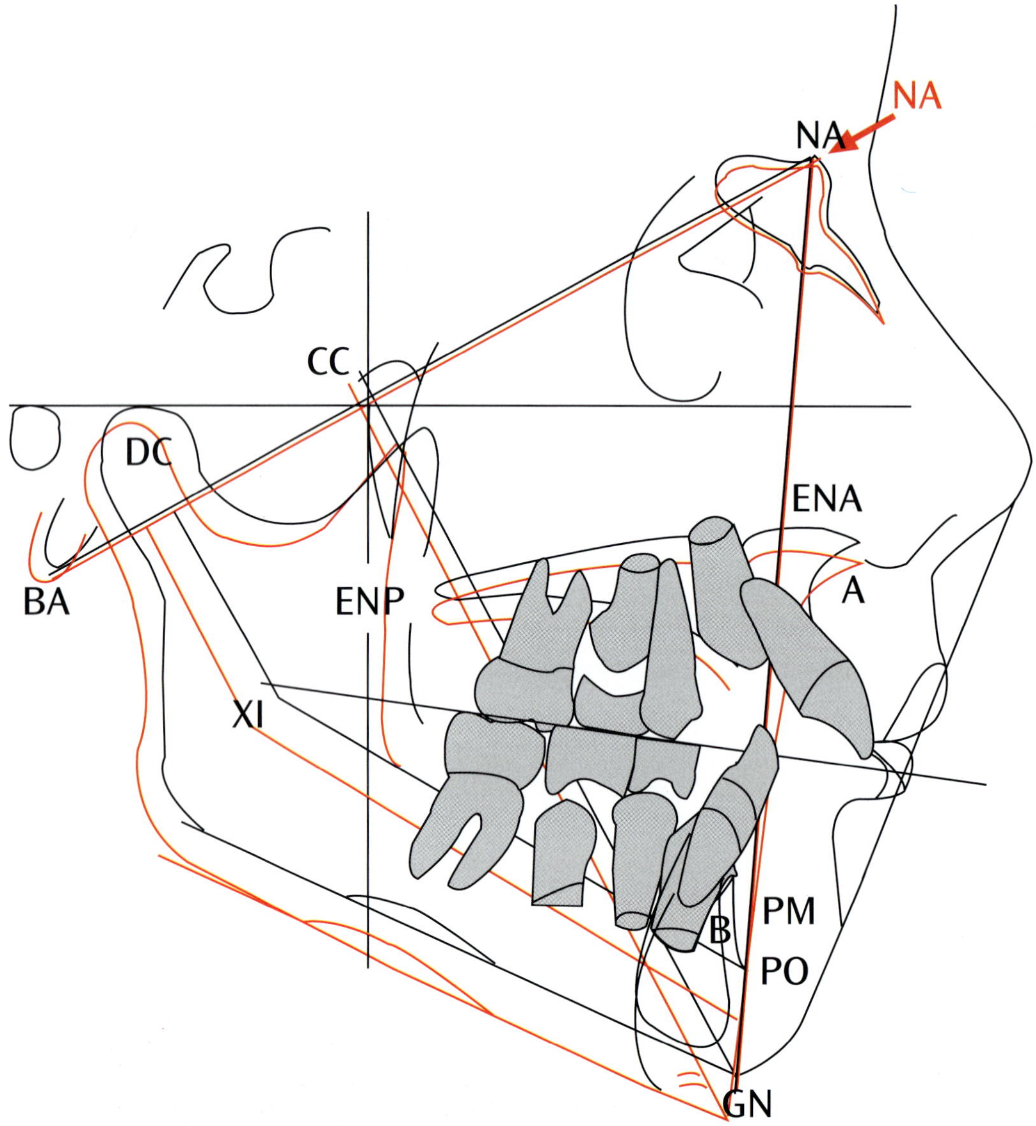

Fig. 1.10

Caso Clínico 1

VJ, 9 anos

DIAGNÓSTICO

Paciente respirador bucal, com acentuado trespasse horizontal e vertical (mordida coberta), compressão maxilar, olheiras profundas, reveladoras de sono pouco reparador, olhar embaçado, hipodesenvolvimento mandibular, centro gravitacional alterado, pernas abertas, escápulas assimétricas, hipotonia labial, músculo *mentalis* hipertrófico, espaço oronasofaringeano diminuído, deglutição atípica com interposição labial inferior, ronco noturno e salivação no travesseiro.

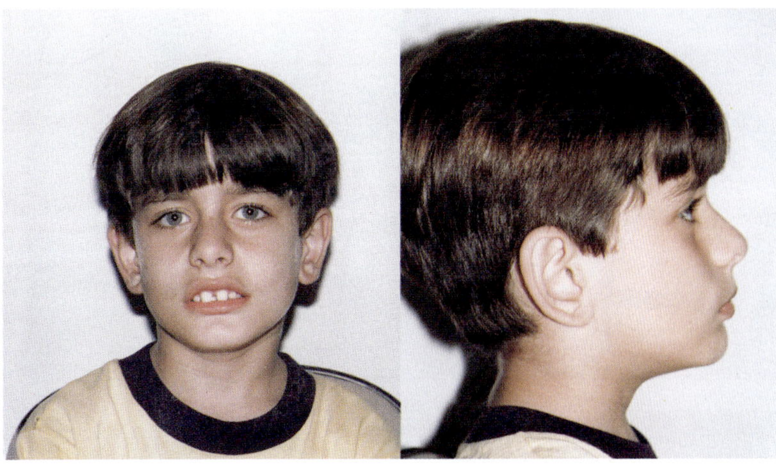

Fig. 1.1

PLANO DE TRATAMENTO

Corrigir a deficiência respiratória, promover o crescimento mandibular, dar novo tônus aos músculos faciais, intercuspidar as arcadas, respeitando as chaves de oclusão de Angle.

MECÂNICA ORTODÔNTICA

1ª etapa – Móvel – Regulador de Frankel, RF-1.

O caso clínico a seguir, de paciente respirador bucal típico (**Figura 1.1**), é uma dramática demonstração da importância de estar desobstruída a passagem aérea oronasofaringeana no que concerne à ortodontia. Devemos nos perguntar se existe obstrução nasal ou se a respiração bucal é tão-somente postural ou habitual, e se há possibilidade de que tenha sido adquirida quando de infecção do trato respiratório. Ao determinarmos a direção de nossas conclusões, estas nos ajudarão no diagnóstico, na mecânica ortodôntica e na solução dos problemas que surgirem durante a seqüência do caso clínico.

Se reparamos bem, os respiradores bucais compõem uma grande família, e se apresentam invariavelmente do mesmo modo: olhar embaçado, perdido no horizonte, hipotonia labial e flacidez no tônus facial, olheiras, pernas entreabertas e cabeça projetada para a frente. É característico do respirador bucal, quando cai, machucar o dorso das mãos, pois, ao correr, parece o avião Concorde: os braços ficam para trás do corpo e o centro de equilíbrio, só Deus sabe onde.

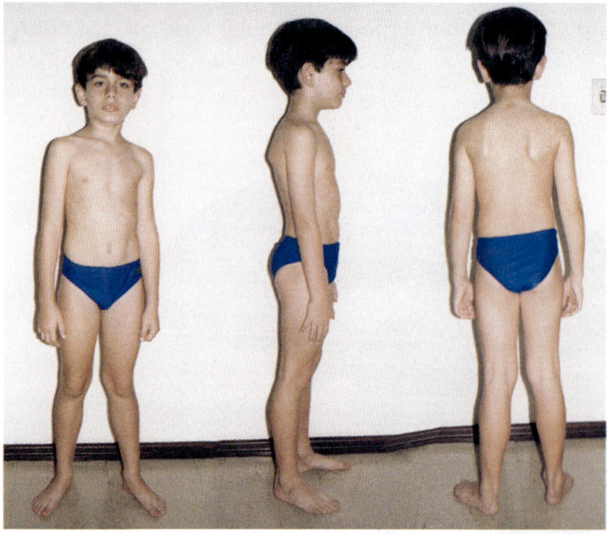

Fig. 1.2

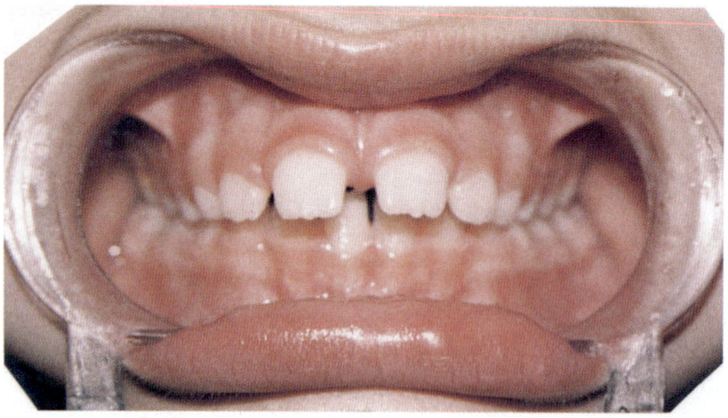

Fig. 1.3

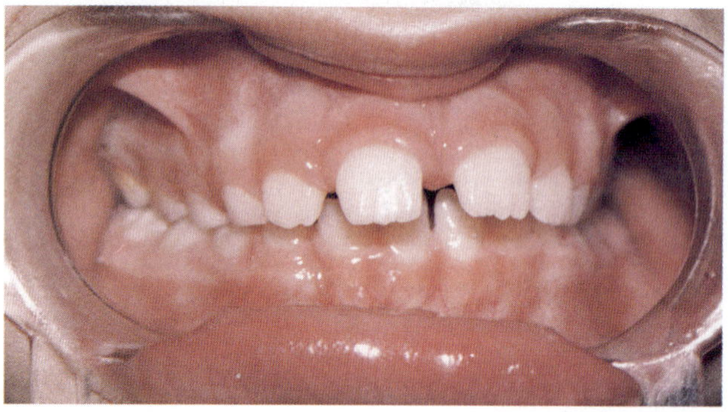

Fig. 1.4

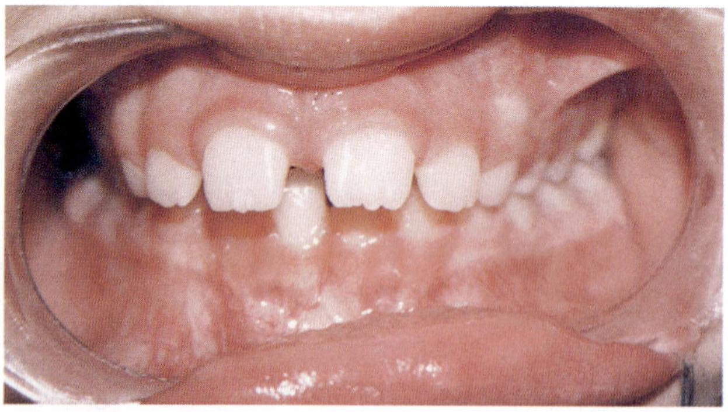

Fig. 1.5

RADIOGRAFIAS

Encontramos o espaço oronasofaringeano obstruído, ou pelo menos diminuído.

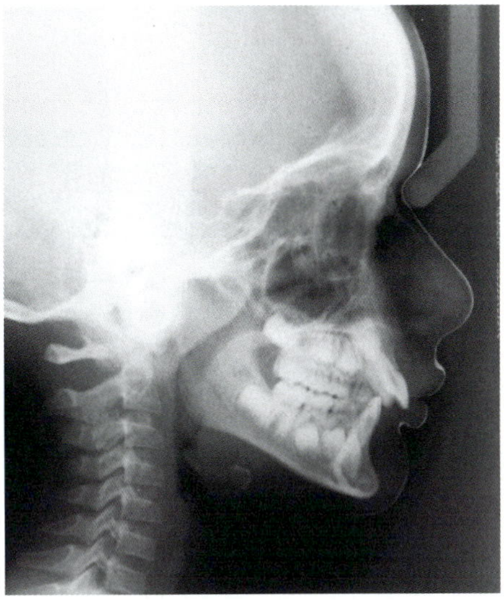

Fig. 1.6

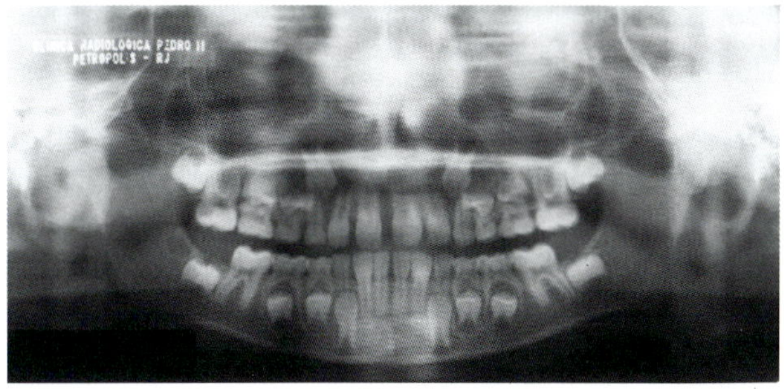

Fig. 1.7

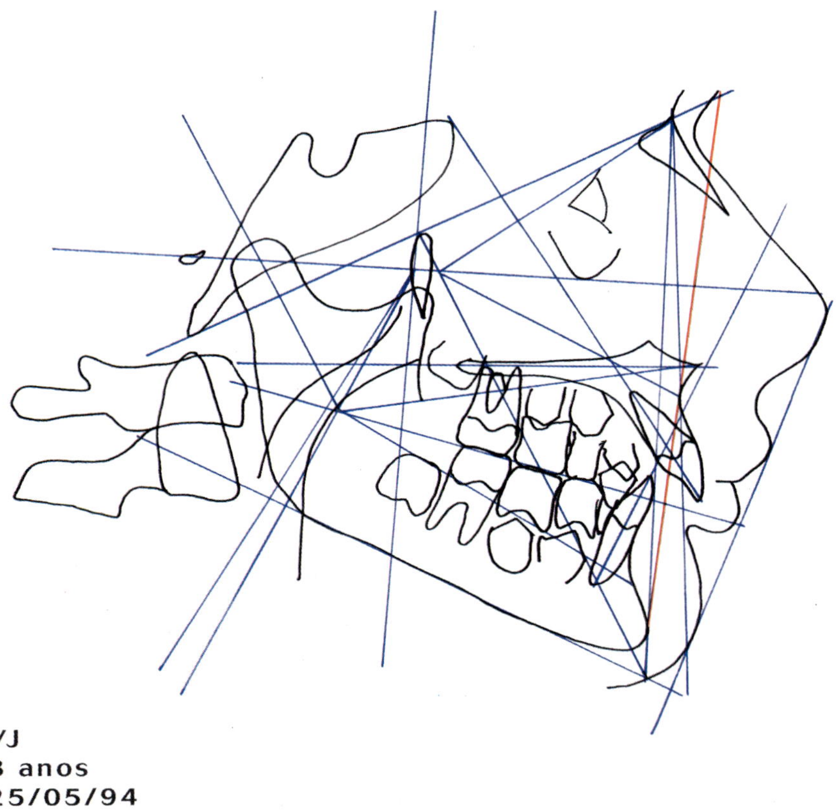

Fig. 1.8

NOME: VJ, 8 anos						
	PROBLEMA DENTÁRIO	NORMAL	D.C±	PAC	DC	
1	Relação molar	- 3,00	- 3,0	0,00	1,00	
2	Relação canina	- 2,00	3,0		- 0,67	
3	*Overjet*	2,50	2,5	8,00	2,20	
4	*Overbite*	2,50	2,0	2,00	- 0,25	
5	Extrusão do 1 inferior	1,25	2,0	4,00	1,38	
6	Ângulo interincisivo	125,00	6,0	130,00	0,83	
	PROBLEMA ESQUELÉTICO					
7	Convexidade	2,20	2,0	6,00	1,90	
8	Altura facial inferior	47,00	4,0	46,00	- 0,25	
	RELAÇÕES DENTOMAXILARES					
9	Posição do 6 superior	11,00	3,0	10,00	- 0,33	
10	Protrusão do 1 inferior	1,00	2,0	- 5,00	- 3,00	
11	Protrusão do 1 superior	4,00	2,0	5,00	0,50	
12	Inclinação do 1 inferior	22,00	4,0	12,00	- 2,50	
13	Inclinação do 1 superior	28,00	4,0	46,00	4,50	
14	Distância XI - plano oclusal	0,50	3,0	1,00	0,17	
15	Inclinação plano oclusal	22,00	4,0	9,00	- 3,25	
	PROBLEMA ESTÉTICO					
16	Protrusão do lábio inferior	2,20	2,0	- 1,00	- 1,60	
17	Comprimento do lábio superior	24,00	2,0	24,00	0,00	
18	Relação estômio - PO	3,40	1,0	8,00	4,60	
	RELAÇÃO CRÂNIO-FACE					
19	Profundidade facial	86,67	3,0	88,00	0,44	
20	Eixo facial	90,00	3,0	88,00	- 0,67	
21	Cone facial	68,00	3,0	66,00	- 0,67	
22	Ângulo plano mandibular	26,3	4,0	25,00	- 0,33	
23	Profundidade maxilar	90,00	3,0	95,00	1,67	
24	Altura maxilar	52,60	3,0	45,00	- 2,53	
25	Inclinação plano palatino	1,00	3,5	0,00	- 0,29	
	AS ESTRUTURAS INTERNAS					
26	Desvio craniano	27,00	3,0	29,00	0,67	
27	Comprimento craniano anterior	55,00	3,0	54,00	- 0,33	
28	Altura facial posterior	55,90	3,0	55,00	- 0,30	
29	Posição do ramo da mandíbula	76,00	3,0	70,00	- 2,00	
30	Localização do porio	39,50	2,0	40,00	0,25	
31	Arco mandibular	26,50	4,0	30,00	0,88	
32	Comprimento do corpo	64,40	2,7	62,00	- 0,89	
	TIPOLOGIA FACIAL	MEDIDA	PAC	DOLICO	MESO	BRAQUI
	Eixo facial	90,00	- 0,67	-	//////	+
	Profundidade facial	86,67	0,44	-	//////	+
	Ângulo plano mandibular	26,30	- 0,33	+	//////	-
	Altura facial inferior	47,00	- 0,25	+	//////	-
	Arco mandibular	26,50	0,88	-	//////	+

Tabela 1.1

ESTUDO DAS ADENÓIDES

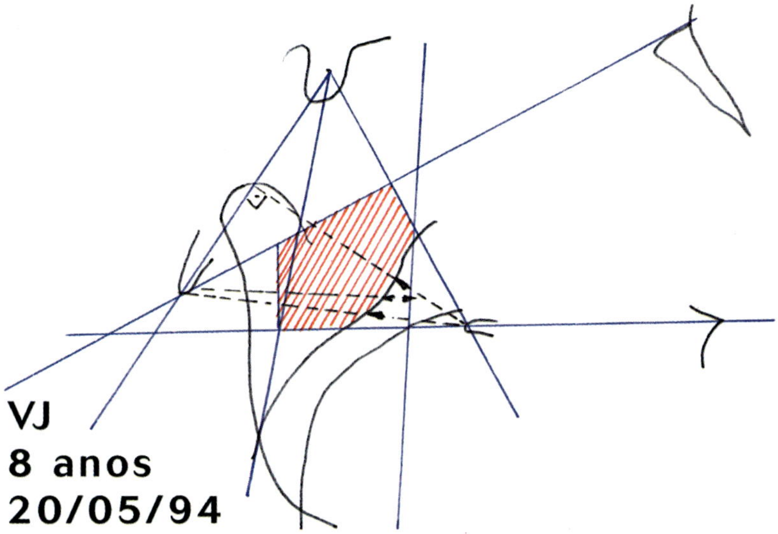

Fig. 1.9

NOME: VJ, 8anos					
	ESTUDO DAS ADENÓIDES	NORMAL	VARIAÇÃO	PACIENTE	DESVIO
1	AD1 -Enp	21,96	5,50	17,00	- 0,90
2	AD2-Enp	17,20	3,53	15,00	- 0,62
3	R-PTV	8,57	3,84	5,00	- 0,93

Tabela 1.2

Grau de obstrução: 0,81 (escala de 0 - 4).

O estudo das adenóides nos informa sobre o espaço dispensado à passagem de ar pelas vias aéreas. Caso esteja fora das normas clínicas determinadas por Linder-Aronson e Ricketts, teremos obstrução mecânica do espaço oronasofaringeano, e conseqüente dificuldade de respiração: estaremos diante da síndrome do respirador bucal, descrita em 1929 por Pierre Robin.

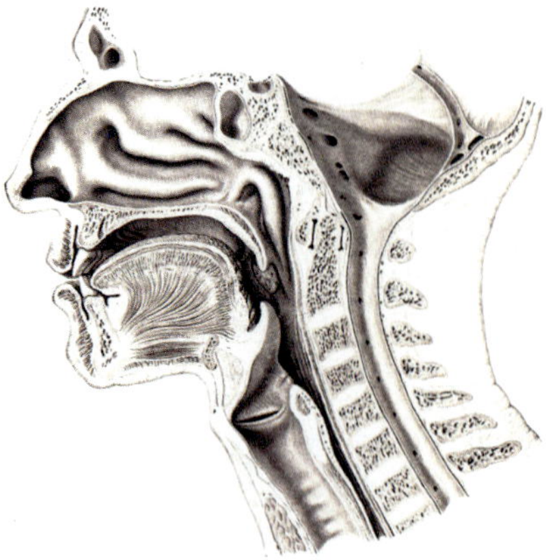

Fig. 1.10

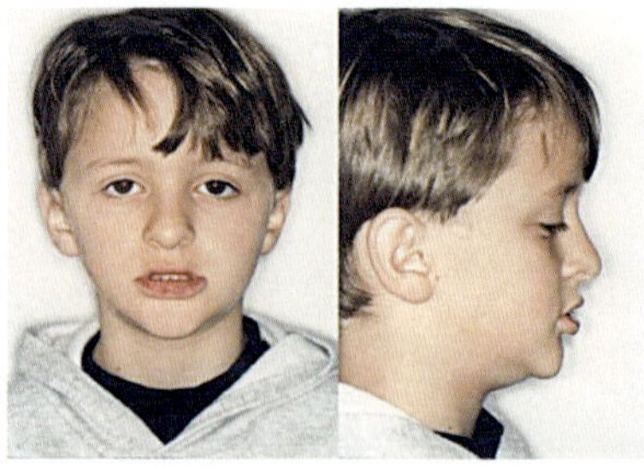

Fig. 1.11

MODELOS DE ESTUDO

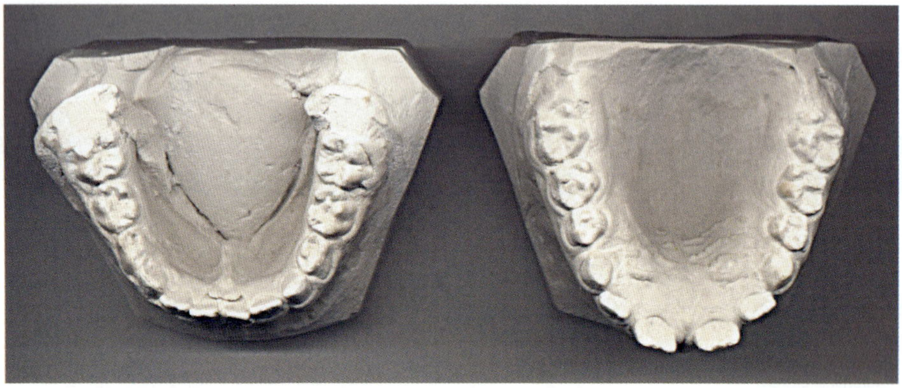

Fig. 1.12

Existem inúmeros caminhos, eu escolhi um. Poderia ser outro, mas existem autores iluminados e o Dr. Frankel faz parte desse seleto grupo. Poucos aparelhos atingem a estimulação neurológica que o regulador de Frankel promove. Como a língua e o plexo trigeminal ocupam um terço da área do cérebro, acredito que a perda sensorial do toque da mucosa oral com as estruturas normalmente afins, bem como o afastamento dos músculos periorbiculares e mastigadores, promovam, por meio do aparelho, uma resposta neurológica harmônica, equilibrada e proporcional, encaminhada ao tálamo e ao córtex cerebral, a qual será devolvida para todo o corpo, direta e proporcionalmente ao que foi obtido pela propriocepção do primeiro arco braquial nas três dimensões do espaço, bem como das gonfoses dentoalveolares.

O conjunto de sinais de doença é muito grande para uma criança tão pequena. Se olharmos para o rosto do paciente, podemos nos perguntar: Será que ele joga bem futebol? Você lhe daria uma vaga em seu time? Pois bem, fazíamos esta brincadeira quando éramos crianças – tirávamos par ou ímpar e escolhíamos nossos jogadores; inconscientemente, julgávamos o nosso colega pela aparência, para dar-lhe ou não a vaga. A isto, damos o nome de discriminação velada, pois acontece sem que percebamos: é a resposta do sistema límbico à seção áurea ou divina proporção. Mais à frente nos deteremos em tão interessante assunto. O paciente que apresente tais sinais estará sendo discriminado pelos colegas, ainda que não o percebam – as crianças são mestres em fazê-lo. A discriminação velada pode nos mostrar, em projeção, um adolescente problemático e um adulto com poucas chances de conseguir um bom emprego.

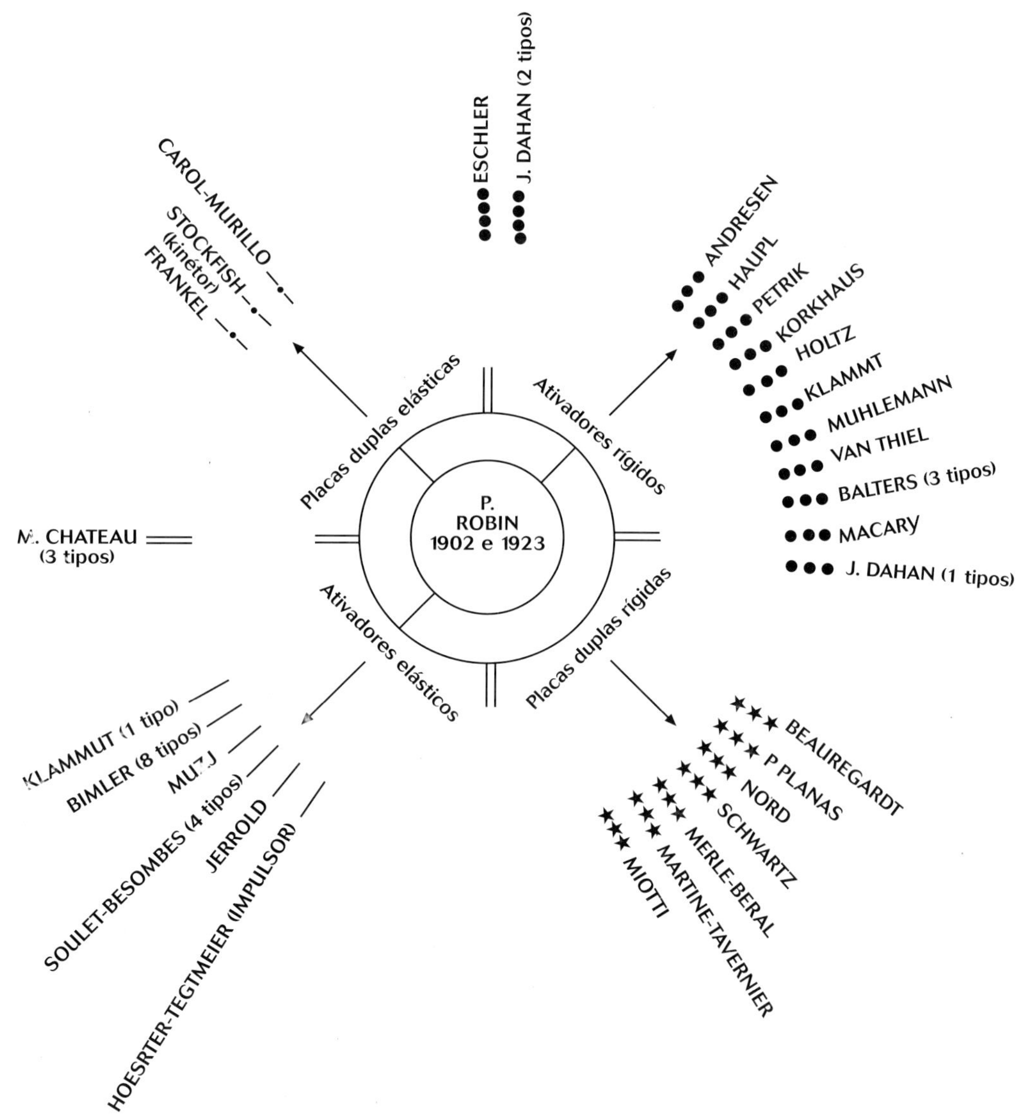

Fig. 1.13

Inspirado no Dr. H.Stockfish.

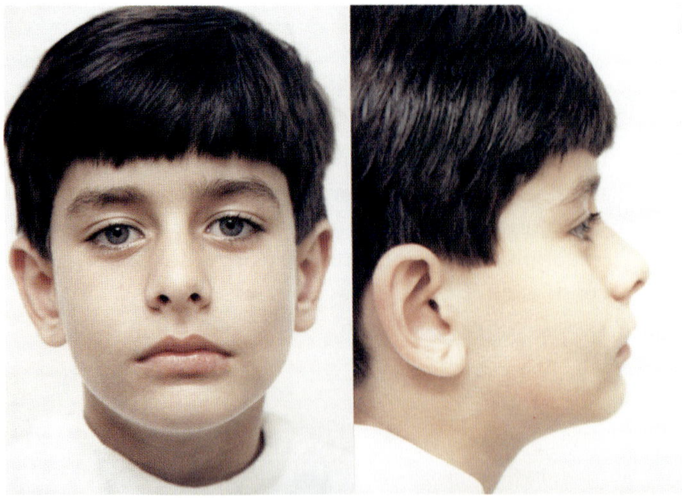

Fig. 1.14

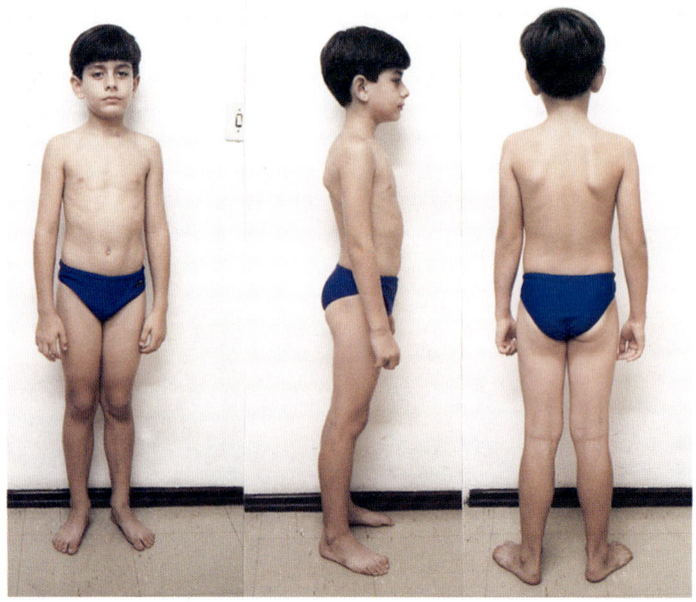

Fig. 1.15

Mas, se acreditarmos que algo pode ser feito, seis meses após veremos que a sociabilidade e a auto-estima do paciente estão em alta e que algumas melhoras já foram obtidas: tem postura corporal melhor, lábios fechados, significando que consegue respirar pelo nariz, ainda que de modo precário, olhar mais vivo, e consegue *"brincar melhor com os colegas"* (*s.i.c.*). Enfim, o começo do tratamento é promissor.

Foi usado no paciente um aparelho regulador de Frankel, para avanço mandibular. No primeiro mês o uso foi de seis horas diárias, no segundo de 12 horas e, a partir do terceiro mês, de 24 horas. Os pais se sentiam bastante confortáveis e sensibilizados com a melhora do filho, o qual, após o terceiro mês, estava totalmente adaptado ao uso do aparelho, relatando que com ele respirava melhor.

O que nos distingue do macaco é tão-somente 1% do DNA e a propriocepção sensorial epicrítica, graças à qual enfiamos a mão no armário e, sem ver, reconhecemos um parafuso, uma bola de algodão ou uma moeda, e que além das pontas dos dedos está presente também nos lábios (na fase oral a criança leva os objetos à boca para os reconhecer). O arco reflexo é o mais vigoroso estímulo sensorial: é o reflexo que temos quando encostamos em uma panela quente, ou espetamos o dedo no espinho da roseira, mas não seria agradável para nossos pacientes espetá-los ou furá-los, e além disso seus pais não iriam gostar muito...

Assim, um exercício fantástico é segurar entre os lábios um clipe. Quando o clipe de metal toca os lábios superior e inferior, diferentemente de uma folha de papel, temos a percepção sensorial epicrítica através do V par craniano, o trigêmeo. A informação sobe pelo tálamo e córtex cerebral, sendo interpretada como um clipe de papel, o qual não deve cair. Entra nesta hora o VII par craniano, o nervo facial, com a motricidade necessária, aumentando o tônus dos músculos periorbiculares. Como a informação subiu pelo trigêmeo e desceu pelo facial, montou-se um arco reflexo. A partir desse instante, todos os outros estímulos neurológicos estarão sendo embotados pelo arco reflexo gerado e, com o passar dos dias e meses, novas informações serão gravadas.

Nesse processo de tratamento com aparelhos móveis, a maior luta a ser travada será dar aos pais e pacientes a motivação necessária para seguir as orientações e fazer as tarefas e exercícios. Mas é muito gratificante ver uma criança tornar-se adolescente e ter podido participar desse desenvolvimento de modo significativo e substancial.

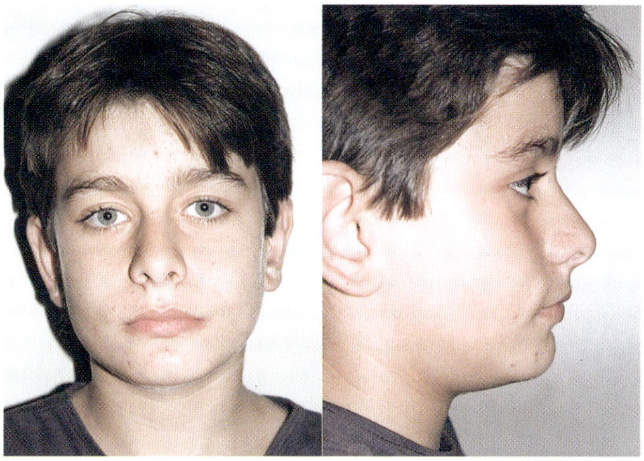

Fig. 1.16

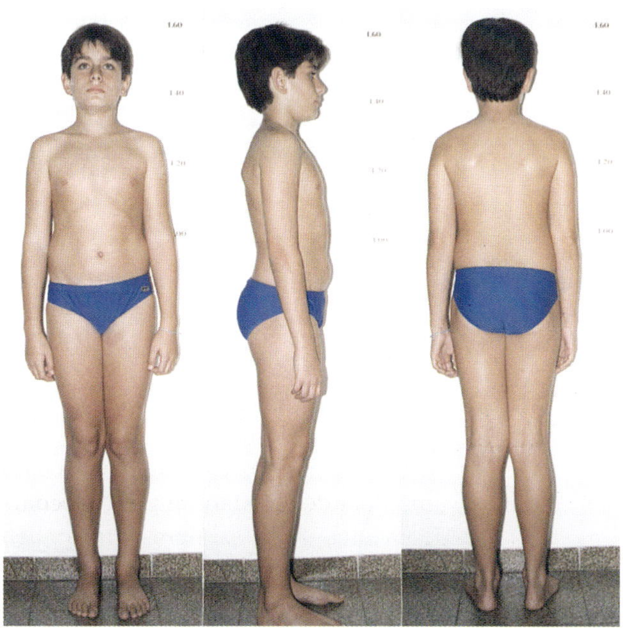

Fig. 1.17

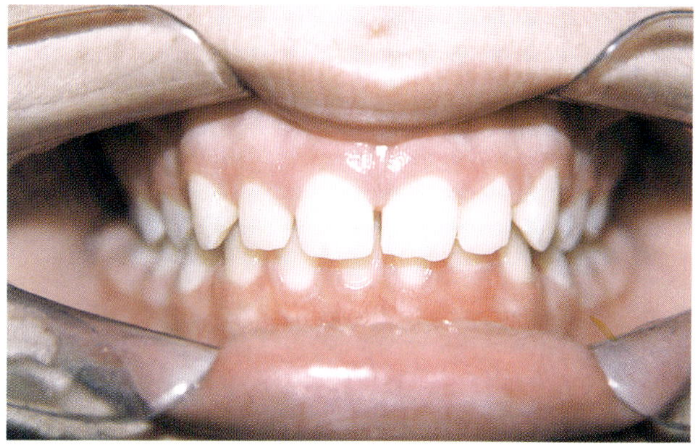

Fig. 1.18

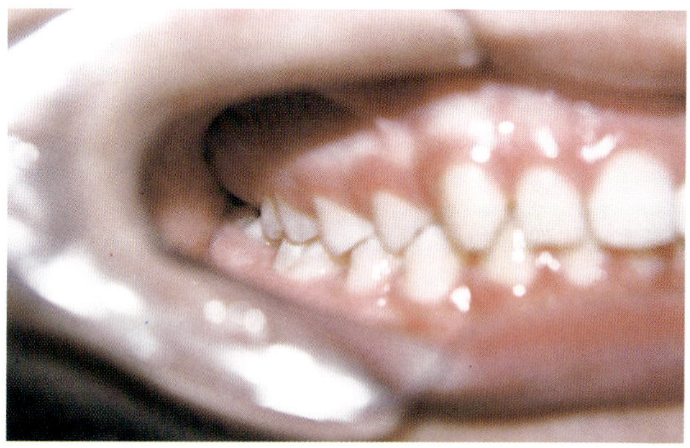

Fig. 1.19

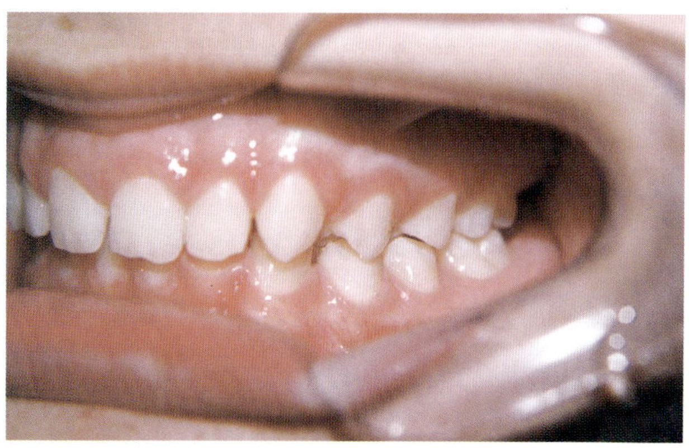

Fig. 1.20

RADIOGRAFIAS

Na radiografia cefalométrica de perfil, observamos maior área oronasofaringeana, redução da hipertrofia de adenóides, oclusão bastante satisfatória, seios da faces permeáveis, células da mastóide radiolúcidas e correção da curva cervical.

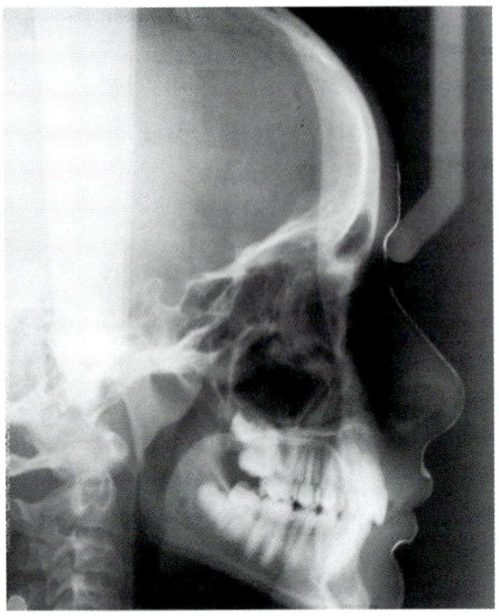

Fig. 1.21

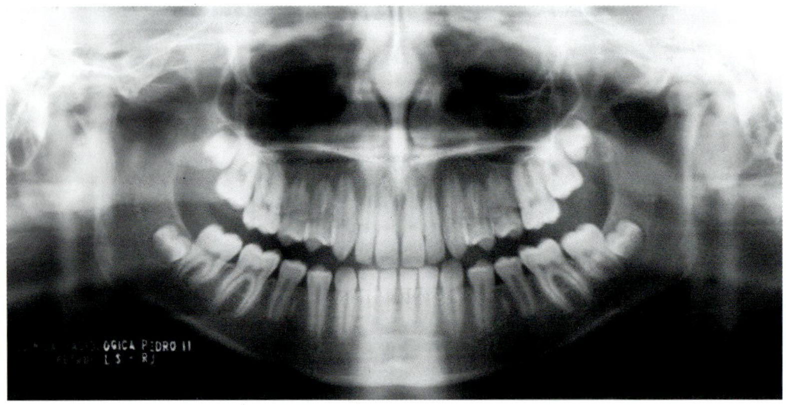

Fig. 1.22

CEFALOMETRIA FINAL

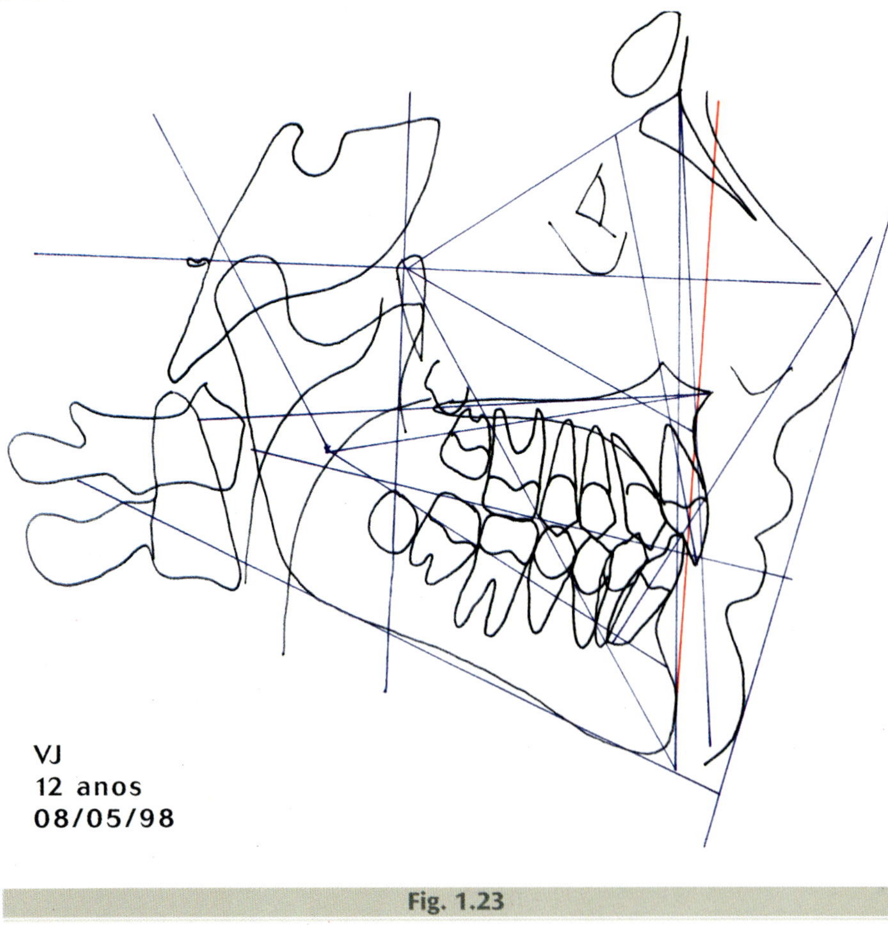

Fig. 1.23

NOME: VJ, 12anos						
	PROBLEMA DENTÁRIO	NORMAL	D.C±	PAC	DC	
1	Relação molar	-3,00	- 3,0	- 3	0,0	
2	Relação canina	-2,00	3,0	- 2	0,0	
3	*Overjet*	2,50	2,5	2	- 0,2	
4	*Overbite*	2,50	2,0	3	0,3	
5	Extrusão do 1 inf	1,25	2,0	3	0,9	
6	Ângulo interincisivo	125,00	6,0	134	1,5	
	PROBLEMA ESQUELÉTICO					
7	Convexidade	1,40	2,0	5	1,8	
8	Altura facial inferior	47,00	4,0	40	- 1,8	
	RELAÇÕES DENTOMAXILARES					
9	Posição do 6 superior	15,00	3,0	12	- 1,0	
10	Protrusão do 1 inferior	1,00	2,0	1	0,0	
11	Protrusão do 1 superior	4,00	2,0	2	- 1,0	
12	Inclinação do 1 inferior	22,00	4,0	27	1,3	
13	Inclinação do 1superior	28,00	4,0	20	2,0	
14	Distância XI - plano oclusal	-1,50	3,0	-1	0,2	
15	Inclinação plano oclusal	24,00	4,0	11	- 3,3	
	PROBLEMA ESQUELÉTICO					
16	Protrusão do lábio inferior	1,40	2,0	-2	- 1,7	
17	Comprimento do lábio superior	24,00	2,0	24	0,0	
18	Relação estômio - PO	3,80	1,0	7	3,2	
	RELAÇÃO CRÂNIO - FACE					
19	Profundidade facial	87,99	3,0	86	- 0,7	
20	Eixo facial	90,00	3,0	90	0,0	
21	Cone facial	68,00	3,0	68	0,0	
22	Ângulo plano mandibular	25,10	4,0	26	0,2	
23	Profundidade maxilar	90,00	3,0	90	0,0	
24	Altura maxilar	54,20	3,0	62	2,6	
25	Inclinação plano palatino	1,00	3,5	-5	- 1,7	
	AS ESTRUTURAS INTERNAS					
26	Desvio craniano	27,00	3,0	25	- 0,7	
27	Comprimento craniano anterior	59,00	3,0	60	0,3	
28	Altura facial posterior	56,30	3,0	60	1,2	
29	Posição do ramo da mandíbula	76,00	3,0	73	- 1,0	
30	Localização do porio	37,50	2,0	42	2,3	
31	Arco mandibular	28,50	4,0	36	1,9	
32	Comprimento do corpo	70,80	2,7	72	0,4	
	TIPOLOGIA FACIAL	MEDIDA	PAC	DOLICO	MESO	BRAQUI
	Eixo facial	90,00	0,0	-	//////	+
	Profundidade facial	87,99	- 0,7	-	//////	+
	Ângulo plano mandibular	25,10	0,2	+	//////	-
	Altura facial inferior	47,00	- 1,8	+		//////
	Arco mandibular	28,50	1,9	-		//////

Tabela. 1.3

ANÁLISE DE ADENÓIDES

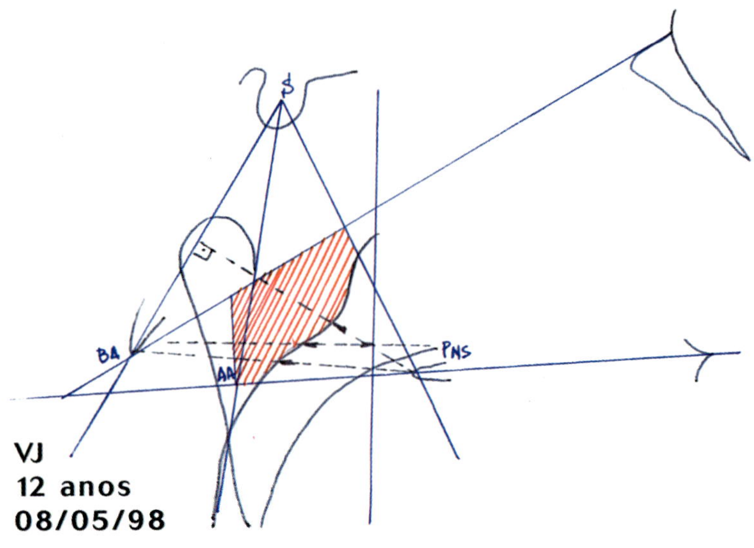

Fig. 1.24

OBS: Reparem a sensível resposta do tecido linfático reacional à colaboração durante o tratamento.

NOME: VJ, 12anos					
	ESTUDO DAS ADENÓIDES	NORMAL	VARIAÇÃO	PACIENTE	DESVIO
1	AD1 - Enp	24,55	5,50	25,00	0,08
2	AD2 - Enp	19,82	3,53	17,00	- 0,80
3	R - PTV	11,58	3,84	13,00	- 0,37

Tabela 1.4

Grau de obstrução: 0,41.

MODELOS DE ESTUDO

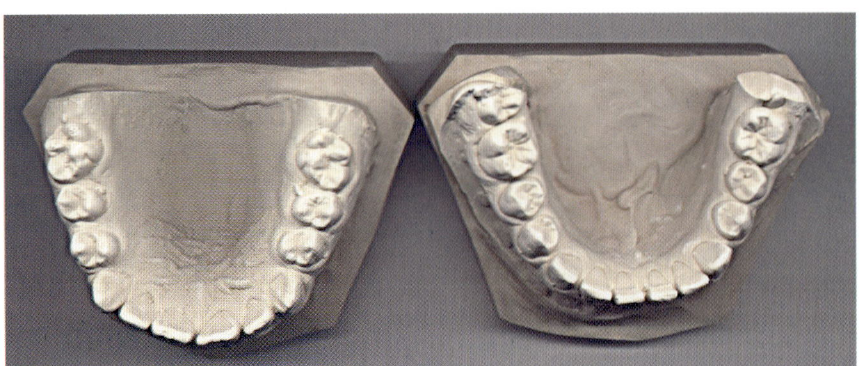

Fig. 1.25

Podemos notar, ao analisar os modelos, que existem espaços positivos em ambas as arcadas – são perfeitamente fisiológicos e harmônicos, revelando basais ósseas maiores que a massa dentária. Em raros casos clínicos encontraremos esses espaços, pois na clínica ortodôntica o que mais nos aflige são as discrepâncias negativas.

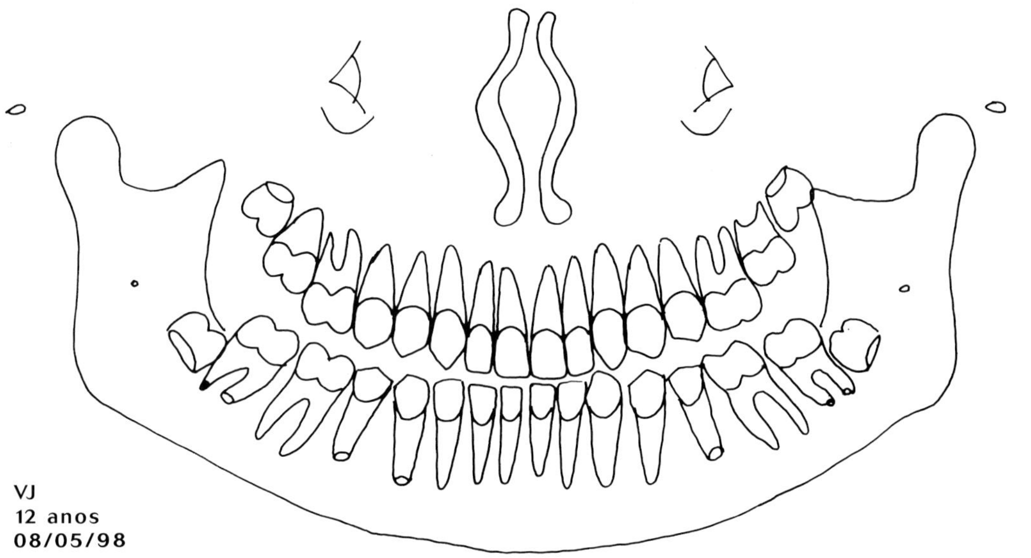

Fig. 1.26

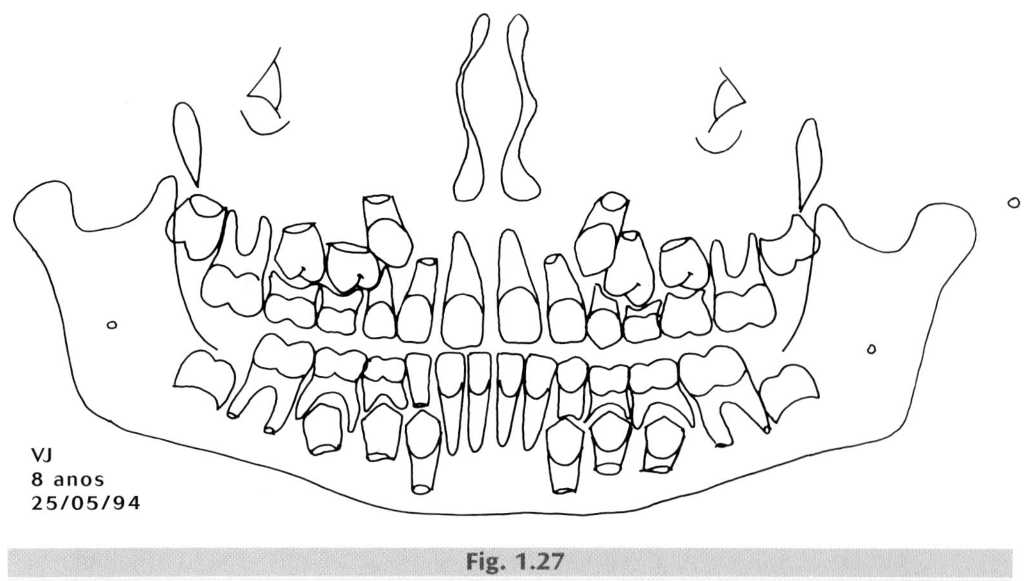

Fig. 1.27

Caso Clínico 2

Acmps, 9 anos

DIAGNÓSTICO

Paciente respirador bucal, com mordida aberta anterior, compressão maxilar, palato ogival, apinhamento inferior e discrepância negativa em ambas as arcadas, olhar embaçado, hipotonia labial, lordose, escoliose, hipertrofia das adenóides (**grau 1,35**), deglutição atípica com interposição lingual, ronco, sono agitado e sudorese noturna, salivação no travesseiro. Mesoprosópico.

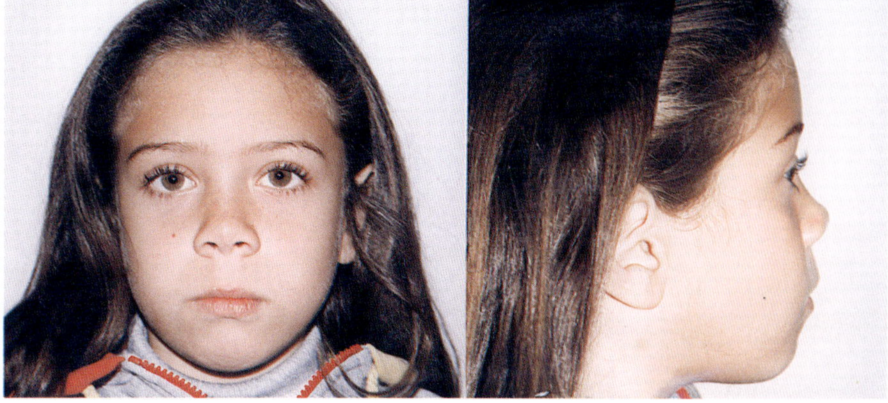

Fig. 2.1

DADOS CEFALOMÉTRICOS

Relação molar ↑, *Overjet* ↑, Ângulo interincisivo ↓, Convexidade ↑, Altura facial ↑, Protrusão 1 sup. ↑, Inclinação 1 sup. ↑, Inclinação plano oclusal ↑, Comprimento lábio sup. ↑, Relação estômio P.O.↑, Eixo facial ↓, Cone facial ↓, Profundidade maxilar ↑, Inclinação plano palatino ↑, Desvio craniano ↑, Localização pório ↑, Comprimento do corpo ↑, Mesoprosópico.

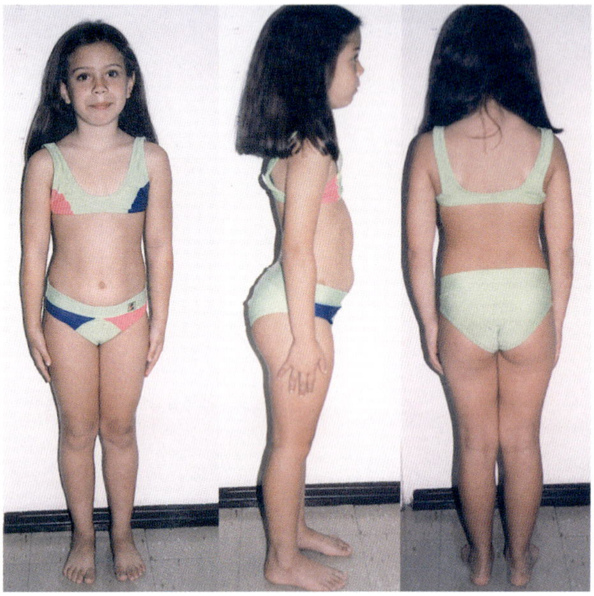

Fig.2.2

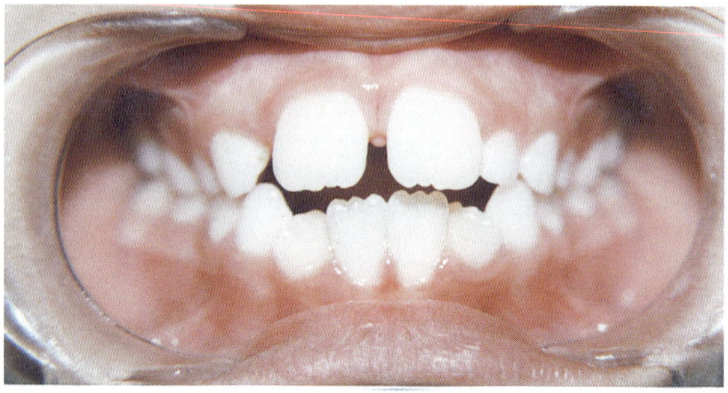

Fig. 2.3A

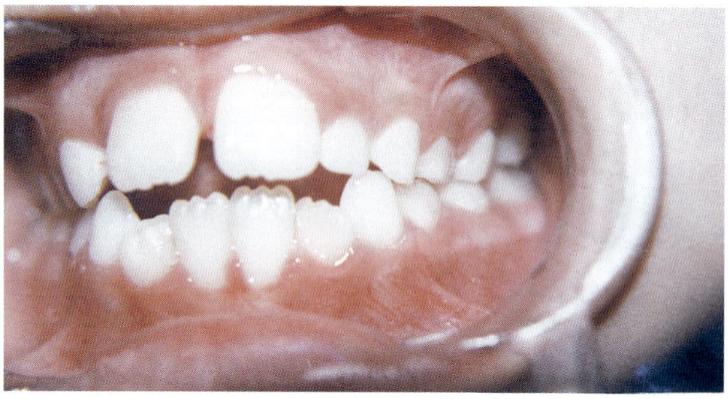

Fig. 2.3B

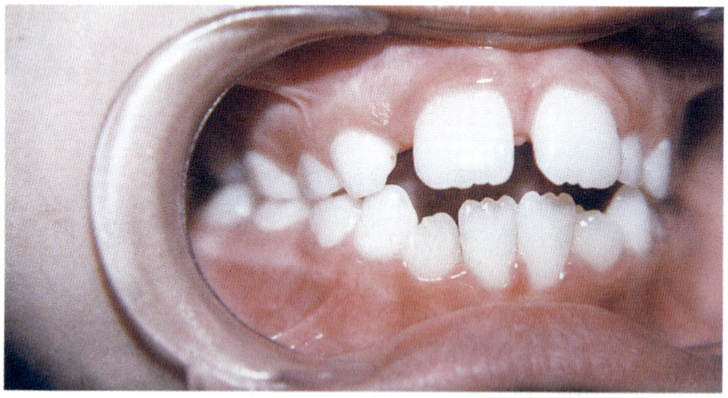

Fig. 2.3C

OBJETIVOS DO TRATAMENTO

Recuperar o tônus muscular facial, descomprimir ambas as arcadas, promovendo, se possível, expansão maxilar e mandibular. Equilibrar as massas dentárias superior e inferior, compensando a macrodontia descompensada, reeducar respiração, deglutição e fonação. Recuperar o espaço oronasofaringeano ocupado pela hipertrofia das adenóides, corrigir apinhamento inferior, lordose e cifose torocolombar direita.

MECÂNICA ORTODÔNTICA

Primeira etapa – Móvel – Regulador de Frankel, para mordida aberta. Segunda etapa – Ortodontia Fixa, com mecânica associada.

Foi adotada a mesma conduta anterior. No primeiro mês, o uso foi de seis horas diárias, no segundo de 12 horas e, a partir do terceiro mês, de 24 horas, associado ao exercício com clipes de papel por uma hora diária. Após seis meses, obtivemos os resultados das **Figuras. 2.4, 2.5** e **2.7**.

Algumas mudanças se consolidaram:

1. Olhar mais vivo.
2. Mordida se fechando.
3. Lordose menos acentuada.
4. Emagrecimento e crescimento.

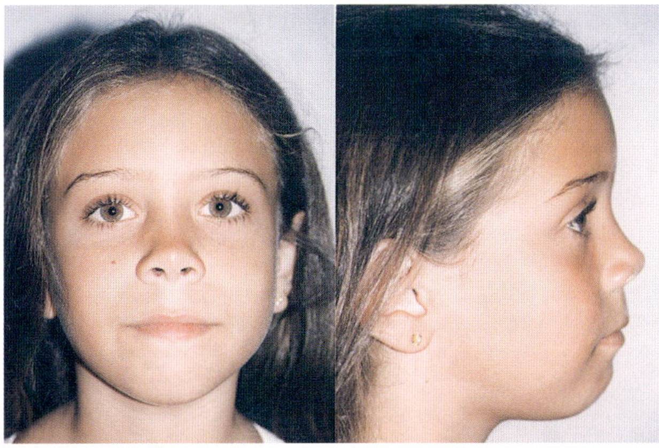

Fig. 2.4

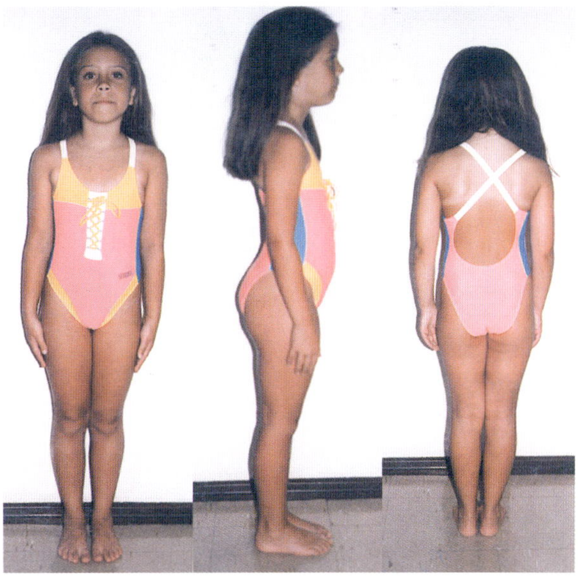

Fig. 2.5

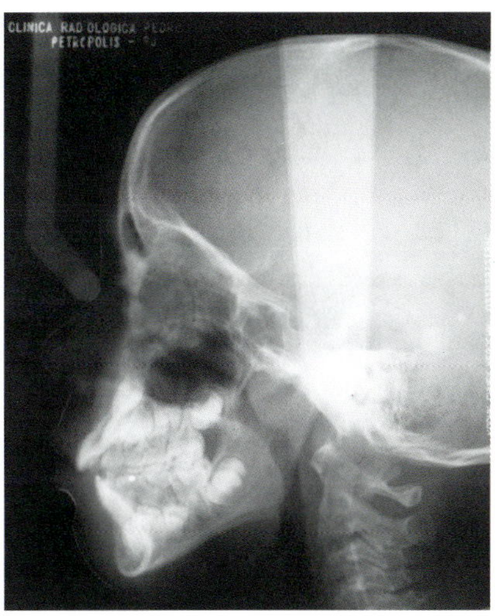

Fig. 2.6

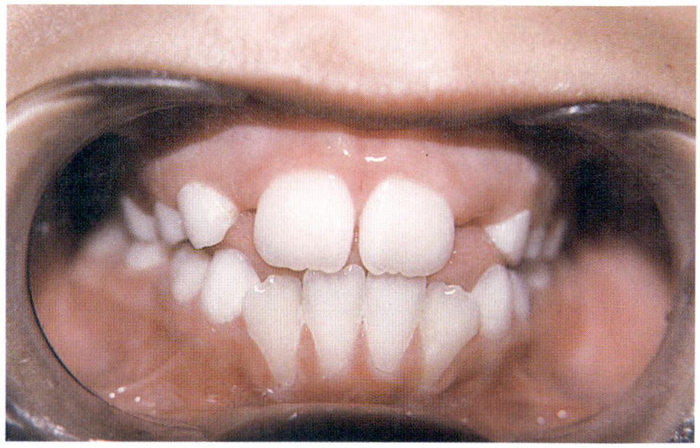

Fig. 2.7A

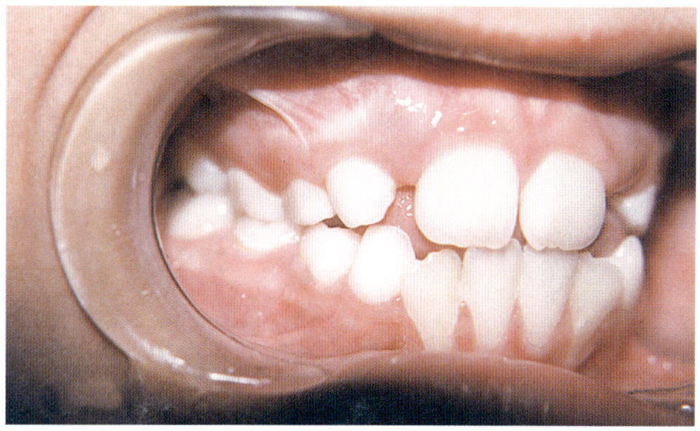

Fig. 2.7B

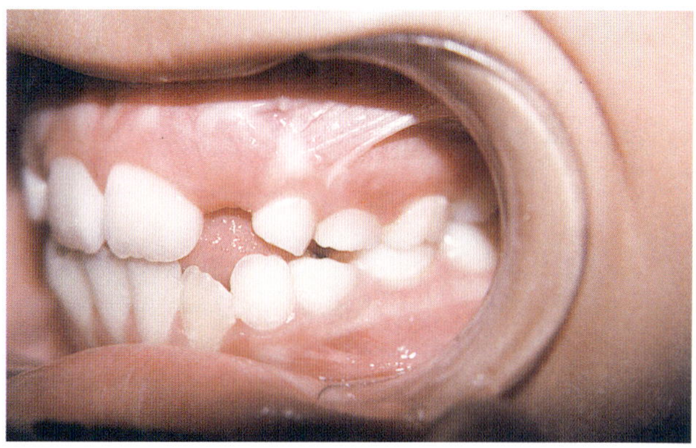

Fig. 2.7C

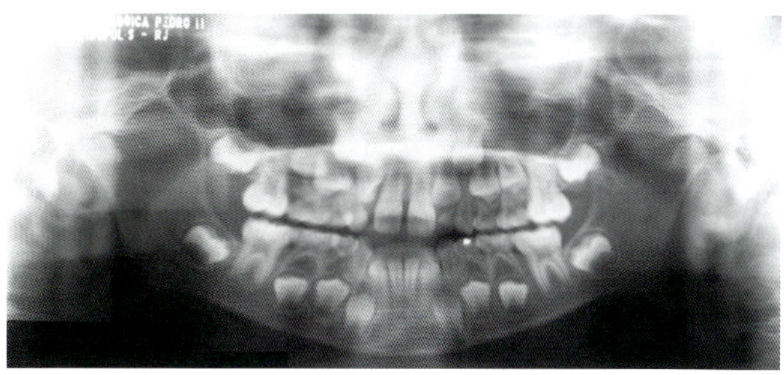

Fig. 2.8

RADIOGRAFIAS

Podemos observar estreitamento do espaço oronasofaringeano, presença de dentição mista, mordida aberta anterior. Na radiografia panorâmica observamos hipertrofia dos cornetos, com diminuição do espaço útil de passagem de ar, e sinusite bilateral por acúmulo de secreção.

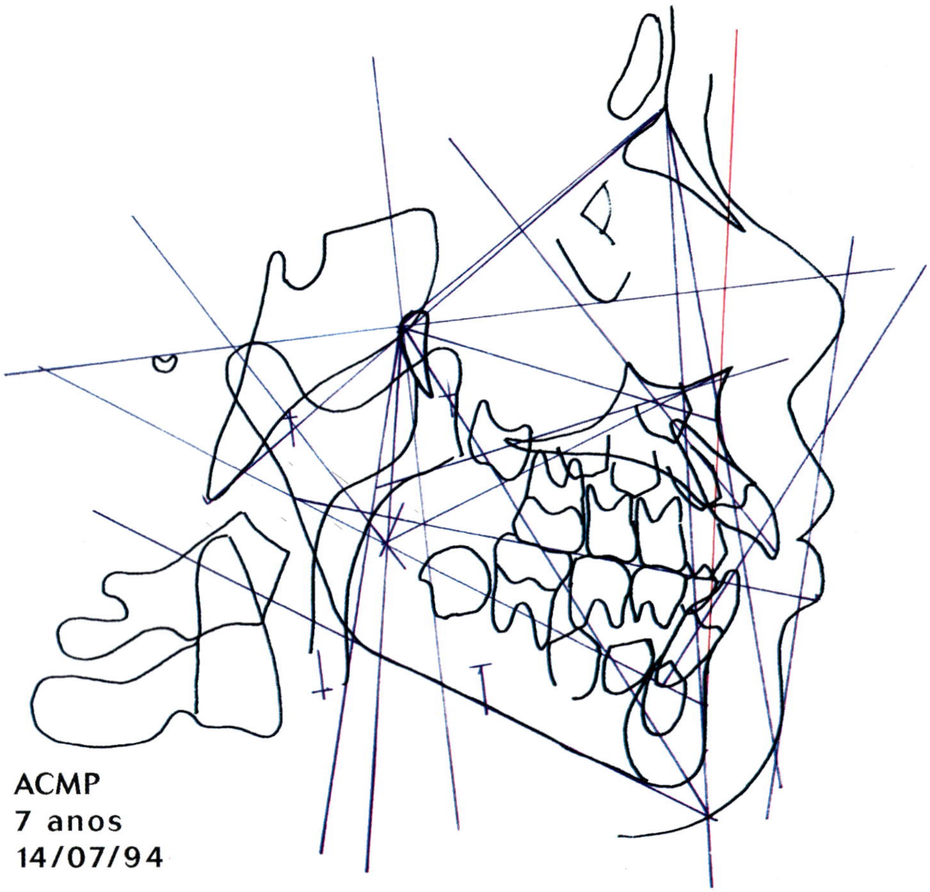

Fig.2.9

NOME: ACMPS, 9 anos						
		IDADE >>>	9,00			
	PROBLEMA DENTÁRIO	NORMAL	D.C±	PAC	DC	DIF
1	Relação molar	- 3,00	- 3,00	1,00	1,33	- 4,00
2	Relação canina	- 2,00	3,00		- 0,67	- 2,00
3	*Overjet*	2,50	2,50	6,00	1,40	3,50
4	*Overbite*	2,50	2,00	2,00	-0,25	- 0,50
5	Extrusão do 1inferior	1,25	2,00	2,00	0,38	0,75
6	Ângulo interincisivo	125,00	6,00	116,00	- 1,50	- 9,00
	PROBLEMA ESQUELÉTICO					
7	Convexidade	2,00	2,00	5,00	1,50	3,00
8	Altura facial inferior	47,00	4,00	54,00	1,75	7,00
	RELAÇÕES DENTOMAXILARES					
9	Posição do 6 superior	12,00	3,00	12,00	0,00	0,00
10	Protrusão do 1 inferior	1,00	2,00	2,00	0,50	1,00
11	Protrusão do 1 superior	4,00	2,00	10,00	3,00	6,00
12	Inclinação do 1 inferior	22,00	4,00	27,00	1,25	5,00
13	Inclinação do 1 superior	28,00	4,00	37,00	2,25	9,00
14	Distância XI - plano oclusal	0,00	3,00	-3,00	- 1,00	- 3,00
15	Inclinação plano oclusal	22,50	4,00	20,00	- 0,63	- 2,50
	PROBLEMA ESTÉTICO					
16	Protrusão do lábio inferior	2,00	2,00	3,00	0,50	1,00
17	Comprimento do lábio superior	24,00	2,00	29,00	2,50	5,00
18	Relação estômio - PO	3,50	1,00	8,00	4,50	4,50
	RELAÇÃO CRÂNIO - FACE					
19	Profundidade facial	87,00	3,00	87,00	0,00	0,00
20	Eixo facial	90,00	3,00	80,00	- 3,33	- 10,00
21	Cone facial	68,00	3,00	65,00	- 1,00	- 3,00
22	Ângulo planomandibular	26,00	4,00	28,00	0,50	2,00
23	Profundidade maxilar	90,00	3,00	93,00	1,00	3,00
24	Altura maxilar	53,00	3,00	60,00	2,33	7,00
25	Inclinação plano palatino	1,00	3,50	9,00	2,29	8,00
	AS ESTRUTURAS INTERNAS					
26	Desvio craniano	27,00	3,00	34,00	2,33	7,00
27	Comprimento craniano anterior	56,00	3,00	56,00	0,00	0,00
28	Altura facial posterior	56,00	3,00	54,00	- 0,67	- 2,00
29	Posição do ramo da mandíbula	76,00	3,00	71,00	- 1,67	- 5,00
30	Localização do porio	39,00	2,00	43,00	2,00	4,00
31	Arco mandibular	27,00	4,00	30,00	0,75	3,00
32	Comprimento do corpo	66,00	2,70	60,00	- 2,22	- 6,00
	TIPOLOGIA FACIAL	MEDIDA	PAC	DOLICO	MESO	BRAQUI
	Eixo facial	90,00	- 3,33	//////		+
	Profundidade facial	87,00	0,00	-	//////	+
	Ângulo plano mandibular	26,00	0,50	+	//////	-
	Altura facial inferior	47,00	1,75	+		//////
	Arco mandibular	27,00	0,75	-	//////	+

Tabela 2.1

MESOPROSÓPICO

Estudo das adenóides

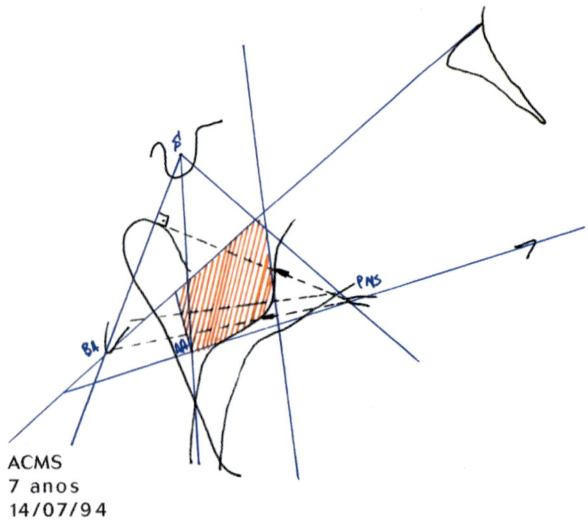

Fig. 2.10

NOME: ACMPS, 9 anos					
	ESTUDO DAS ADENÓIDES	NORMAL	VARIAÇÃO	PACIENTE	DESVIO
1	AD1 - Enp	22,60	5,50	18,00	- 0,84
2	AD2 - Enp	17,86	3,53	15,00	- 0,81
3	R - PTV	9,33	3,84	00,00	- 2,43

Tabela 2.2

Grau 1 de obstrução: 1,35 pelas adenóides (escala de 0 - 4).

MODELOS DE ESTUDO

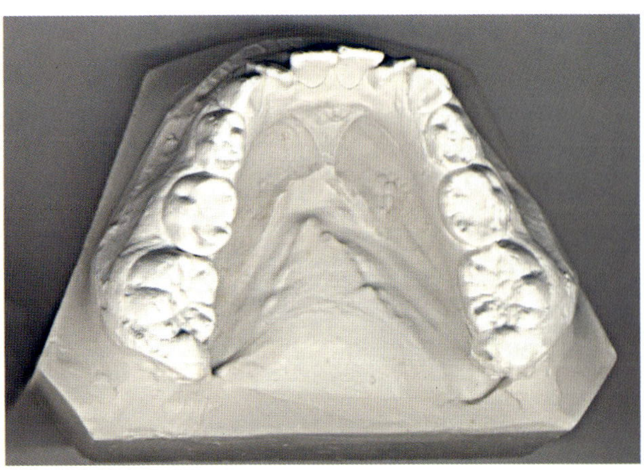

Fig. 2.11

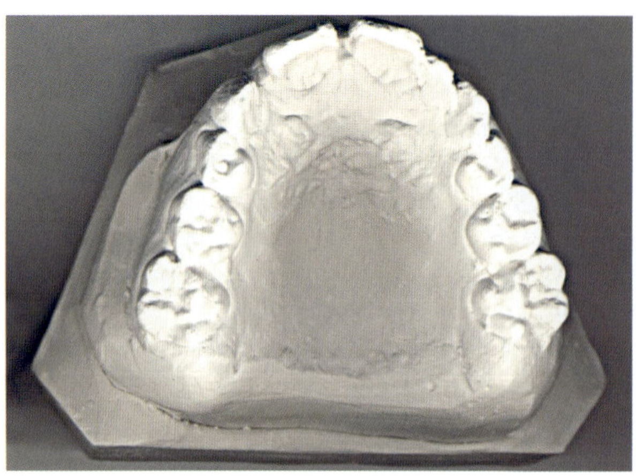

Fig. 2.12

Vamos entender como estas transformações acontecem. Se seguirmos o esquema de Dalpont, veremos que a cabeça apóia-se sobre a coluna vertebral e está sustentada por dois pares de músculos, um anterior e outro posterior. Embora o esquema seja bastante simples e rudimentar, Dalpont conseguiu com brilhantismo demonstrar como a cabeça se coloca nas três dimensões do espaço através do equilíbrio e da ação sinérgica dos músculos anteriores e posteriores, bem como do temporal, do pterigóideo lateral e do masseter.

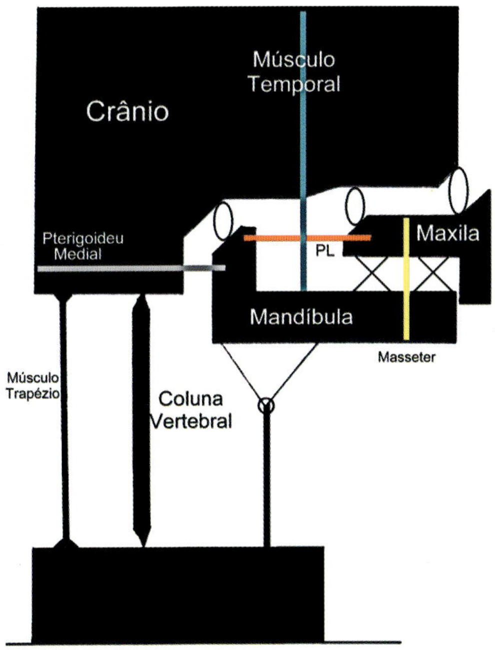

Fig. 2.13

Quando estudamos fisiologia, aprendemos que o sistema de sustentação do corpo humano é composto pelos ossos e ligamentos; por que, então, o esqueleto não fica de pé sozinho? Como isso não é possível, talvez seja o caso de classificá-lo daqui em diante como um sistema de proteção, pois graças a ele o sistema neurovascular está protegido. Somente através da resposta do sistema neuromuscular obtemos a resposta de equilíbrio. É graças ao sistema neuromuscular que caminhamos e realizamos todas as ações próprias dos seres humanos.

A propósito, vamos enumerar nossos sentidos? **1)** audição, **2)** fonação **3)** tato, **4)** paladar, **5)** visão, **6)** equilíbrio, **7)** direção. Isto mesmo, são sete os sentidos. Se transpusermos essas respostas para os músculos que sustentam a cabeça, entenderemos por que o respirador bucal, ao projetar a cabeça para a frente, na tentativa de desobstruir o espaço oronasofaringeano, desequilibra totalmente o centro de gravidade do corpo, tendo de compensar nas outras curvas da coluna o equilíbrio perdido na porção superior do corpo. As curvas da coluna vertebral são muito importantes. Como qualquer desarranjo provoca dores insuportáveis, e grande parte da população é por elas acometida, os problemas de coluna são causa bastante conhecida de faltas ao trabalho.

Retornando ao caso clínico: nos seis primeiros meses, por causa da motivação inicial da paciente, tudo correu tranqüilamente; contudo, nos meses seguintes, a colaboração declinou. Os pais foram chamados para uma conversa, na qual foi sugerida a interrupção do tratamento, visto que as diretrizes primordiais e basilares da ortopedia dos maxilares estavam sendo sistematicamente relegadas a segundo plano **Figuras 2.15** e **2.16**. Estes se sensibilizaram, ao verificar a piora no caso clínico da filha, e se comprometeram a cumprir as metas estabelecidas.

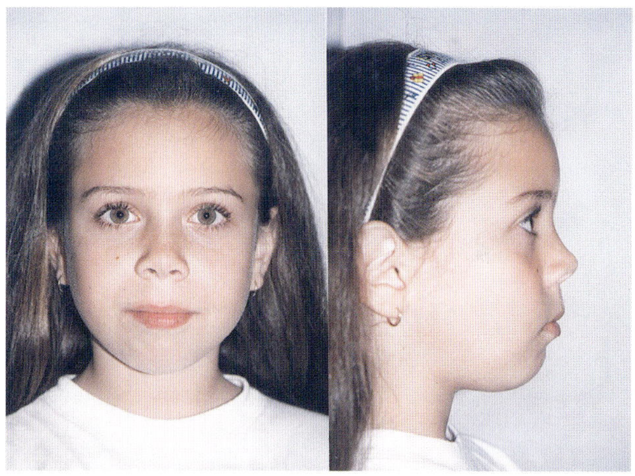

Fig. 2.14

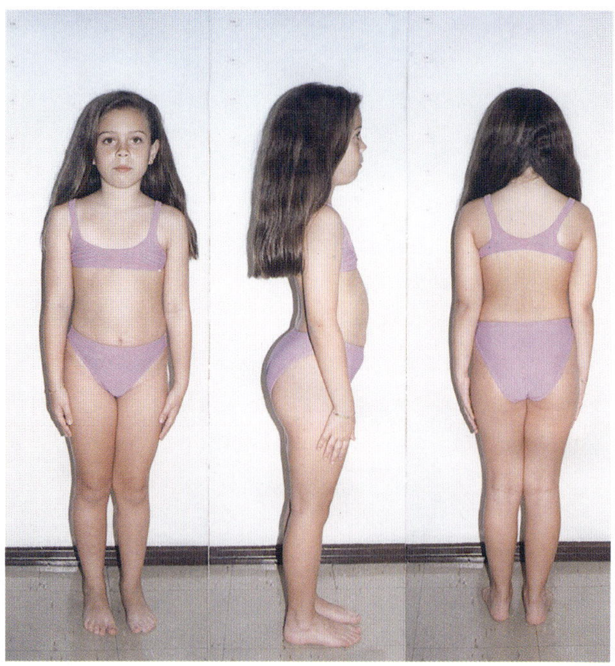

Fig. 2.15

Nessa etapa, vale reparar na ferida no lábio inferior esquerdo, provocada pelo ressecamento e conseqüente descamação da mucosa, que não é queratinizada, causados pela respiração bucal. O quadro clínico todo se deteriorou. Voltou a lordose, agora mais acentuada que nos últimos seis meses, e a saúde geral também piorou: houve aumento do peso e as pernas se afastaram para permitir o equilíbrio. A paciente apresentava desenvolvimento escolar bastante acima da média, contudo tinha problemas de sociabilidade e adaptação ao ambiente, talvez por que irritabilidade ou apatia sejam muito comuns ao respirador bucal.

Com a ajuda dos pais e a colaboração da criança, obtivemos nos seis meses seguintes melhora significativa. A paciente cresceu, emagreceu e se desenvolveu graças ao uso regular do aparelho do Dr. Frankel, associado ao exercício com clipe de papel.

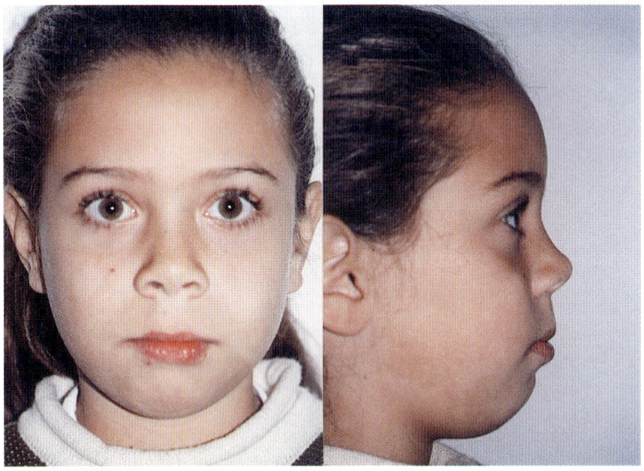

Fig. 2.15

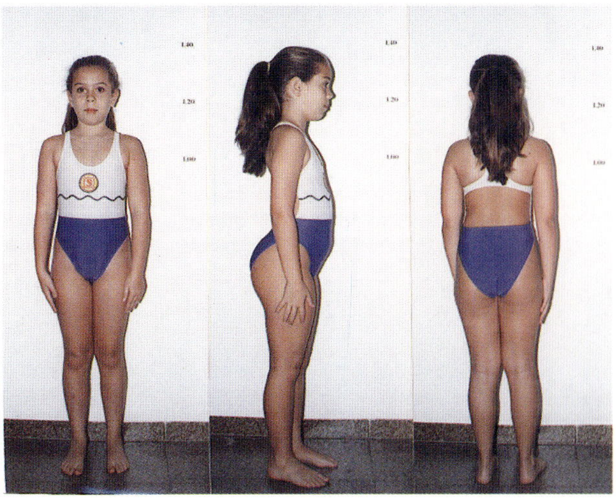

Fig. 2.16

Aos 12 anos começam as mudanças de comportamento da pré-adolescência e a aparelhagem móvel começa a ficar em cima dos móveis: nós, dentistas, temos que entender e aceitar. Confesso que muitas vezes esforcei-me para que adolescentes usassem aparelhos móveis – peço perdão por tamanha maldade, embora resultados fantásticos tenham sido obtidos.

Como a paciente tivesse atingido essa idade, foi instalada aparelhagem ortodôntica fixa, com *brackets* pré-angulados de Roth. Por conveniência, estes eram angulados na base e a seqüência de nivelamento feita com fios de Nitinol, ou seja 012", 014", 016", 016x016", 016x022", elásticos 3x4" de intercuspidação, TMA para acabamento, fios de aço para definição de torques 016x022". Com as basais ósseas corrigidas, fica muitíssimo fácil a correção das posições dentárias. Após a retirada da aparelhagem ortodôntica, deve-se proceder à contenção móvel superior (arco de Hawley), usada da seguinte maneira: na primeira semana durante 24 horas e, a seguir, por 6 meses, somente à noite, para dormir. No arco inferior emprega-se fio de aço 0,9 mm, colado três a três, que deverá permanecer por igual período.

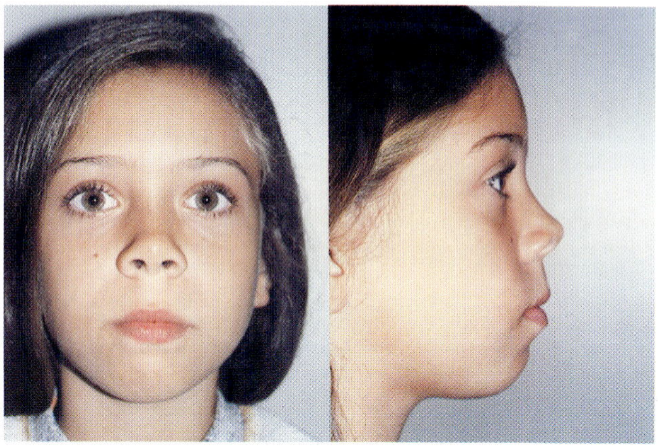

Fig. 2.17

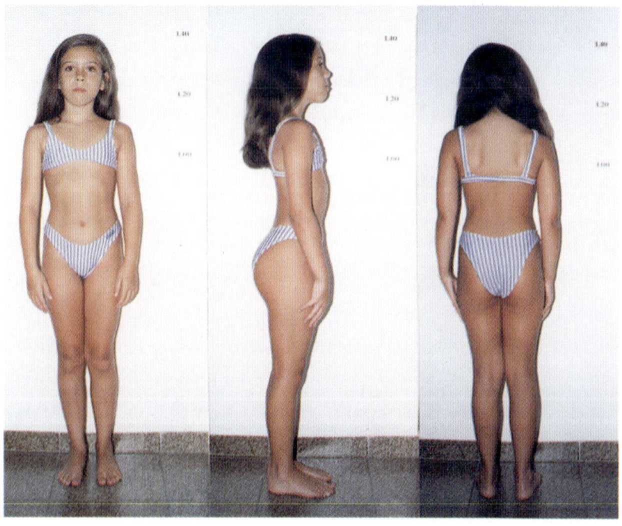

Fig. 2.18

RADIOGRAFIAS

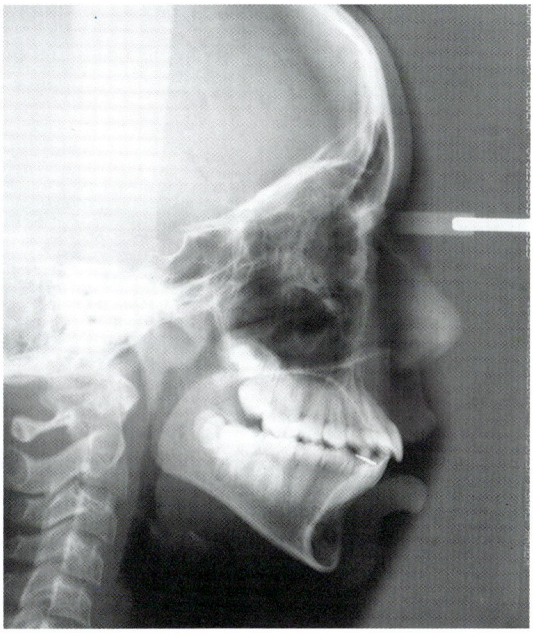

Fig. 2.19

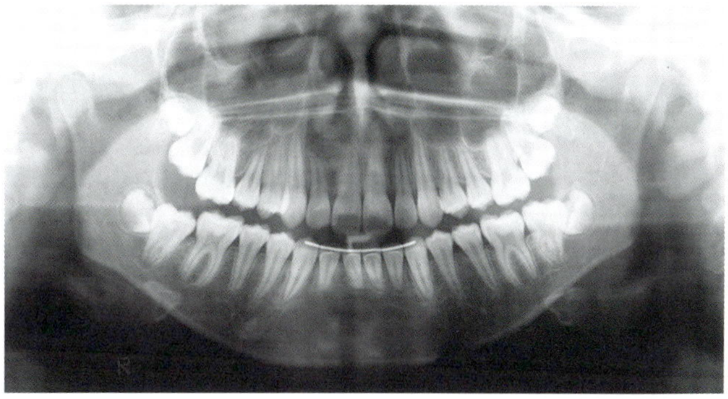

Fig. 2.20

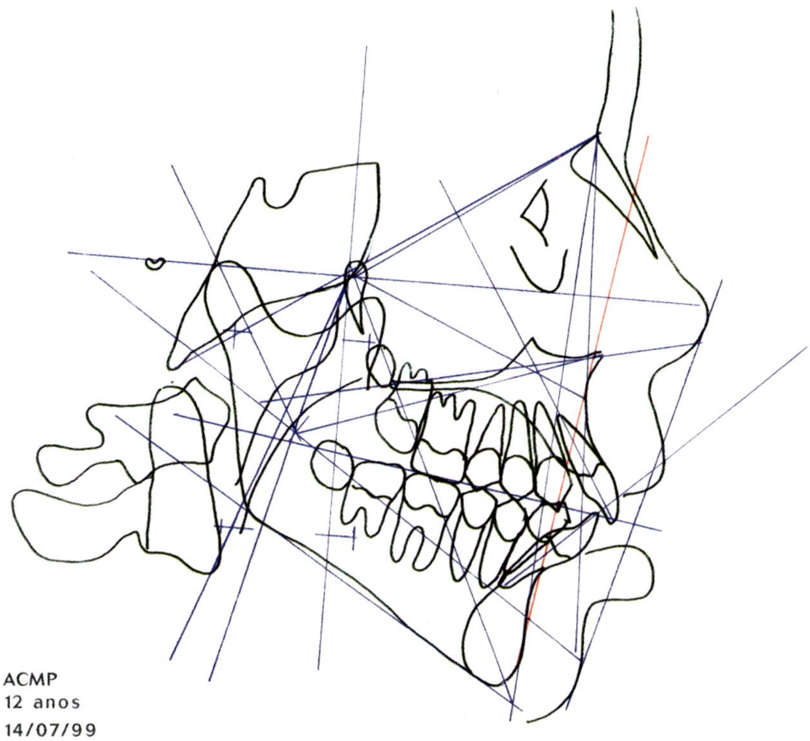

Fig. 2.21

NOME: ACMPS, 12 ANOS						
	PROBLEMA DENTÁRIO	NORMAL	D.C+-	PAC	DC	DIF
1	Relação molar	- 3,00	- 3,00	- 0,63	0,79	- 2,37
2	Relação canina	- 2,00	3,00	0,15	- 0,72	- 2,15
3	*Overjet*	2,50	2,50	4,26	0,70	1,76
4	*Overbite*	2,50	2,00	0,41	- 1,05	- 2,09
5	Extrusão do 1 inferior	1,25	2,00	- 0,03	- 0,64	- 1,28
6	Ângulo interincisivo	125,00	6,00	106,50	- 3,08	- 18,50
	PROBLEMA ESQUELÉTICO					
7	Convexidade	1,40	2,00	6,55	2,58	5,15
8	Altura facial inferior	47,00	4,00	56,73	2,43	9,73
	RELAÇÕES DENTOMAXILARES					
9	Posição do 6 superior	15,00	3,00	11,41	- 1,20	- 3,59
10	Protrusão do 1 inferior	1,00	2,00	7,53	3,27	6,53
11	Protrusão do 1 superior	4,00	2,00	11,79	3,90	7,79
12	Inclinação do 1 inferior	22,00	4,00	33,42	2,86	11,42
13	Inclinação do 1 superior	28,00	4,00	40,07	3,02	12,07
14	Distância XI - plano oclusal	- 1,50	3,00	1,55	1,02	3,05
15	Inclinação plano oclusal	24,00	4,00	27,17	0,79	3,17
	PROBLEMA ESTÉTICO					
16	Protrusão do lábio inferior	1,40	2,00	7,51	3,06	6,11
17	Comprimento do lábio superior	24,00	2,00	30,57	3,29	6,57
18	Relação estômio - PO	3,80	1,00	7,31	3,51	3,51
	RELAÇÃO CRÂNI O – FACE					
19	Profundidade facial	87,99	3,00	80,77	- 2,41	- 7,22
20	Eixo facial	90,00	3,00	81,59	- 2,80	- 8,41
21	Cone facial	68,00	3,00	61,90	- 2,03	- 6,10
22	Ângulo plano mandibular	25,10	4,00	37,33	3,06	12,23
23	Profundidade maxilar	90,00	3,00	87,82	- 0,73	- 2,18
24	Altura maxilar	54,20	3,00	66,15	3,98	11,95
25	Inclinação plano palatino	1,00	3,50	4,30	0,94	3,30
	AS ESTRUTURAS INTERNAS					
26	Desvio craniano	27,00	3,00	26,11	- 0,30	- 0,89
27	Comprimento craniano anterior	59,00	3,00	55,79	- 1,07	- 3,21
28	Altura facial posterior	56,30	3,00	55,59	- 0,24	- 0,71
29	Posição do ramo da mandíbula	76,00	3,00	74,54	- 0,49	- 1,46
30	Localização do porio	37,50	2,00	38,65	0,57	1,15
31	Arco mandibullar	28,50	4,00	18,51	- 2,50	- 9,99
32	Comprimento do corpo	70,80	2,70	65,62	-1,92	- 5,18
	TIPOLOGIA FACIAL	MEDIDA	PAC	DOLICO	MESO	BRAQUI
	Eixo facial	90,00	- 2,80	//////		+
	Profundidade facial	87,99	- 2,41	//////		+
	Ângulo plano mandibular	25,10	3,06	//////		-
	Altura facial inferior	47,00	2,43	//////		-
	Arco mandibular	28,50	- 2,50	//////		+

Tabela 2.3

DOLICOPROSÓPICO SEVERO

Estudo das adenóides

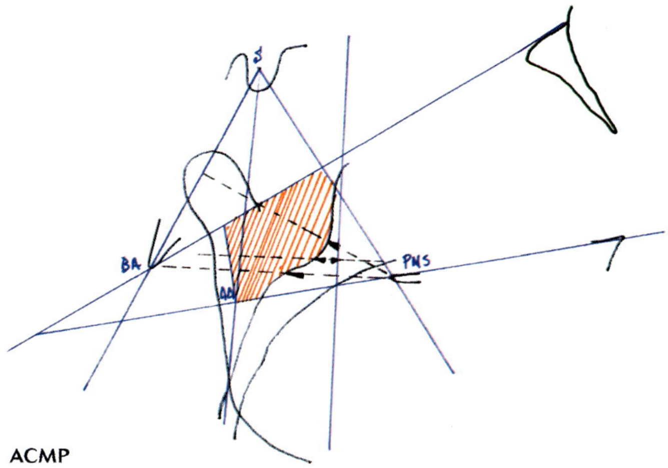

ACMP
12 anos
14/07/99

Fig. 2.22

NOME: ACMPS, 12 anos					
	ESTUDO DAS ADENÓIDES	NORMAL	VARIAÇÃO	PACIENTE	DESVIO
1	AD1 - Enp	24,55	5,50	22,00	- 0,46
2	AD2 - Enp	19,82	3,53	15,00	- 1,37
3	R - PTV	11,58	3,84	5,00	- 1,71

Tabela 2.4

Grau de obstrução: 1,18 pelas adenóides (escala de 0 - 4).

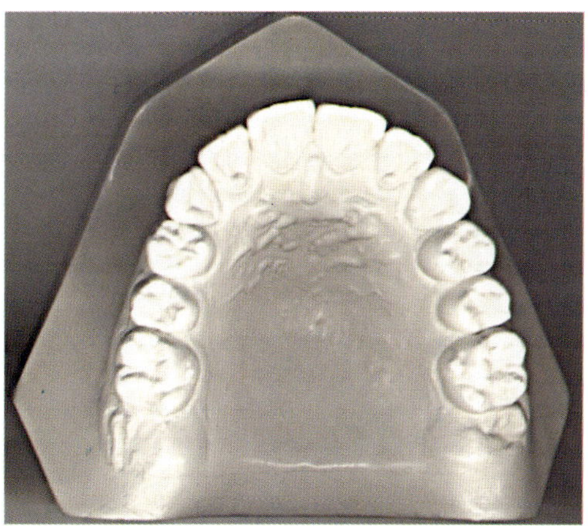

Fig. 2.23

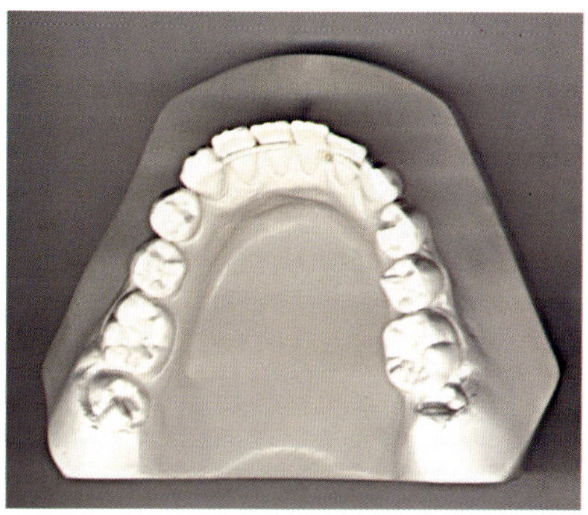

Fig. 2.24

FOTOGRAFIAS FINAIS

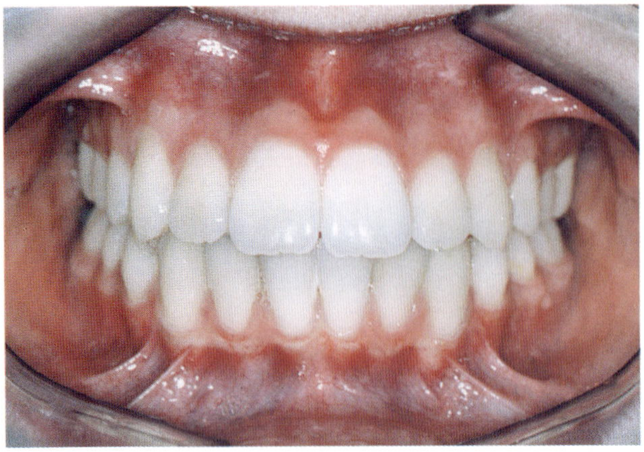

Fig. 2.25

Oclusão frontal.

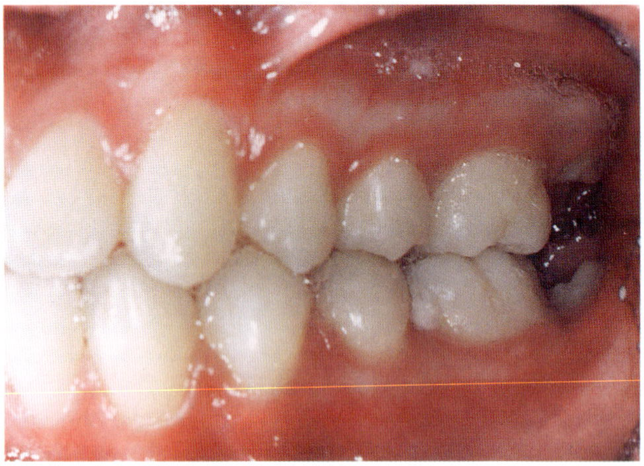

Fig. 2.26

Oclusão direita.

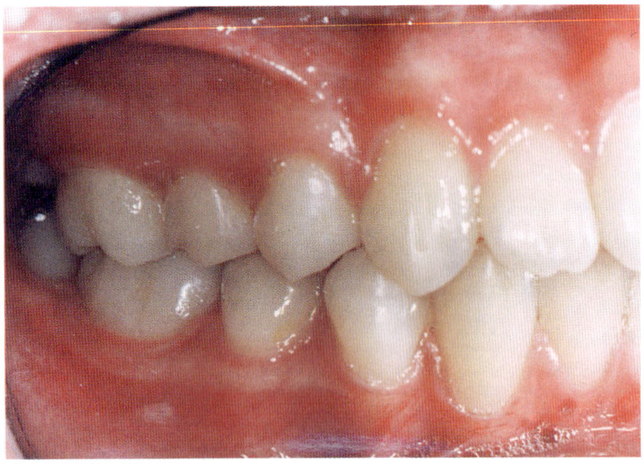

Fig. 2.27

Oclusão esquerda.

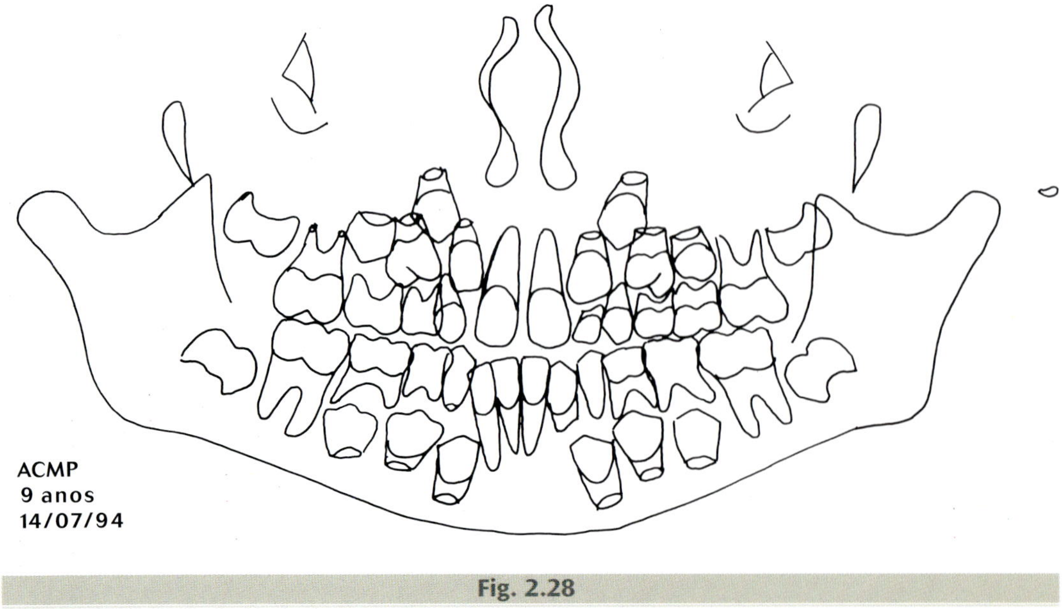

Fig. 2.28

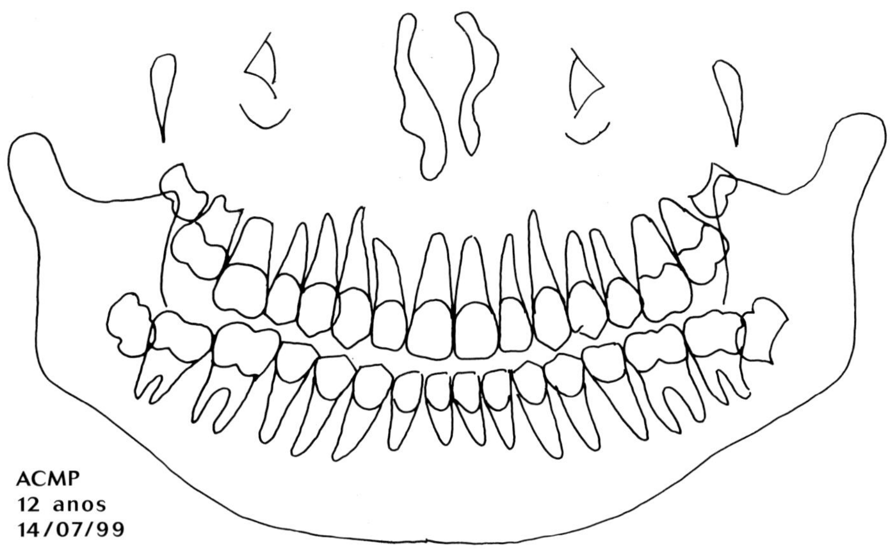

Fig. 2.28

Muito embora as medidas cefalométricas nos orientem no tratamento, elas por si sós não são capazes de determinar o belo ou o harmônico. No entanto, os resultados obtidos agradaram a todos. Os pais sentiram-se gratificados pelo tempo e esforço despendidos, bem como a adolescente, cujo sorriso encanta por sua beleza e funcionalidade oclusal. As chaves de oclusão de Angel foram respeitadas.

CASO CLÍNICO 3

CF, 8 anos

DIAGNÓSTICO

Macrodontia descompensada, compressão maxilar e mandibular, apinhamento dentário superior e inferior, armadilha do "c" perdido lado direito e esquerdo da mandíbula, mordida cruzada posterior em ambos os lados, hipodesenvolvimento mandibular, assimetria facial. Lado direito do rosto maior que o esquerdo, pitose palpebral esquerda. Respiração mista (nasal, diurna e bucal, noturna), pulmonar apical com projeção dos ombros à frente do corpo.

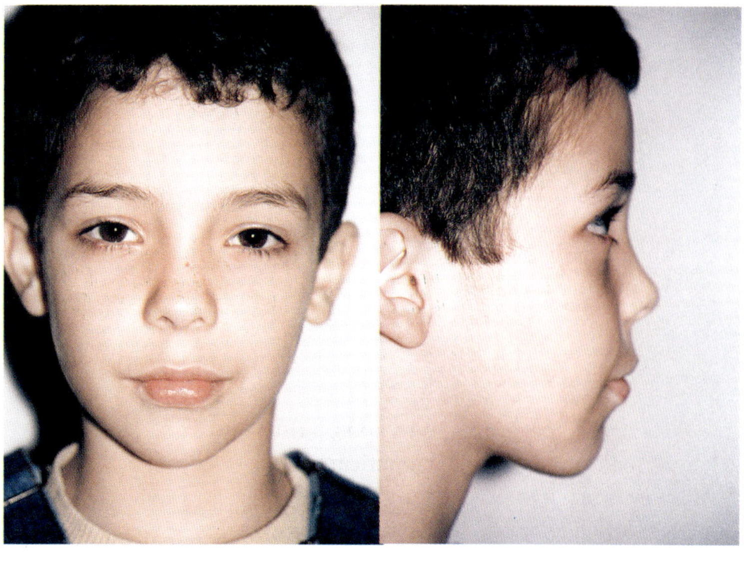

Fig. 3.1

DADOS CEFALOMÉTRICOS

Overjet ↑, Extrusão do 1 inf. ↑, Ângulo interincisivo ↓, Convexidade ↑, Protrusão 1 inf. ↑, Protrusão do 1 sup. ↑, Inclinação do 1 inf. ↑, Inclinação do 1 sup. ↓, Inclinação plano oclusal ↓, Protrusão lábio inf. ↑, Relação estômio PO ↑, Profundidade facial ↓, Cone facial ↓, Ângulo do plano mandibular ↑, Profundidade maxilar ↓, Altura maxilar ↑, Desvio craniano ↓, Altura facial posterior ↓, Posição do ramo ↓, Localização do pório ↑. Dolicoprosópico moderado.

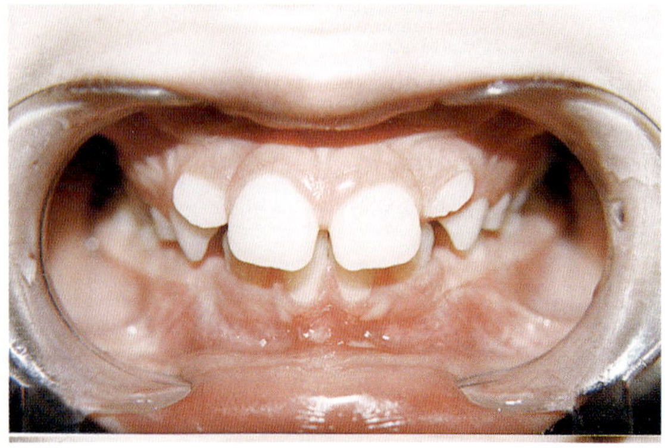

Fig. 3.3A

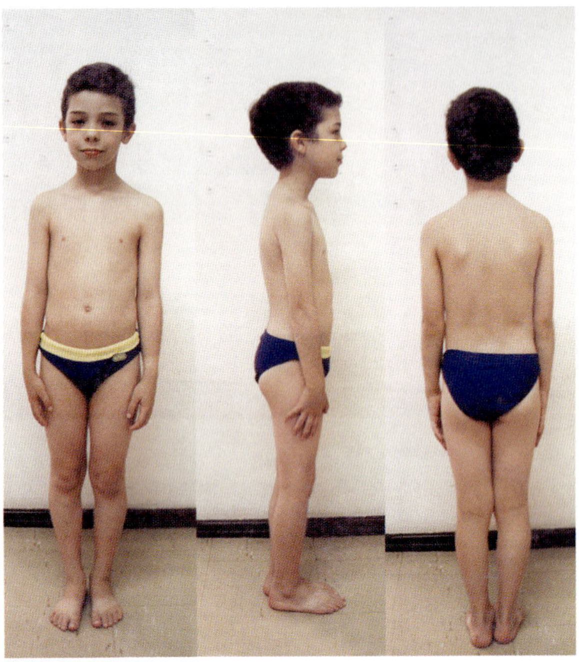

Fig. 3.2

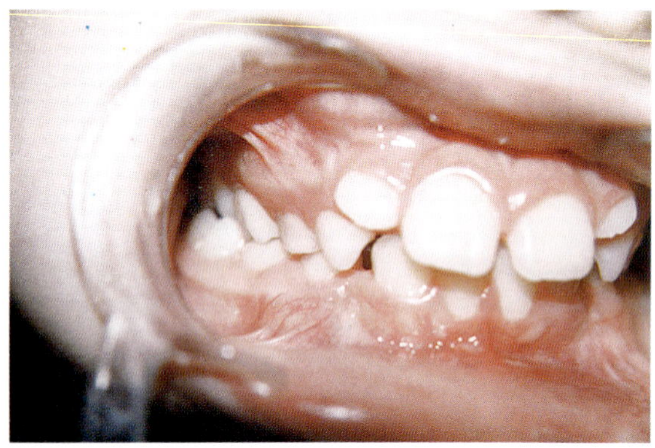

Fig. 3.3B

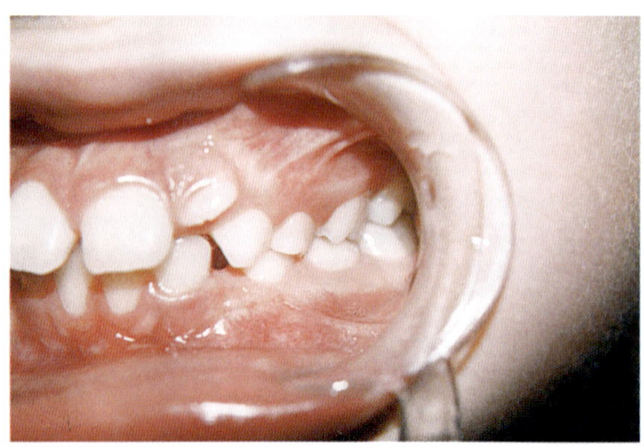

Fig. 3.3C

OBJETIVOS DO TRATAMENTO

Promover o crescimento de ambas as arcadas, a fim de alcançar a meta final: o crescimento geneticamente programado. Obter uma oclusão fisiológica e funcional, se possível com as chaves de oclusão de Angel. Corrigir hipotonia labial, respiração apical, fonação e deglutição atípica com interposição labial.

MECÂNICA ORTODÔNTICA

A primeira etapa foi executada com aparelhos móveis, para conseguir basais ósseas harmônica e bem desenvolvidas. Para tanto, usamos RF-1, por 18 meses, e AEAK, por 12 meses. A segunda etapa foi composta de ortodontia fixa, com arcos seccionados de Ricketts com ômega de avanço sagital, *brackets* de Roth e mecânica associada. Particularmente, gosto da prescrição de Roth e a uso bastante, pois possui ângulos e torques que adequados à miscigenação brasileira. Contudo, nada nos impede de usar Alexander, Ricketts ou outra prescrição, mas jamais *brackets* de edgewise. Uma dica para quem usa a prescrição do Dr. Ricketts é usar, quando da colagem, o *bracket* do 33 invertido no 13 e o do 43 invertido no 23; assim, teremos angulações negativas e acabamento melhor. Achar que o canino superior deva ficar com 5° positivos para a vestibular é, a meu ver, uma temeridade. Já tive oportunidade de comentar o fato com o Dr. Ricketts, o qual concordou em estudar o caso.

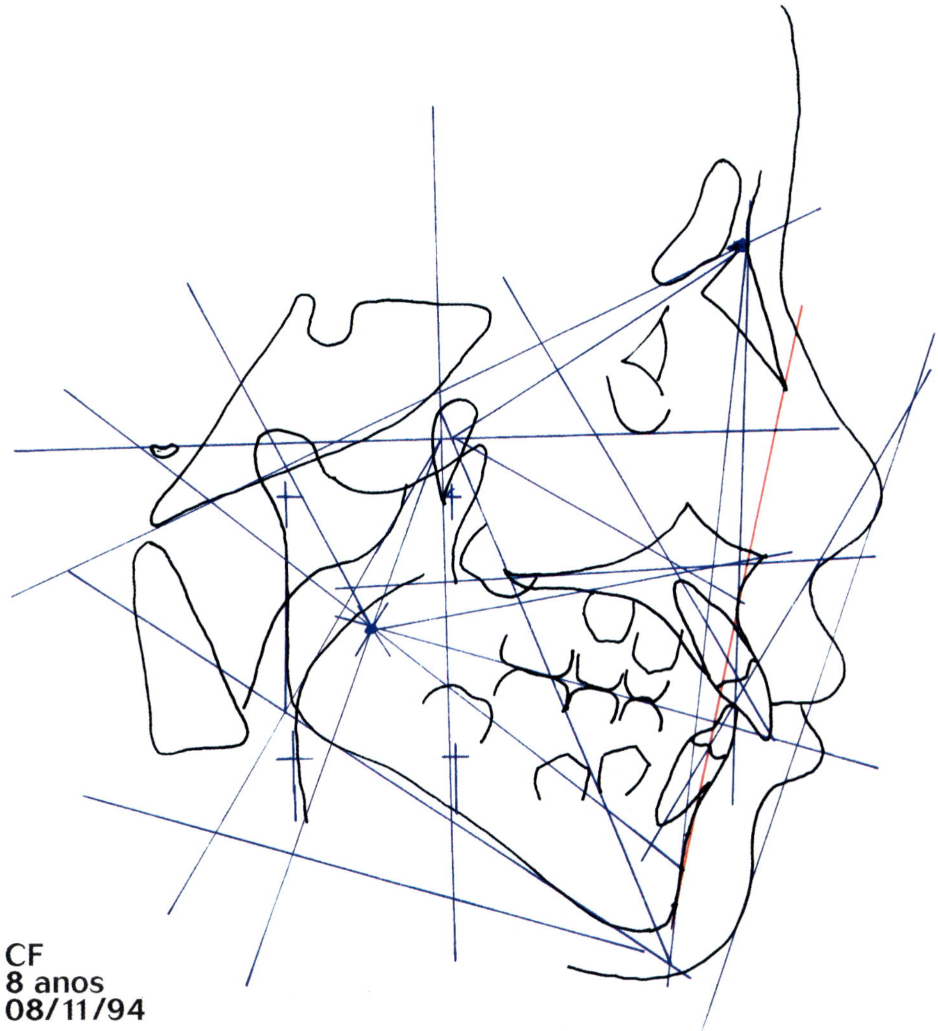

Fig. 3.4

NOME: CF, 8 anos						
	PROBLEMA DENTÁRIO	NORMAL	D.C±	PAC	DC	
1	Relação molar	- 3,00	- 3,0	- 2	0,3	
2	Relação canina	- 2,00	3,0	- 2	0,0	
3	*Overjet*	2,50	2,5	5	1,0	
4	*Overbite*	2,50	2,0	4	0,8	
5	Extrusão do 1 inferior	1,25	2,0	4	1,4	
6	Ângulo interinicisivo	125,00	6,0	117	- 1,3	
	PROBLEMA ESQUELÉTICO					
7	Convexidade	2,20	2,0	5	1,4	
8	Altura facial inferior	47,00	4,0	48	0,3	
	RELAÇÕES DENTOMAXILARES					
9	Posição do 6 superior	11,00	3,0	9	- 0,7	
10	Protrusão do 1 inferior	1,00	2,0	2	0,5	
11	Protrusão do 1 superior	4,00	2,0	8	2,0	
12	Inclinação do 1inferior	22,00	4,0	43	5,3	
13	Inclinação do 1 superior	28,00	4,0	20	- 2,0	
14	Distância XI – Plano oclusal	0,50	3,0	0	- 0,2	
15	Inclinação plano oclusal	22,00	4,0	18	- 1,0	
	PROBLEMA ESTÉTICO					
16	Protrusão do lábio inferior	2,20	2,0	5	- 1,4	
17	Comprimento do lábio superior	24,00	2,0	24	0,0	
18	Relação estômio - PO	3,40	1,0	6	2,6	
	RELAÇÃO CRÂNIO - FACE					
19	Profundidade facial	86,67	3,0	83	- 1,2	
20	Eixo facial	90,00	3,0	88	- 0,7	
21	Cone facial	68,00	3,0	64	- 0,3	
22	Ângulo plano mandibular	26,30	4,0	35	2,2	
23	Profundidade maxilar	90,00	3,0	87	- 1,0	
24	Altura maxilar	52,60	3,0	63	3,5	
25	Inclinação plano palatino	1,00	3,5	2	0,3	
	AS ESTRUTURAS INTERNAS					
26	Desvio craniano	27,00	3,0	24	- 1,0	
27	Comprimento craniano anterior	55,00	3,0	56	0,3	
28	Altura facial posterior	55,90	3,0	50	- 2,0	
29	Posição do ramo da mandíbula	76,00	3,0	69	- 2,3	
30	Localização do porio	39,50	2,0	45	2,8	
31	Arco mandibular	26,50	4,0	24	- 0,6	
32	Comprimento do corpo	64,40	2,7	65	0,2	
	TIPOLOGIA FACIAL	MEDIDA	PAC	DOLICO	MESO	BRAQUI
	Eixo facial	90,00	- 0,7	-	//////	+
	Profundidade facial	86,67	- 1,2	//////		+
	Ângulo plano mandibular	26,30	2,2	//////		-
	Altura facial inferior	47,00	0,3	+	//////	-
	Arco mandibular	26,50	- 0,6	-	//////	+

Tabela 3.1

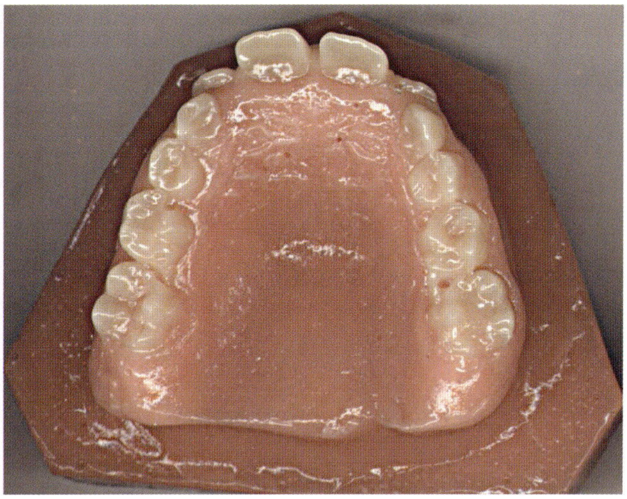

Fig. 3.5

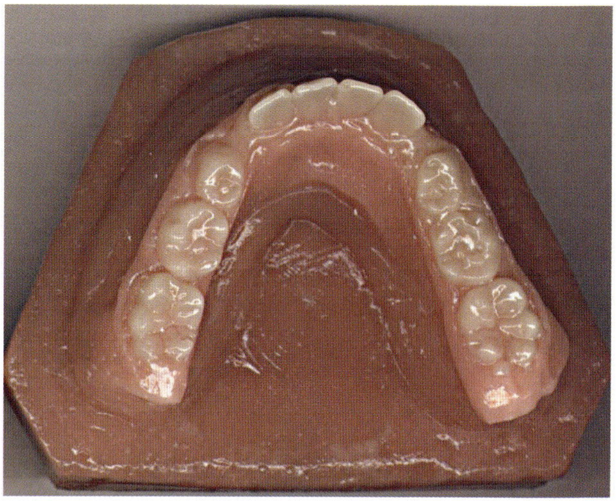

Fig. 3.6

ESTUDO DAS ADENÓIDES

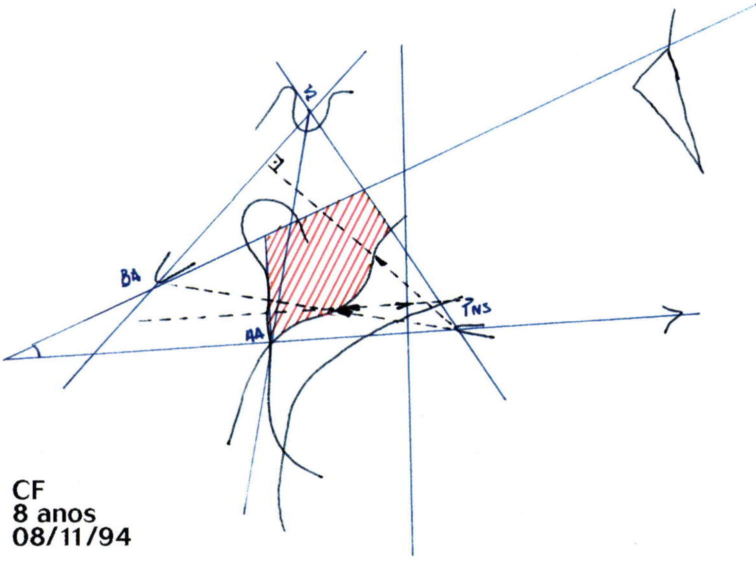

Fig. 3.7

NOME: CFR, 8 anos					
	ESTUDO DAS ADENÓIDES	NORMAL	VARIAÇÃO	PACIENTE	DESVIO
1	AD1 - ENP	21,96	5,50	23,00	0,19
2	AD2 - ENP	17,20	3,53	21,00	1,08
3	R - PTV	8,57	3,84	12,00	0,89

Tabela 3.2

Grau de obstrução: Ø (escala de 0 - 4).

Embora o espaço respiratório estivesse preservado, a postura baixa da língua e o tônus muscular impróprio dos lábios levaram à má oclusão dentária.

RADIOGRAFIAS

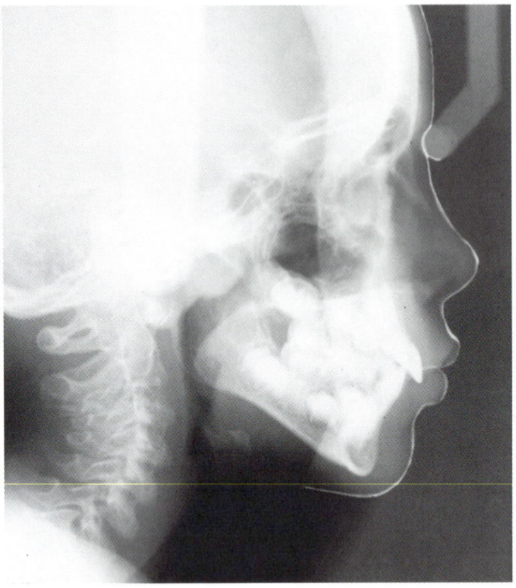

Fig. 3.8

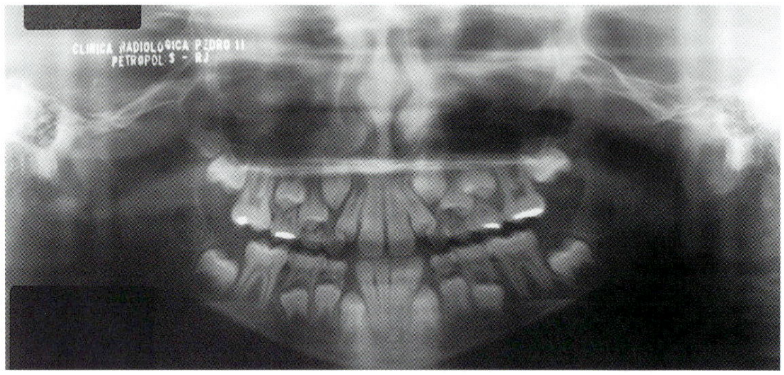

Fig. 3.9

Ao exame radiográfico observamos grave apinhamento dos espaços intervertebrais cervicais e diminuição do trato respiratório. É importante ressaltar que as vértebras cervicais C1 e C2 (atlas e áxis) estavam em situação crítica, e que o adolescente era praticante de caratê. Um golpe mais forte, e C1 se movimentaria sobre C2, causando a morte. Recomendou-se a interrupção dos treinos até que uma postura mais adequada fosse obtida. Os conselhos foram seguidos e seis meses depois foi feita nova radiografia, constatando-se melhora.

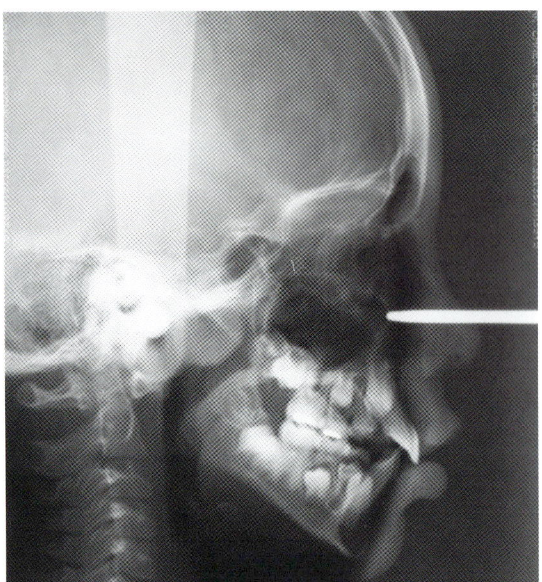

Fig. 3.10

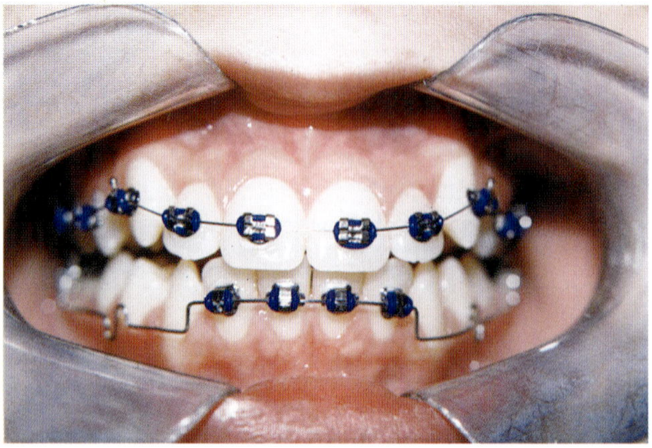

Fig. 3.11

Longo foi o caminho percorrido até obtermos basais ósseas compatíveis. Utilizamos o RF-1 de Frankel e o RF-2 (quando da queda dos caninos superiores decíduos), ativador elástico aberto de Klammt *standard* e com molas digitais superiores e inferiores. A **Figura 3.11** retrata o início da mecânica ortodôntica, com o nivelamento superior com arco em NITI 0,014 e arco-base duplo ômega de avanço.

Se nos reportarmos à foto inicial, notaremos as dificuldades deste caso. As análises de crescimento facial, o espaço requerido (Tanaka-Johnston), o espaço útil (Moyers), a distância entre pré-molares superiores (Chateau), todos eram desanimadores e indicativos de que quatro pré-molares deveriam ser extraídos.

Nunca nos esqueçamos do enorme potencial de crescimento que uma criança pode apresentar, principalmente do crescimento intramembranoso da maxila, receptiva às forças e estímulos de crescimento, e da mandíbula, quando em contato com as gonadotrofinas e somatotrofinas. É evidente que a cooperação do paciente é fundamental para o tratamento; este, em especial, estava extremamente motivado e colaborou de forma decisiva no uso da aparelhagem móvel.

A mudança da técnica móvel para a fixa, como já foi dito, deverá acompanhar as mudanças de comportamento e a idade mental (não a cronológica) do paciente, pois os aparelhos móveis, com raríssimas exceções, serão abandonados na gaveta já na pré-adolescência, o que nos trará inúmeros aborrecimentos. A aparelhagem fixa é indubitavelmente muitíssimo mais aceita que a móvel (embora alguns, erroneamente, digam o contrário).

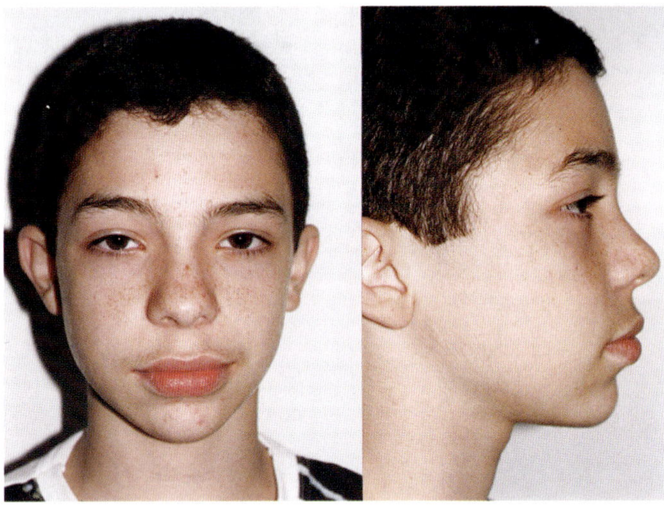

Fig. 3.12

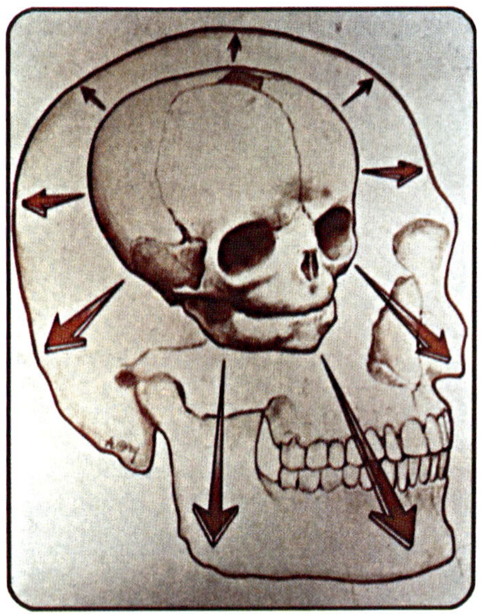

Fig. 3.13

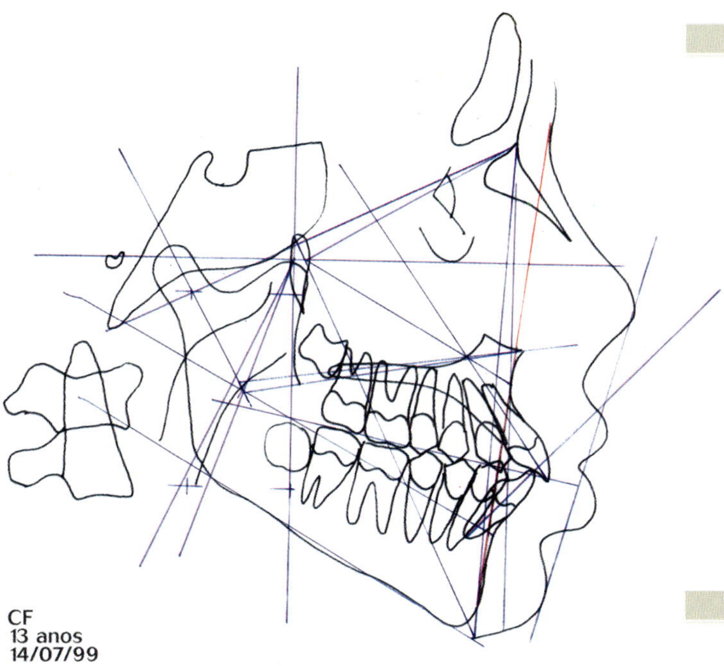

Fig. 3.14

NOME: CF						
			IDADE >>>	13,00	4,00	
	PROBLEMA DENTÁRIO	NORMAL	D.C+-	PAC	DC	DIF
1	Relação molar	- 3,00	- 3,00	- 2,03	0,32	- 0,97
2	Relação canina	- 2,00	3,00	- 0,39	- 0,54	- 1,61
3	*Overjet*	2,50	2,50	4,24	0,70	1,74
4	*Overbite*	2,50	2,00	1,79	- 0,36	- 0,71
5	Extrusão do 1 inferior	1,25	2,00	1,47	0,11	0,22
6	Ângulo interincisivo	125,00	6,00	105,39	- 3,27	-19,61
	PROBLEMA ESQUELÉTICO					
7	Convexidade	1,20	2,00	2,29	0,55	1,09
8	Altura facial inferior	47,00	4,00	44,60	- 0,60	- 2,40
	RELAÇÕES DENTOMAXILARES					
9	Posição do 6 inferior	16,00	3,00	16,32	0,11	0,32
10	Protrusão do 1 inferior	1,00	2,00	8,30	3,65	7,30
11	Protrusão do 1 superior	4,00	2,00	12,38	4,19	8,38
12	Inclinação do 1 inferior	22,00	4,00	33,09	2,77	11,09
13	Inclinação do 1 superior	28,00	4,00	41,53	3,38	13,53
14	Distância XI - plano oclusal	- 2,00	3,00	- 3,46	- 0,49	- 1,46
15	Inclinação plano oclusal	24,50	4,00	23,53	- 0,24	- 0,97
	PROBLEMA ESTÉTICO					
16	Protrusão do lábio inferior	1,20	2,00	5,89	2,35	4,69
17	Comprimento do lábio superior	24,00	2,00	30,47	3,24	6,47
18	Relação estômio - PO	3,90	1,00	4,10	0,20	0,20
	RELAÇÃO CRÂNIO - FACE					
19	Profundidade facial	88,32	3,00	84,88	- 1,15	- 3,44
20	Eixo facial	90,00	3,00	88,56	- 0,48	- 1,44
21	Cone facial	68,00	3,00	63,07	- 1,64	- 4,93
22	Ângulo plano mandibular	24,80	4,00	32,04	1,81	7,24
23	Profundidade maxilar	90,00	3,00	87,02	- 0,99	- 2,98
24	Altura maxilar	54,60	3,00	53,97	- 0,21	- 0,63
25	Inclinação plano palatino	1,00	3,50	0,76	- 0,07	- 0,24
	AS ESTRUTURAS INTERNAS					
26	Desvio craniano	27,00	3,00	25,94	- 0,35	-1,06
27	Comprimento craniano anterior	60,00	3,00	61,52	0,51	1,52
28	Altura facial posterior	56,40	3,00	60,53	1,38	4,13
29	Posição do ramo da mandíbula	76,00	3,00	71,66	- 1,45	- 4,34
30	Localização do porio	37,00	2,00	45,73	4,37	8,73
31	Arco mandibular	29,00	4,00	28,52	- 0,12	- 0,48
32	Comprimento do corpo	72,40	2,70	73,59	0,44	1,19
	TIPOLOGIA FACIAL	MEDIDA	PAC	DOLICO	MESO	BRAQUI
	Eixo facial	90,00	- 0,48	-	//////	+
	Profundidade facial	88,32	- 1,15	//////		+
	Ângulo plano mandibular	24,80	1,81	//////		-
	Altura facial inferior	47,00	- 0,60	+	//////	-
	Arco mandibular	29,00	- 0,12	-	//////	+

Tabela 3.3

ESTUDO DAS ADENÓIDES

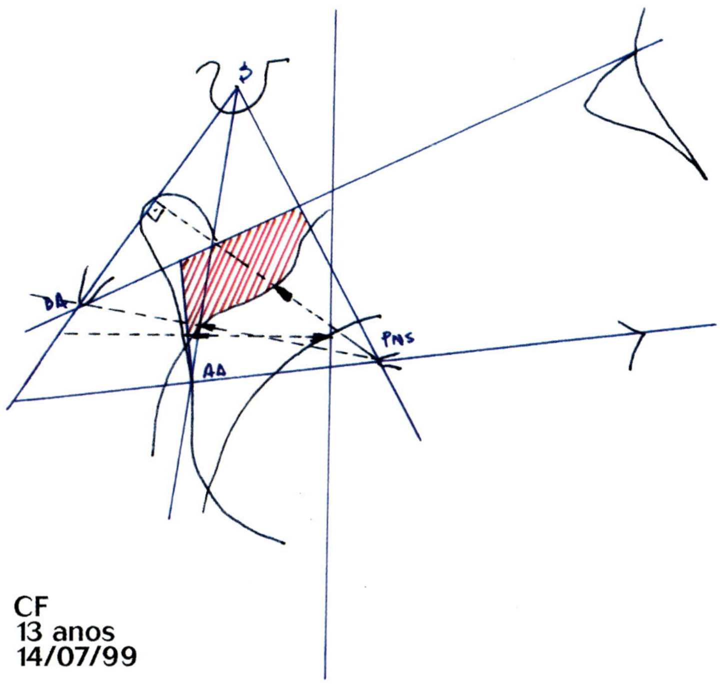

Fig. 3.15

NOME: CFR, 13 anos					
	ESTUDO DAS ADENÓIDES	NORMAL	VARIAÇÃO	PACIENTE	DESVIO
1	AD1 - ENP	25,20	5,50	32,00	1,24
2	AD2 - ENP	20,48	3,53	22,00	0,43
3	R - PTV	12,33	3,84	24,00	3,04

Tabela 3.4

Grau de obstrução: Ø (escala de 0 -4).

Houve melhora acentuada no quadro das adenóides, muito embora a primeira análise já não mostrasse obstrução significativa das vias aéreas.

A perfeita retificação da coluna cervical foi o que de melhor pôde ser feito por este adolescente, evitando-se na idade adulta cervicalgias e degeneração dos discos intervertebrais cervicais.

Para o Dr. Melvin Moss, de acordo com a hipótese da matriz funcional, a melhora no quadro respiratório, na deglutição e na fonação, leva à pneumatização dos seios da face e das células da mastóide, já que boca e trato respiratório superior, seios e fossas nasais são uma única estrutura e funcionam em harmonia.

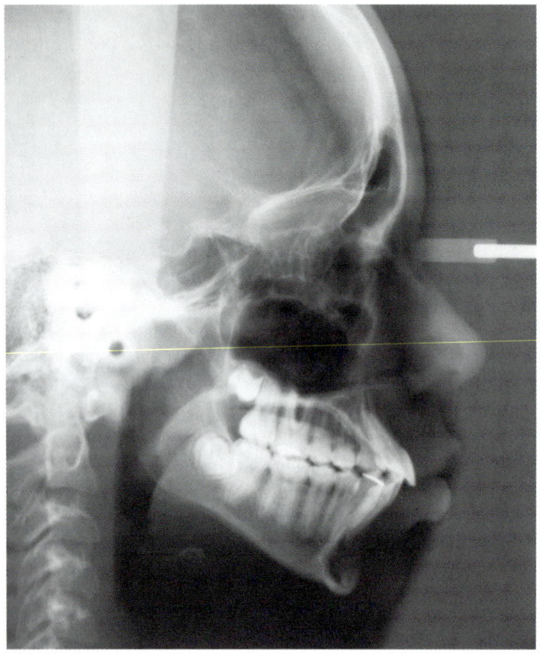

Fig. 3.16

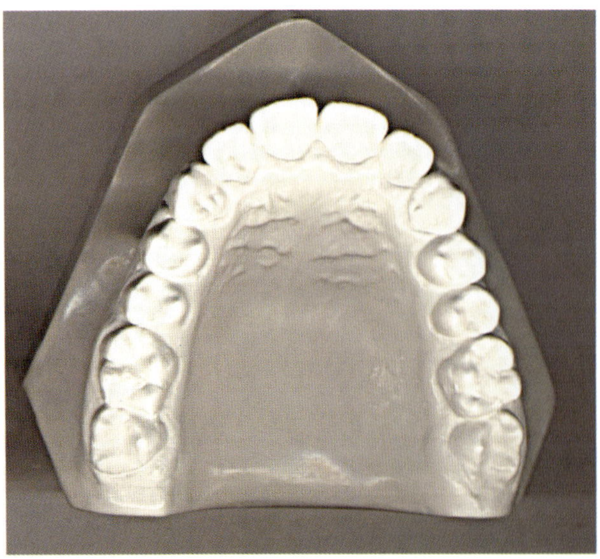

Fig. 3.17

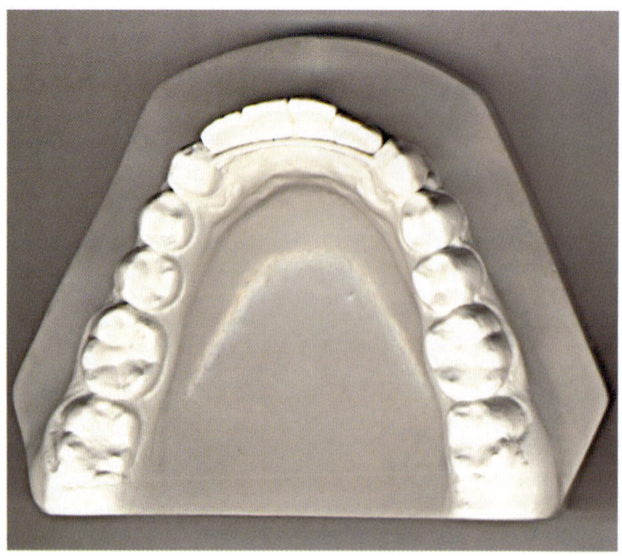

Fig. 3.18

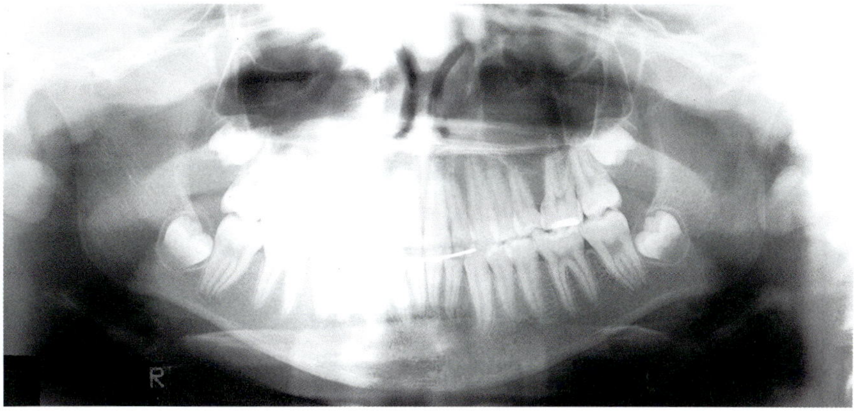

Fig. 3.19

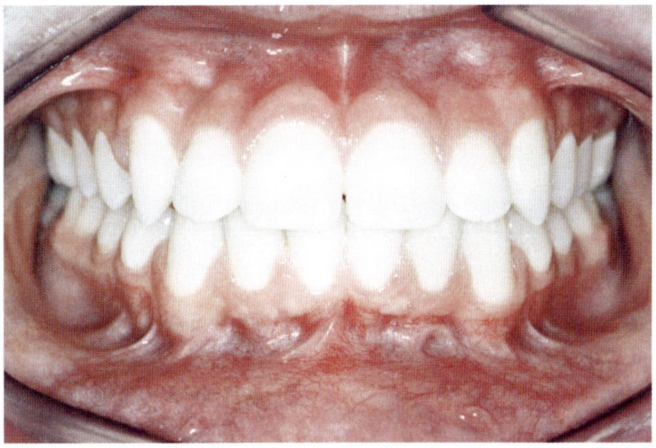

Fig. 3.20

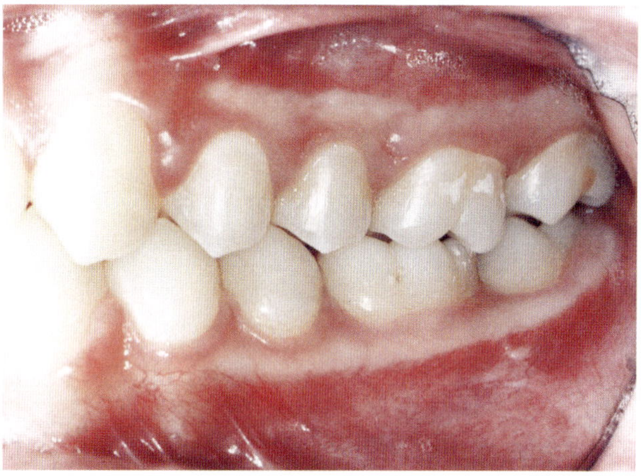

Fig. 3.21

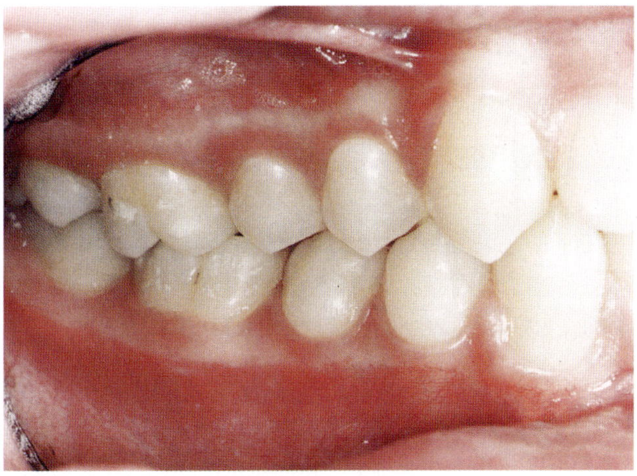

Fig. 3.22

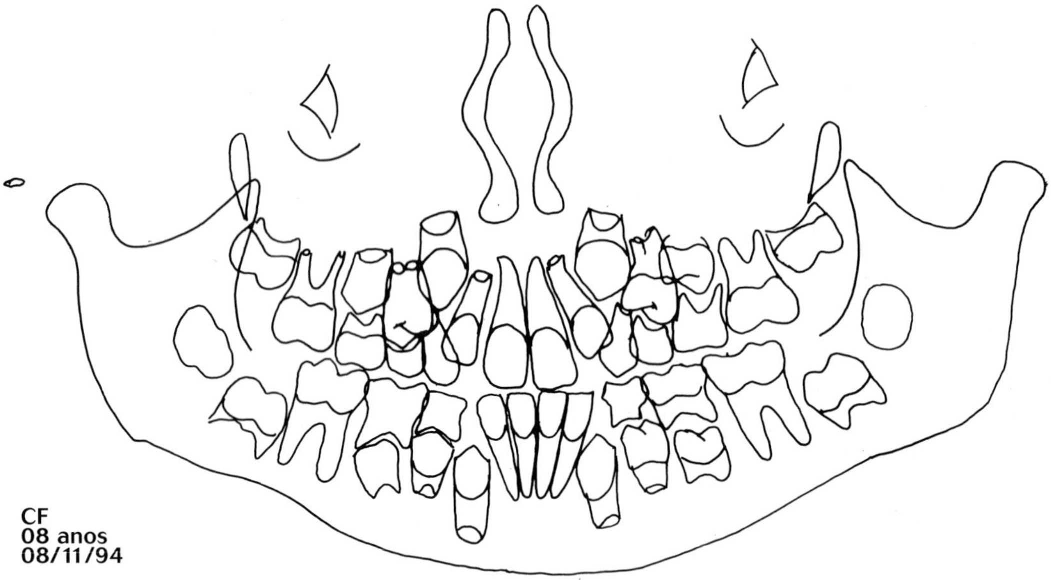

Fig. 3.23

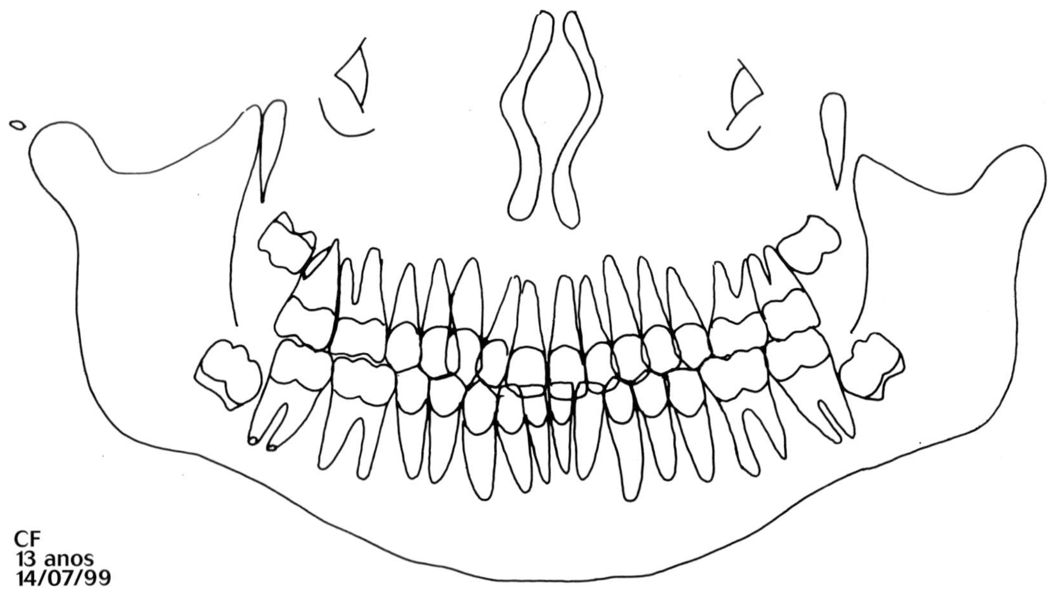

Fig. 3.24

Quando a saúde geral se torna plena, o mesmo acontece com a cavidade oral, sendo o resultado o melhor possível. Ouvimos diversas vezes que a saúde começa pela boca. Agora entendemos melhor o porquê: são causa e efeito.

Se compararmos os traçados das radiografias panorâmicas iniciais e finais veremos que obtivemos o crescimento geneticamente programado.

O adolescente faz 15 anos durante o acompanhamento, e os pais, como o fazem todos, perguntam se será necessária a extração dos cisos.

A radiografia panorâmica nos dá excelente visualização global das arcadas, embora não seja tridimensional. Do lado direito vemos o terceiro molar, em posição bem mais favorável que o do lado esquerdo. Seguindo a linha de raciocínio antes desenvolvida, desenhamos as estruturas ósseas e dentárias para que possamos no futuro medi-las. Assim, obtemos os seguintes resultados:

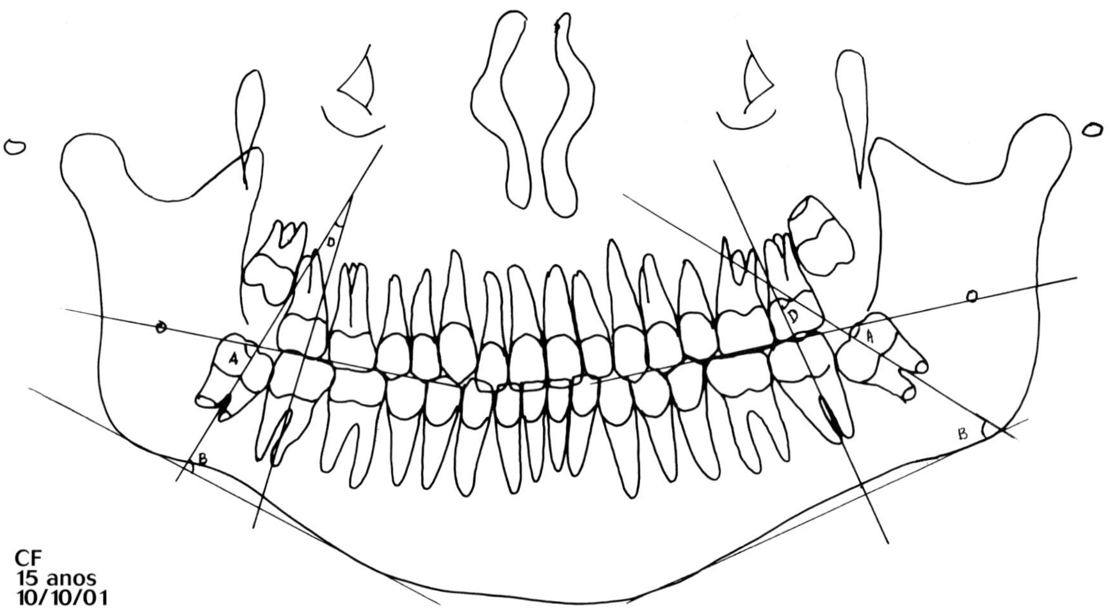

Fig. 3.25

LADO DIREITO		LADO ESQUERDO	
A = 70*K	= 77.70%	A = 45*K	= 49.95
B = 88*K	= 97.68%	B = 55*K	= 61.05
D = 100 - (15*K)	= 83.35%	D = 100 - (34*K)	= 62.26
Xi >> 7i = 21	= 67.00%	Xi >>7i = 21	= 67.00
P. Er. >>>>>	81.40%		60.07%

P.Er. = (Probabilidade média de erupção)

Xi>>7i = (Distância do ponto Xi ao elemento 7)

De acordo com esses números, poderemos esperar a erupção de todos os terceiros molares, com exceção do 38, que terá baixa chance de erupcionar antes dos 17 anos.

Caso Clínico 4

IKM, 9 anos

Neste caso clínico observamos uma criança de 9 anos com acentuadíssima lordose. A sensação que dá a foto de perfil do corpo (**Figura 4.2**) é que, ao menor toque na cabeça, a coluna partir-se-á ao meio. Quando da anamnese, constatei que a menina praticava natação e ginástica postural.

Atentos à possibilidade da causa do problema estar na cavidade oral, olhemos para o elemento dentário 12. O teimoso está em palatoversão, impedindo as excursões mandibulares de lateralidade e, por conseguinte, a resposta neurológica normal do primeiro arco braquial.

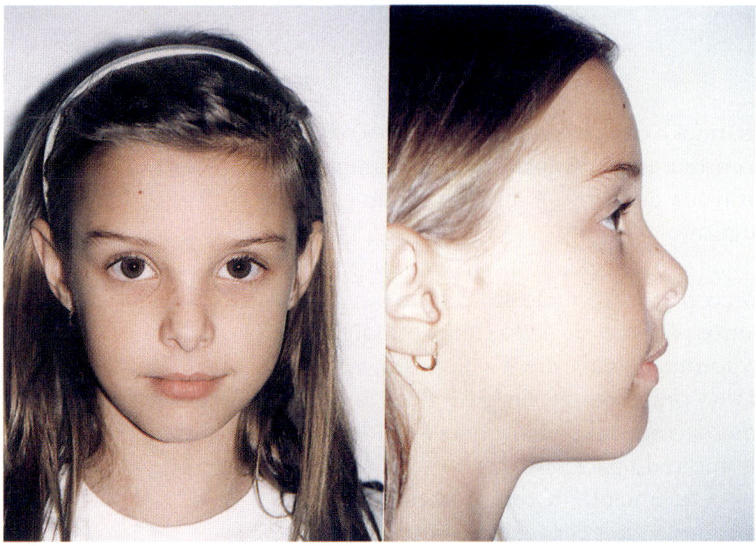

Fig. 4.1

Não podemos nos enganar: tudo está interligado e eletricamente unido. Respostas isoladas dos sistemas neurológico e imunológico não acontecem. Uma forma prática de comprovarmos que a mandíbula controla, nas 3 (três) dimensões do espaço, uma resposta para o resto do corpo, é a seguinte experiência: trincar os dentes, unir os dedos polegar e indicador da mão direita, se for destro, e pedir a alguém para tentar abri-los. Repetir o teste abrindo a boca sem deixar que os dentes se toquem. No segundo teste os dedos se abrirão com a maior facilidade.

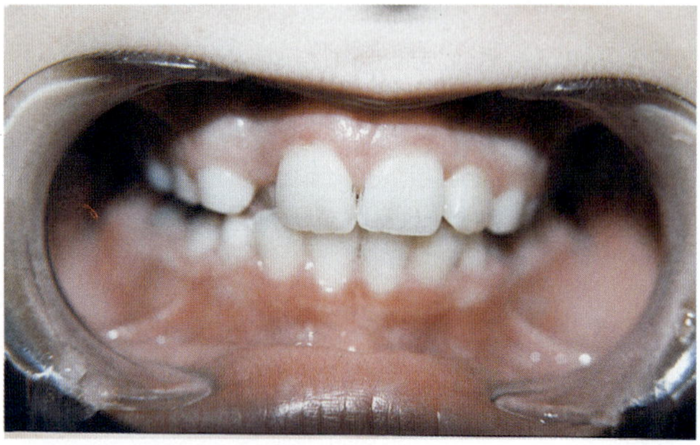

Fig. 4.3A

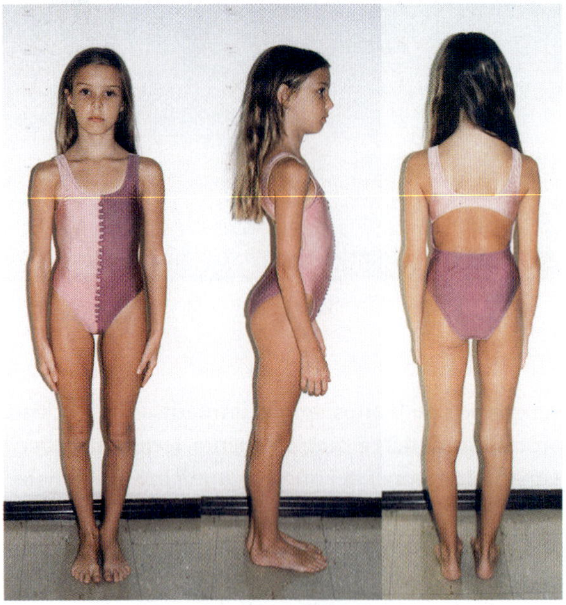

Fig. 4.2

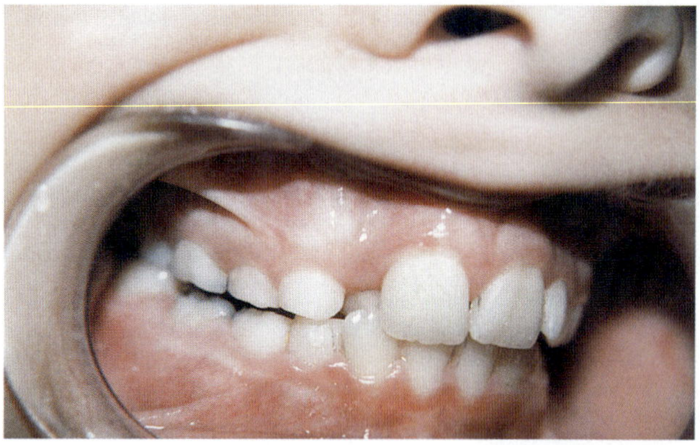

Fig. 4.3B

Ao analisarmos o comprometimento do espaço aéreo respiratório, encontramos comprometimento grau 2. A mandíbula travada atrás leva à diminuição do espaço oronasofaringeano.

Acredito que as patologias posturais da coluna vertebral podem ser corrigidas com sucesso, como observamos neste e em outros pacientes de nossa clínica ortodôntica.

Melhora acentuada da lordose e da postura corporal foi obtida no prazo de 180 dias. Ao final do tratamento, tivemos a coroação da harmonia e saúde geral. Com a colaboração do paciente, que seguiu as instruções durante o tratamento, o comprometimento das adenóides foi eliminado e conseguimos dentes em alinhamento perfeito, com funcionalidade além de nossas expectativas.

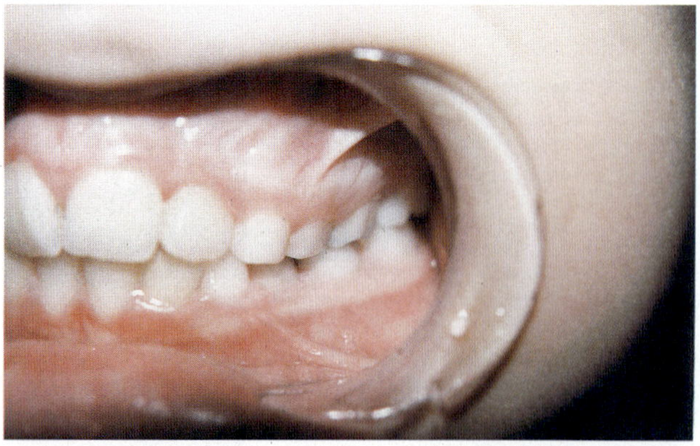

Fig. 4.3C

Aconselho todos que tiverem tempo ocioso no consultório a fazerem o traçado da radiografia panorâmica este poderá ser muitíssimo útil, quando de anodontias, extranumerários ou patologias como as mostradas nas **Figuras 4.24** e **4.25**, e permitirá ao leigo melhor entendimento. Embora não tenha sido pregado como rotina em Ortodontia, isso é de extrema valia diagnóstica e, se traçarmos o antes e o depois, poderemos avaliar nosso trabalho.

Seria muitíssimo importante a formação de um comitê de qualidade para validação dos profissionais da área de Ortodontia e emissão de certificação para prestação de serviço. Fica aqui a idéia, a ser lapidada.

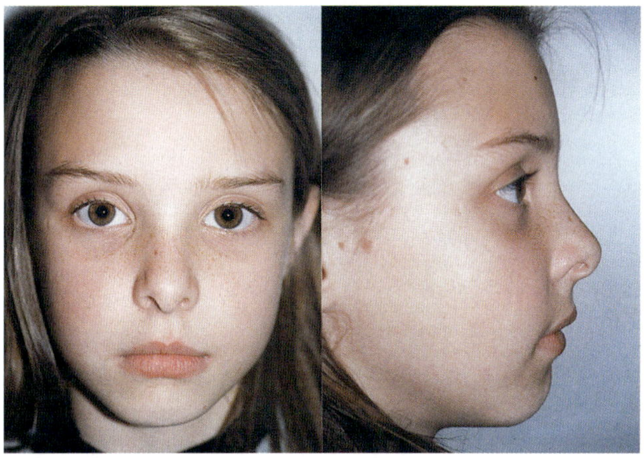

Fig. 4.4

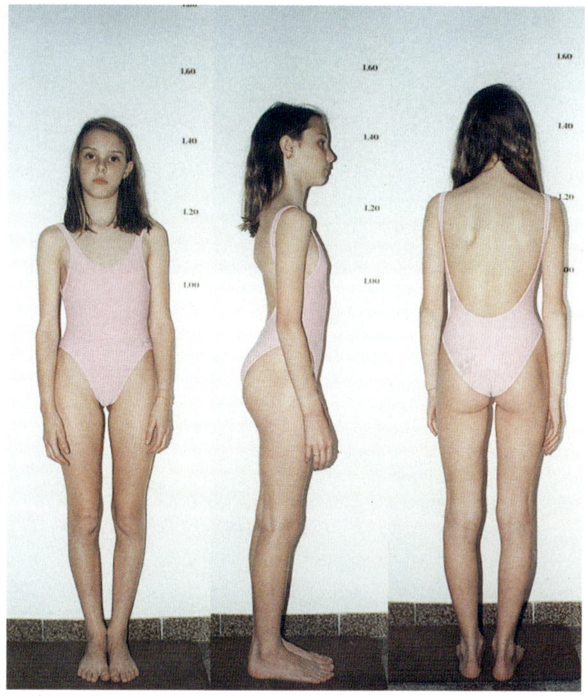

Fig. 4.5

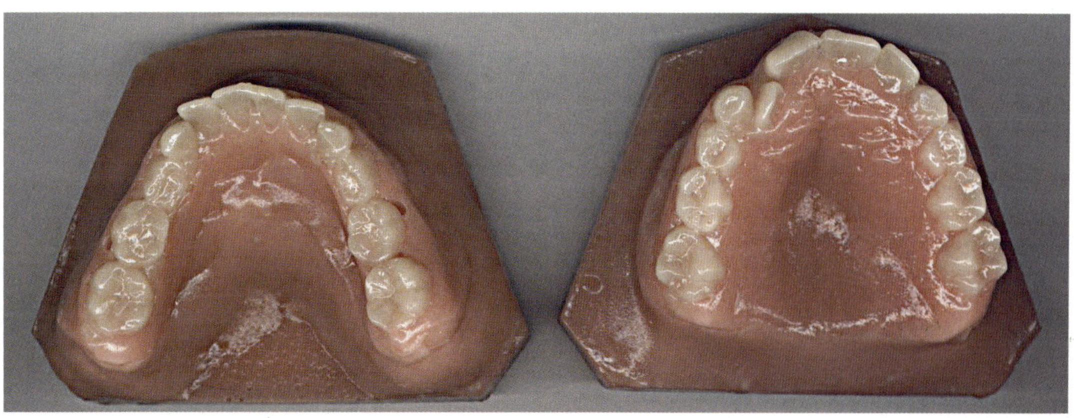

Fig. 4.6

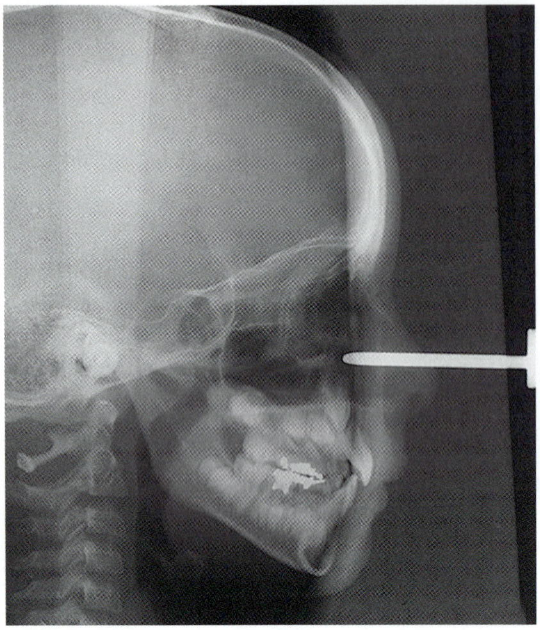

Fig. 4.7

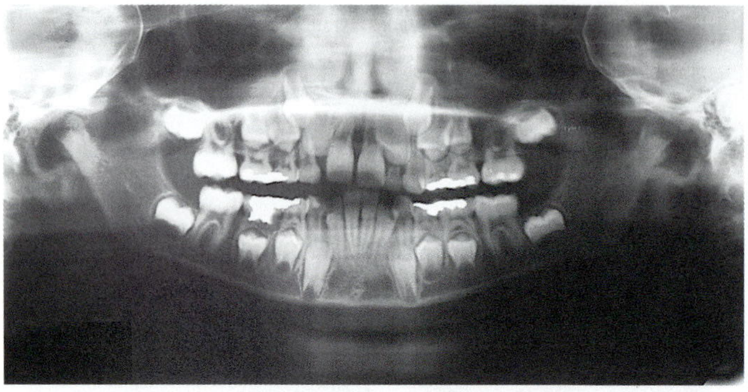

Fig. 4.8

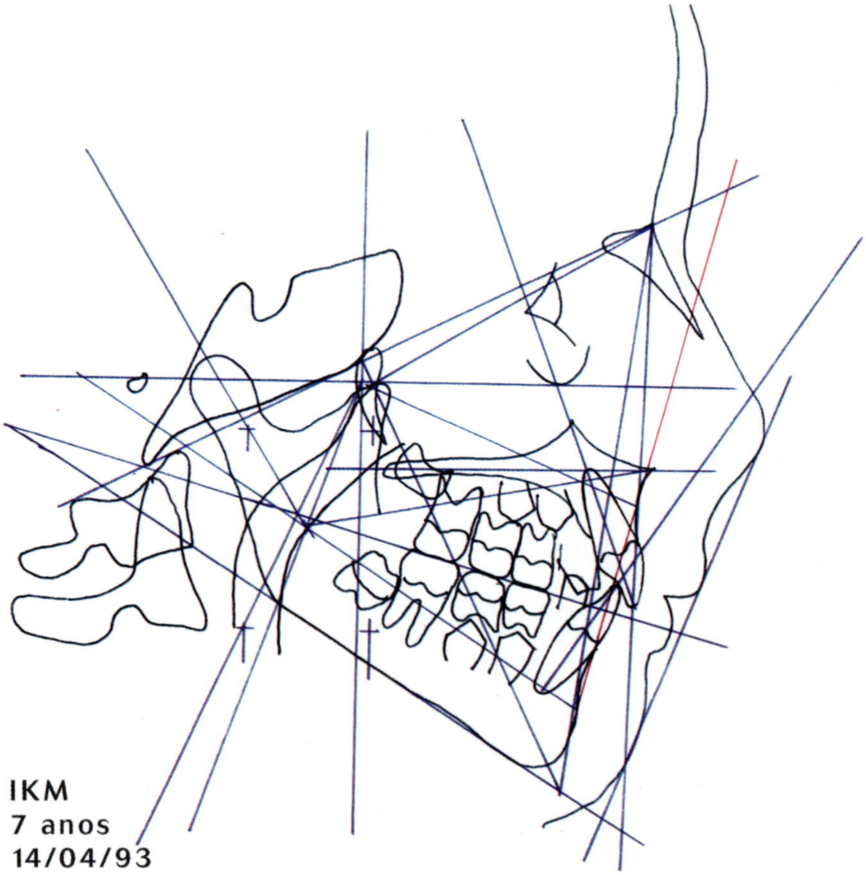

Fig. 4.9

Nome: IKM, 7 anos						
	PROBLEMA DENTÁRIO	NORMAL	D.C+-	PAC	DC	
1	Relação molar	- 3,00	-3,0	0	1,0	
2	Relação canina	- 2,00	3,0		- 0,7	
3	*Overjet*	2,50	2,5	2	- 0,2	
4	*Overbite*	2,50	2,0	3	0,3	
5	Extrusão do 1 inferior	1,25	2,0	4	1,4	
6	Ângulo interincisivo	125,00	6,0	123	- 0,3	
	PROBLEMA ESQUELÉTICO					
7	Convexidade	2,00	2,0	5	1,5	
8	Altura facial inferior	47,00	4,0	43	- 1,0	
	RELAÇÕES DENTOMAXILARES					
9	Posição do 6 superior	12,00	3,0	9	- 1,0	
10	Protrusão do 1 inferior	1,00	2,0	0	- 0,5	
11	Protrusão do 1 superior	4,00	2,0	3	- 0,5	
12	Inclinação do 1 inferior	22,00	4,0	22	0,0	
13	Inclinação do 1 superior	28,00	4,0	36	2,0	
14	Distância XI – plano oclusal	0	3,0	1	0,3	
15	Inclinação plano oclusal	22,50	4,0	16	- 1,6	
	PROBLEMA ESTÉTICO					
16	Protrusão do lábio inferior	2,00	2,0	- 2	- 2,0	
17	Comprimento do lábio superior	24,00	2,0	23	- 0,5	
18	Relação estômio - PO	3,50	1,0	6	2,5	
	RELAÇÃO CRÂNIO – FACE					
19	Profundidade facial	87,00	3,0	83	- 1,3	
20	Eixo facial	90,00	3,0	90	0,0	
21	Cone facial	68,00	3,0	66	- 0,7	
22	Ângulo plano mandibular	26,00	4,0	16	- 2,5	
23	Profundidade maxilar	90,00	3,0	88	- 0,7	
24	Altura maxilar	53,00	3,0	54	0,3	
25	Inclinação plano palatino	1,00	3,5	0	- 0,3	
	AS ESTRUTURAS INTERNAS					
26	Desvio craniano	27,00	3,0	26	- 0,3	
27	Comprimento craniano anterior	56,00	3,0	58	0,7	
28	Altura facial posterior	56,00	3,0	42	- 4,7	
29	Posição do ramo da mandíbula	76,00	3,0	70	- 2,0	
30	Localização do porio	39,00	2,0	41	1,0	
31	Arco mandibular	27,00	4,0	26	- 0,3	
32	Comprimento do corpo	66,00	2,7	60	- 2,2	
	TIPOLOGIA FACIAL	MEDIDA	PAC	DOLICO	MESO	BRAQUI
	Eixo facial	90,00	0,0	-	//////	
	Profundidade facial	87,00	- 1,3	//////		
	Ângulo plano mandibular	26,00	- 2,5	+		//////
	Altura facial inferior	47,00	- 1,0	+		//////
	Arco mandibular	27,00	- 0,3	-	//////	

Tabela 4.1

Braquicefálica moderada.

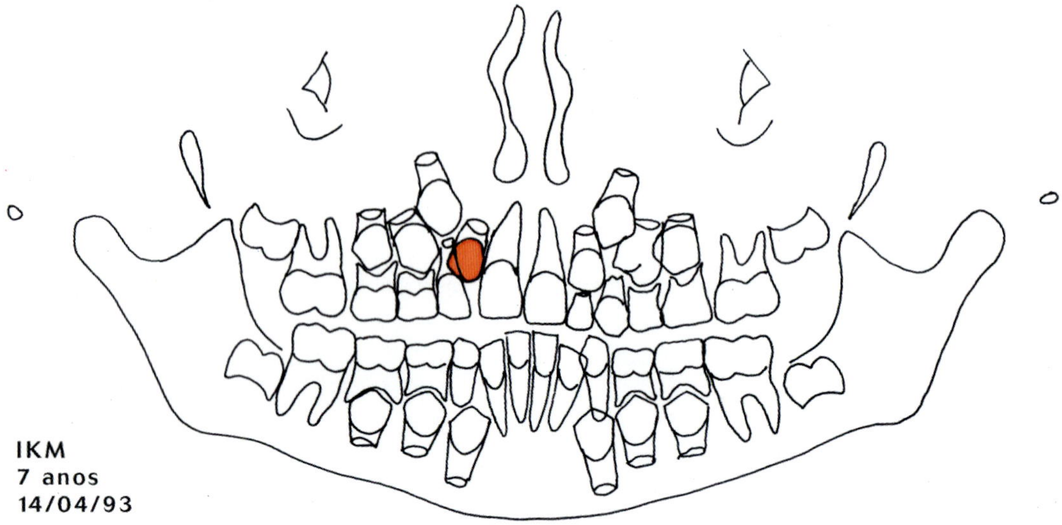

Fig. 4.10

O traçado sobre a radiografia panorâmica nos mostra os problemas: no caso em vermelho, o elemento dentário 12, em posição adversa.

ESTUDO DAS ADENÓIDES

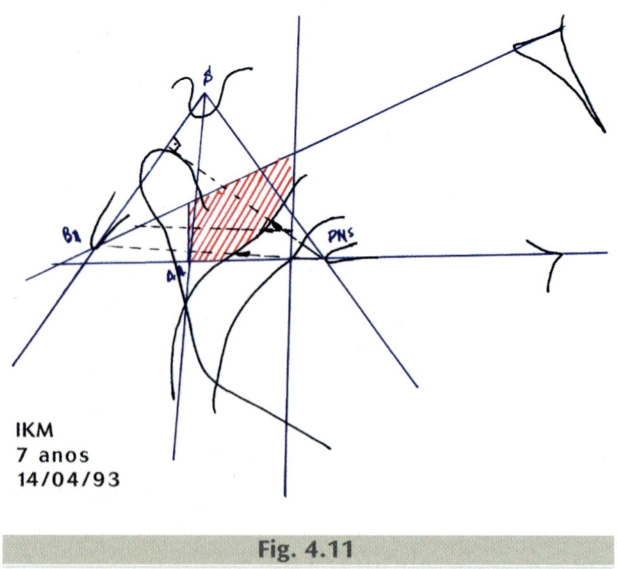

Fig. 4.11

NOME: IKM, 7anos					
	ESTUDO DAS ADENÓIDES	NORMAL	VARIAÇÃO	PACIENTE	DESVIO
1	AD1 - Enp	21,31	5,50	11,00	- 1,87
2	AD2 - Enp	16,55	3,53	12,00	- 1,29
3	R - PTV	07,82	3,84	06,00	- 0,47

Tabela 4.2

GRAU 1.21 DE OBSTRUÇÃO PELAS ADENÓIDES. ESCALA DE 0 - 4.

RADIOGRAFIAS

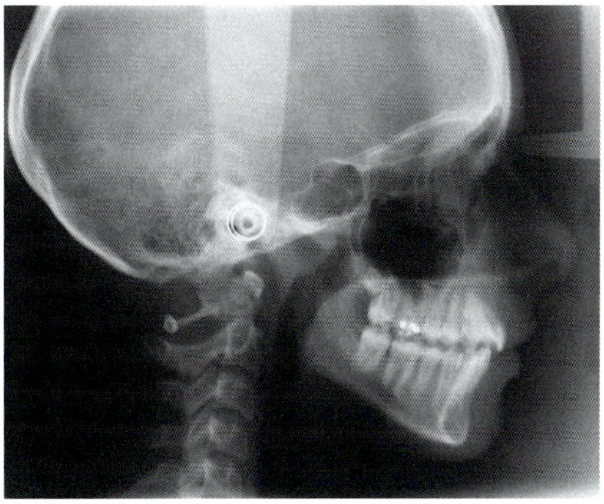

Fig. 4.12

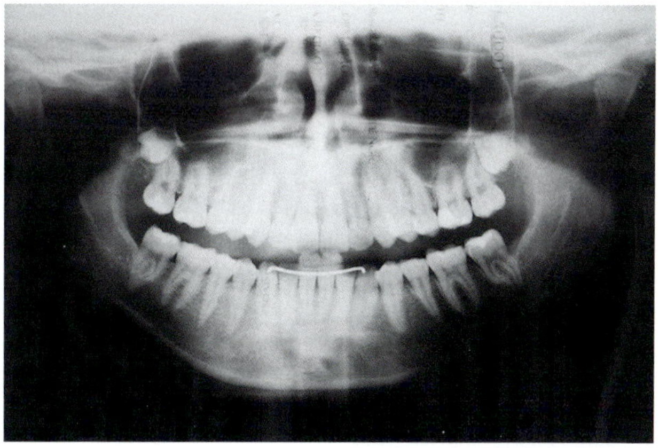

Fig. 4.13

FOTOGRAFIAS

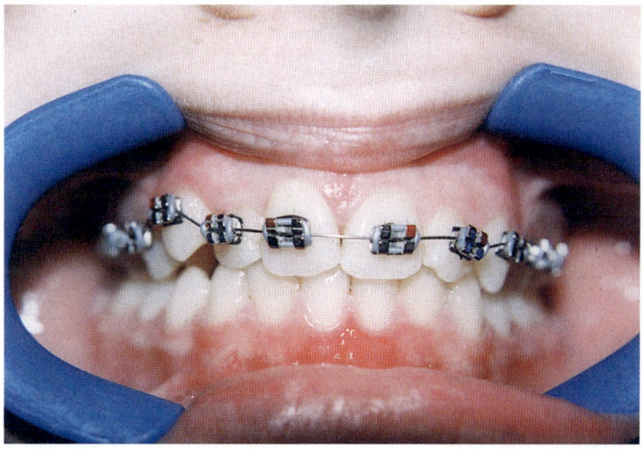

Fig. 4.14

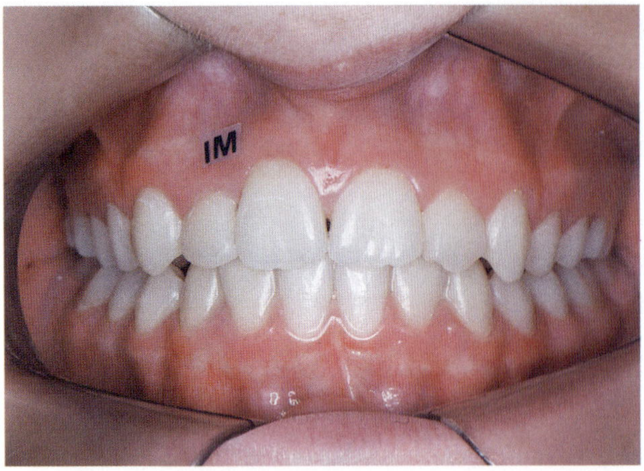

Fig. 4.15

Frente.

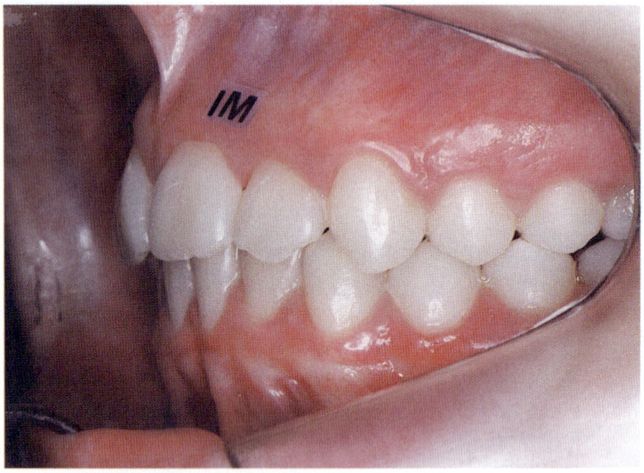

Fig. 4.16

Lado esquerdo.

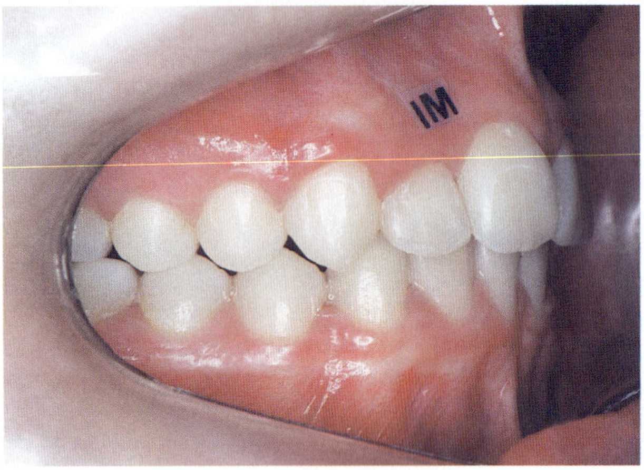

Fig. 4.17

Lado direito.

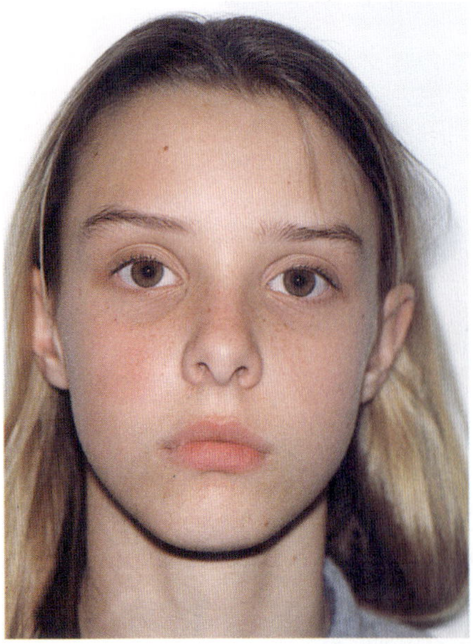

Fig. 4.18

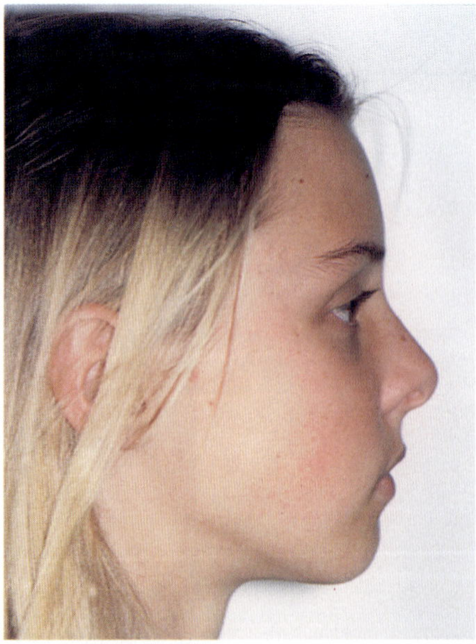

Fig. 4.19

MODELOS DE ESTUDO

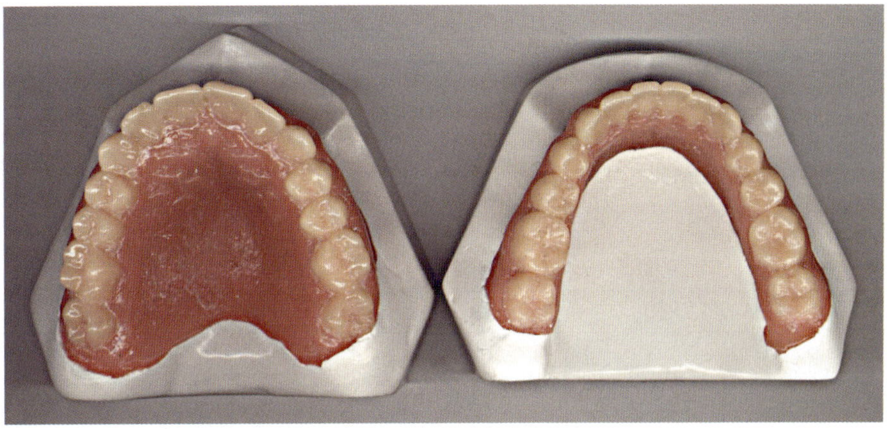

Fig. 4.20

CEFALOMETRIA

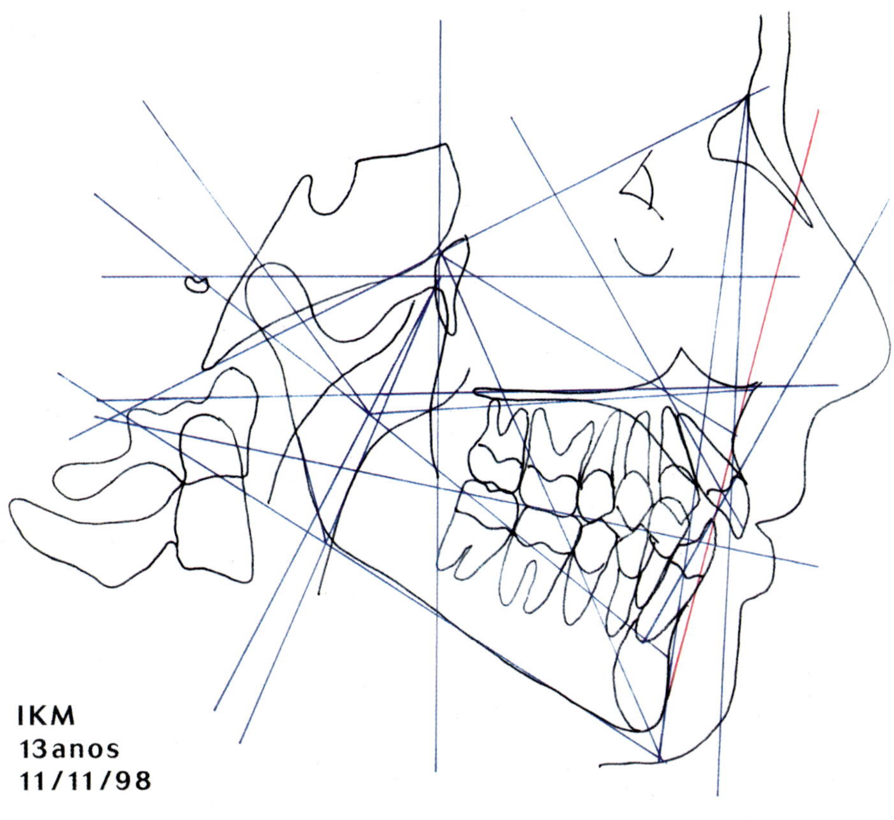

Fig. 4.21

Nome: IKM, 13 anos						
	PROBLEMA DENTÁRIO	NORMAL	D.C+-	PAC	DC	
1	Relação molar	- 3,00	-3,0	0,75	0,8	
2	Relação canina	- 2,00	3,0	1,55	- 1,2	
3	*Overjet*	2,50	2,5	4,44	- 0,8	
4	*Overbite*	2,50	2,0	1,56	0,5	
5	Extrusão do 1 inferior	1,25	2,0	3,29	1,0	
6	Ângulo interincisivo	125,00	6,0	127,96	0,5	
	PROBLEMA ESQUELÉTICO					
7	Convexidade	2,00	2,0	1,89	0,3	
8	Altura facial inferior	47,00	4,0	45,87	- 0,3	
	RELAÇÕES DENTOMAXILARES					
9	Posição do 6 superior	16,00	3,0	16,44	0,1	
10	Protrusão do 1 inferior	1,00	2,0	1,99	0,5	
11	Protrusão do 1 superior	4,00	2,0	6,35	1,2	
12	Inclinação do 1 inferior	22,00	4,0	21,53	- 0,1	
13	Inclinação do 1 superior	28,00	4,0	30,51	0,6	
14	Distância XI – plano oclusal	- 2,00	3,0	- 2,96	- 0,3	
15	Inclinação plano oclusal	24,50	4,0	23,39	- 0,3	
	PROBLEMA ESTÉTICO					
16	Protrusão do lábio inferior	1,20	2,0	- 2,49	- 1,8	
17	Comprimento do lábio superior	24,00	2,0	26,57	1,3	
18	Relação estômio - PO	3,90	1,0	5,27	1,4	
	RELAÇÃO CRÂNIO – FACE					
19	Profundidade facial	88,32	3,0	83,29	- 1,7	
20	Eixo facial	90,00	3,0	92,22	0,7	
21	Cone facial	68,00	3,0	65,98	- 0,7	
22	Ângulo plano mandibular	24,80	4,0	30,74	1,5	
23	Profundidade maxilar	90,00	3,0	85,23	1,6	
24	Altura maxilar	54,60	3,0	54,46	0,0	
25	Inclinação plano palatino	1,00	3,5	2,66	0,5	
	AS ESTRUTURAS INTERNAS					
26	Desvio craniano	27,00	3,0	24,19	- 0,9	
27	Comprimento craniano anterior	60,00	3,0	68,05	2,7	
28	Altura facial posterior	56,40	3,0	78,13	7,2	
29	Posição do ramo da mandíbula	76,00	3,0	73,64	0,8	
30	Localização do porio	37,00	2,0	38,95	1,0	
31	Arco mandibular	29,00	4,0	24,08	- 1,2	
32	Comprimento do corpo	72,40	2,7	71,94	- 0,2	
	TIPOLOGIA FACIAL	MEDIDA	PAC	DOLICO	MESO	BRAQUI
	Eixo facial	90,00	0,7	-	//////	+
	Profundidade facial	88,32	- 1,7	//////		+
	Ângulo plano mandibular	24,80	- 1,5	+		//////
	Altura facial inferior	47,00	- 0,3	+	//////	-
	Arco mandibular	29,00	- 1,2	//////		+

Tabela. 4.3

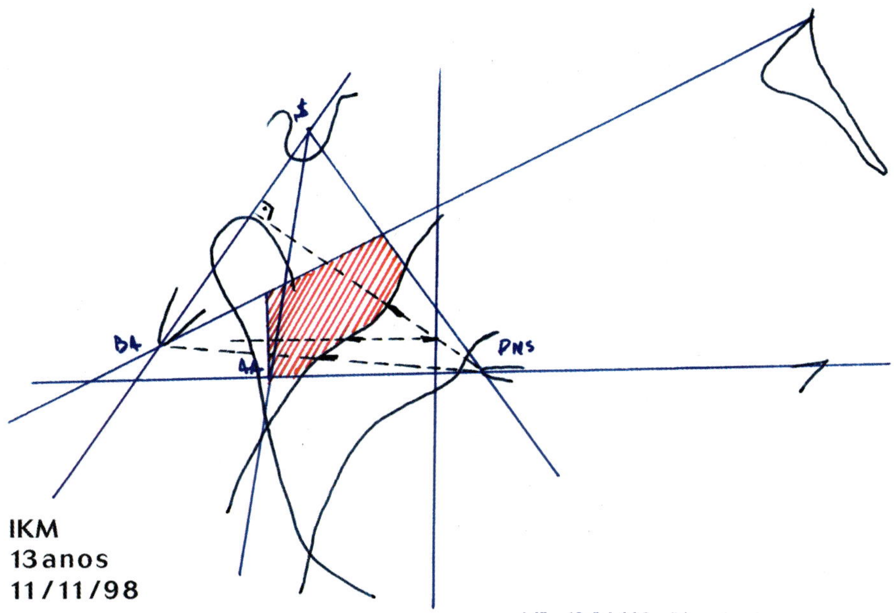

Fig.4.22

NOME: IKM, 13 anos					
	ESTUDO DAS ADENÓIDES	NORMAL	VARIAÇÃO	PACIENTE	DESVIO
1	AD1 - Enp	25,20	5,50	21,00	- 0,76
2	AD2 - Enp	20,48	3,53	17,00	- 0,98
3	R - PTV	12,33	3,84	14,00	- 0,43

Tabela 4.4

Grau de obstrução; 0,72 (escala de 0 -4).

CRESCIMENTO

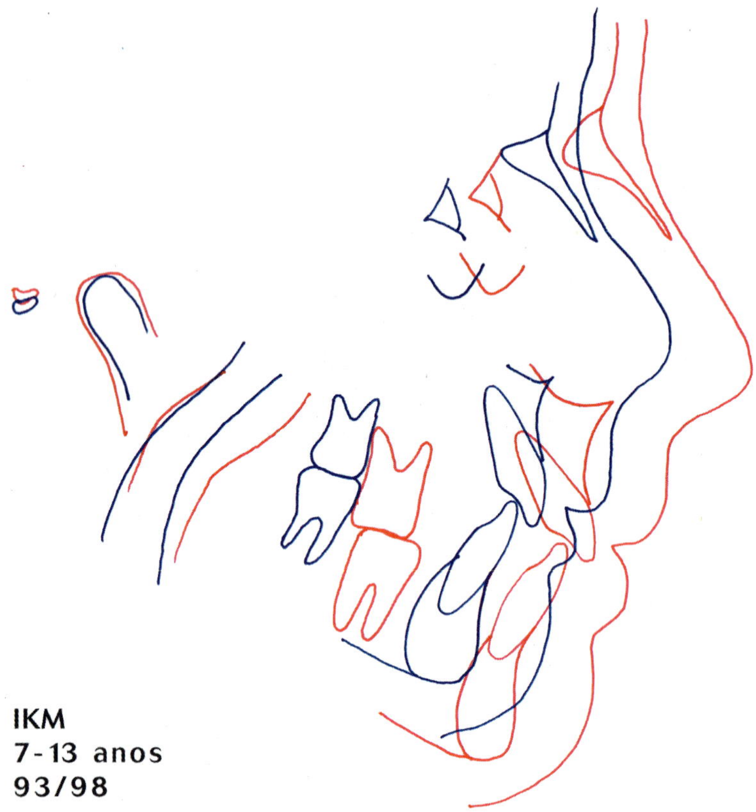

Fig.4.23

O cisto mucoso de retenção é uma reação alérgica da mucosa do seio maxilar e tem diversas abordagens possíveis em otorrinolaringologia, para onde se encaminhou a paciente: nada fazer, administrar corticóides ou intervir cirurgicamente. O problema merece estudo mais detalhado, pois observo com freqüência o aparecimento dessa patologia em minha clínica ortodôntica: talvez tenha relação com a altitude de Petrópolis, cidade situada 840 metros acima do nível do mar.

Ao unirmos o antes e o depois, ficamos com a sensação do dever cumprido.

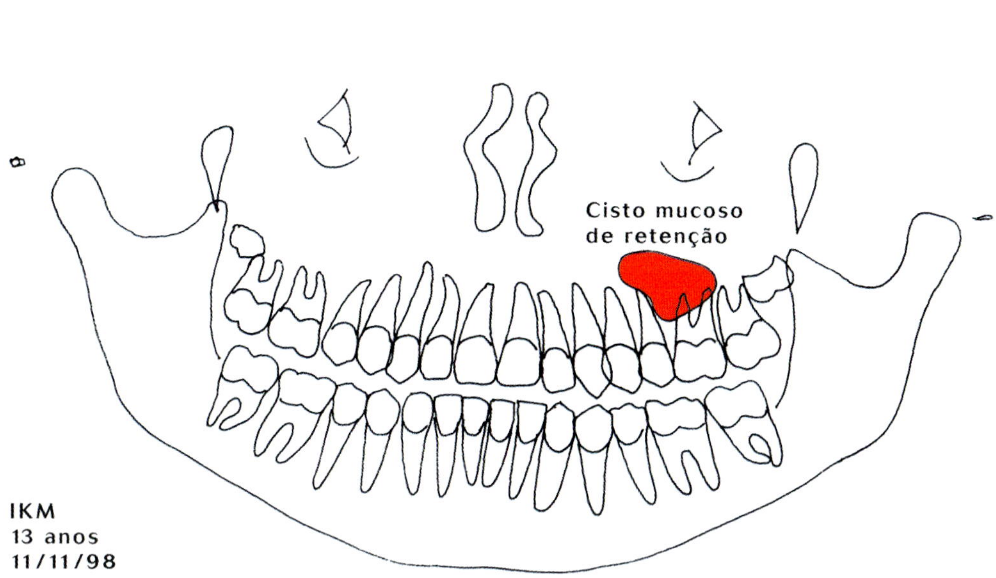

Fig. 4.24

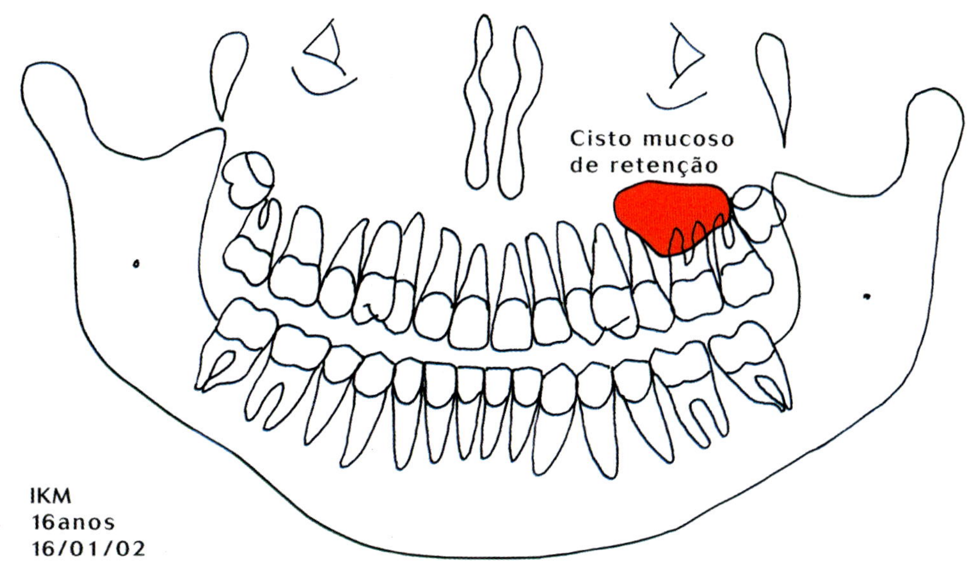

Fig. 4.25

Caso Clínico 5

HN, 14 anos

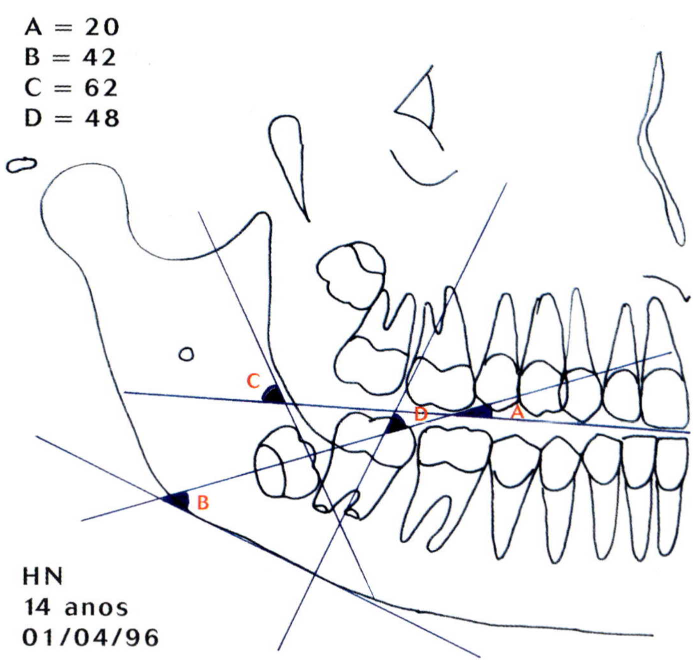

Fig. 5.1

Os pais sempre nos questionam sobre a possibilidade de exodontia dos terceiros molares. Como as referências pesquisadas são sempre inconclusivas ou duvidosas, uma boa conduta será calcularmos as possibilidades partindo do princípio da melhor ou pior situação do elemento dentário em questão.

Um terceiro molar inclinado, da forma como se apresenta, dificilmente erupcionará. Intuitivamente achamos que não, mas, se não medirmos ou acharmos um parâmetro para nortear nossos estudos, afastar-nos-emos da ciência. O ângulo A mede a inclinação em relação ao plano oclusal – afinal de contas, é para lá que ele deverá se encaminhar. É bastante sensato pensarmos que este ângulo deverá estar entre 90 e 0 graus. O B mede a inclinação em relação ao plano mandibular, de 90 a 0°, D, a inclinação entre os elementos 7 e 8, de 0 a 90°. A primeira opção é sempre a melhor. Dessa maneira chegamos à constante de Werlei, que avaliará o percentual de possibilidade de erupção – K=1,11.

A = 20*K = ... 22,20%
B = 42*K = ...46,62%
D = 100 – (48*k) = ... 46,72%
Distância Xi – 7 = 32 mm 100%

53,88%
(Percentual médio de probabilidade de erupção na idade da paciente).

Sabemos que o crescimento ósseo acontece nas adolescentes por volta dos 16 anos. Veremos agora, aos 19 anos, as mudanças ocorridas.

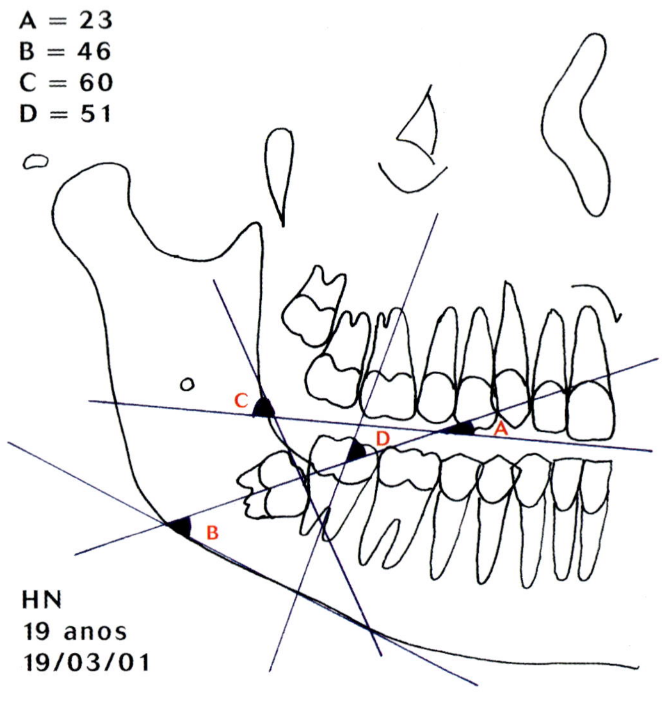

Fig. 5.2

A = ... 25,53%
B = ... 51,06%
D = ... 43,39%
Dist. Xi-7 28mm = 90,00% de possibilidade de erupção.

52,49%
(Percentual médio de probabilidade de erupção na idade em foco).

Em relação ao elemento dentário 48, houve piora na expectativa de erupção. Embora esta passe dos 50%, a experiência clínica e o bom senso nos dizem outra coisa. Se acompanharmos índices como a previsão de espaço no arco, teremos margens de acerto acima de 75%. Assim, podemos pensar com segurança em erupção dentária acima desse índice.

Abaixo estão vinte razões que indicariam a extração dos terceiros molares:

1. Promoção de apinhamento dentário inferior e superior.

2. Dores intensas no ouvido ou em locais mais distantes.

3. Desvios dentários.

4. Dores articulares.

5. Reabsorções radiculares de dentes vizinhos.

6. Impedimento de erupção de elemento dentário.

7. Quando propicia o aparecimento de cisto dentígero.

8. Ceratocisto.

9. Pericoronarite crônica ou aguda, séptica ou asséptica.

10. Flegmão gangrenoso difuso do assoalho bucal.

11. Bloqueio funcional, trismo.

12. Halitose.

13. Osteomielite e exsudação.

14. Ameloblastoma.

15. Cáries graves.

16. Necrose pulpar e pulpites.

17. Doenças periodontais.

18. Terapia pré-radiação.

19. Cirurgia ortognática.

20. Motivos ortodônticos.

Gostaria seriamente de achar motivos que contraindicassem a extração, mas só consigo pensar na plena erupção.

TABELA DE CURVA DE PROBABILIDADE DE EVOLUÇÃO DO TERCEIRO MOLAR

Distância Medida X: A 7	0 - 89 mm	19 - 20,9 mm	21- 22,9 mm	23 - 24,9 mm	25 - 26,9 mm	27 - 28,9 mm	29 mm
Previsão de Impactação %	95%	85%	67%	57%	25%	10%	3%
Previsão de elementos dentários impactados (P)	2,9	7,7	8,7	6,8	4,0	1,1	0,1
Elementos dentários atualmente impactados % (A)	2	8	9	7	7	2	0
$(P - A)^2$	67%	89%	69%	58%	47%	18%	0
Erro = $\frac{(P - A)^2}{P} = X^2$	0,28	0,01	0,01	0,01	2,93	2,93	2,93

Tabela. 5.1

Quando partimos à procura de um norte para nossos estudos – e devemos sempre buscar o que estudar, deparamo-nos com inúmeras perguntas e dúvidas. Nossos pacientes e pais, cada vez mais conscientes e lúcidos, desejam saber os caminhos que serão tomados por seus terapeutas. Assim, a procura por um referencial científico se faz necessária. Algumas vezes senti-me em papos-de-aranha, e acredito que todos que fazem Ortodontia já passaram por isso. Se um pai pergunta se é necessário extrair os terceiros molares, a questão é pertinente. O trabalho da curva de probabilidades é bastante consistente, e embora não seja definitivo ou conclusivo, se o associarmos aos ângulos de erupção, em média global e aritmética, chegaremos a resposta bastante segura.

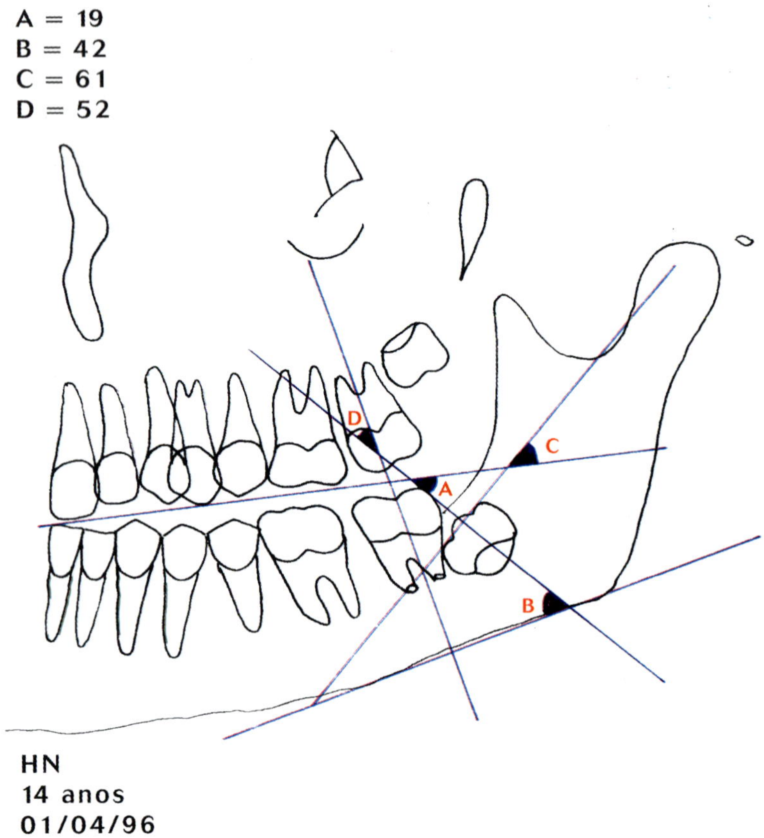

Fig. 5.3

A = 19 *	K = 21,09%
B = 42 *	K = 46,62%
D = 52 *	K = 42,28%
Xi – 7 = 25mm	75,00%
	46,24% P. Er.

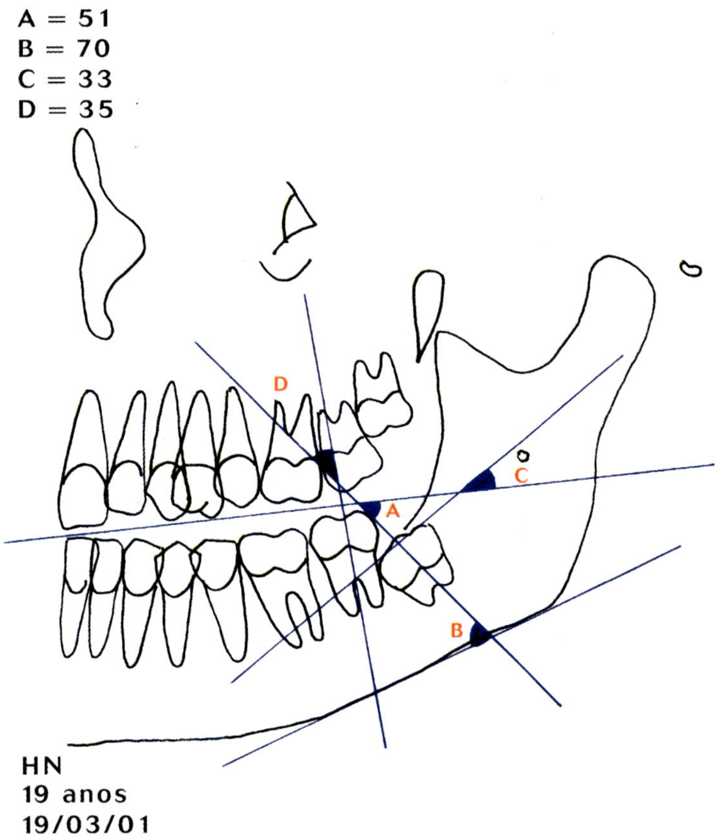

Fig. 5.4

A = 51 *	K = 56,61%
B = 70 *	K = 77,70%
D = 35 *	K = 61,15%
Xi – 7 = 25mm	90,00%
	71,36% P. Er.

Não devemos perder de vista que o crescimento ósseo está quase terminado aos 16 anos nas meninas e aos 18, nos meninos. Assim, o elemento 38 mudou bastante seu prognóstico de erupção, contudo ainda abaixo dos 75% tido como mínimo necessário para erupção deste elemento e, por conseguinte, contradizer sua extração nesta idade.

Caso Clínico 6

FM, 9 anos

DIAGNÓSTICO

Paciente apresenta pequena dimensão vertical, o que se explica por ser braquicefálica grave, com desvio de linha média dentária superior esquerda e ausência de espaço para os elementos dentários 13-23-35-45. Fica mais severa a discrepância negativa para o 23, por causa do desvio da linha média. Classe II fisiológica da dentição mista, compressão maxilar.

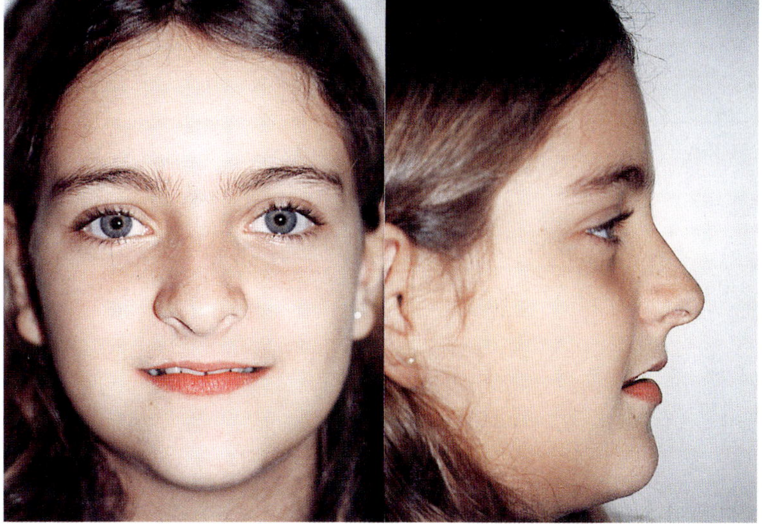

Fig. 6.1

DADOS CEFALOMÉTRICOS

Altura facial inferior ↓, 6PTV ↑, inclinação plano palatino ↓, protrusão lábio inferior ↓, comprimento lábio superior ↓, relação estômio PO ↓, profundidade facial ↑, ângulo do plano mandibular ↑, profundidade maxilar ↑, desvio craniano ↑, localização pório ↓, arco mandibular ↑, comprimento do corpo ↑.

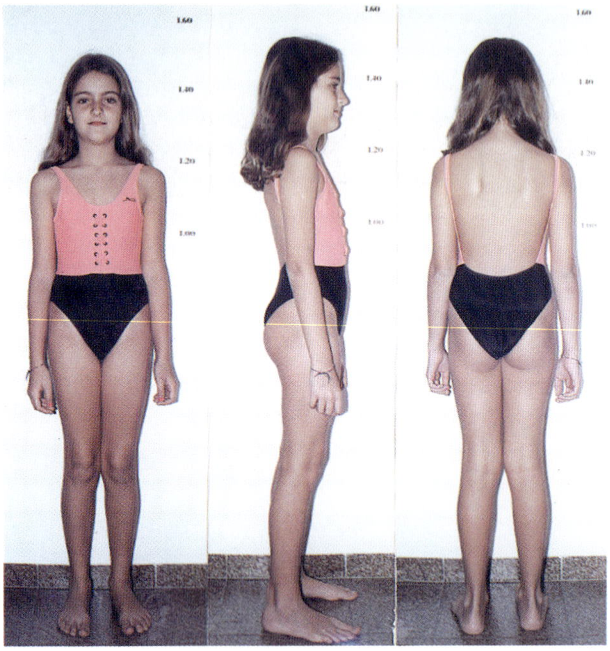

Fig. 6.2

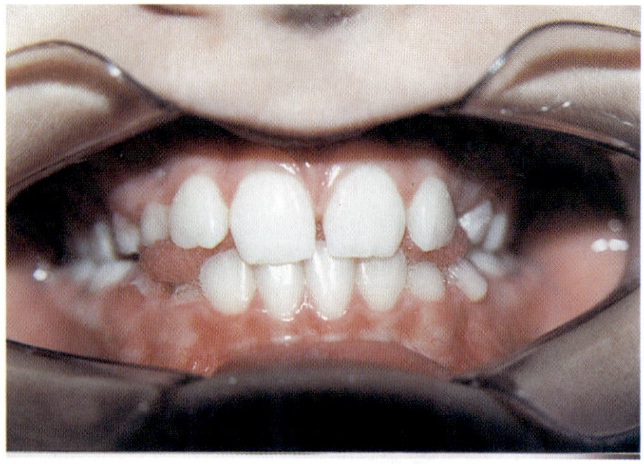

Fig. 6.3A

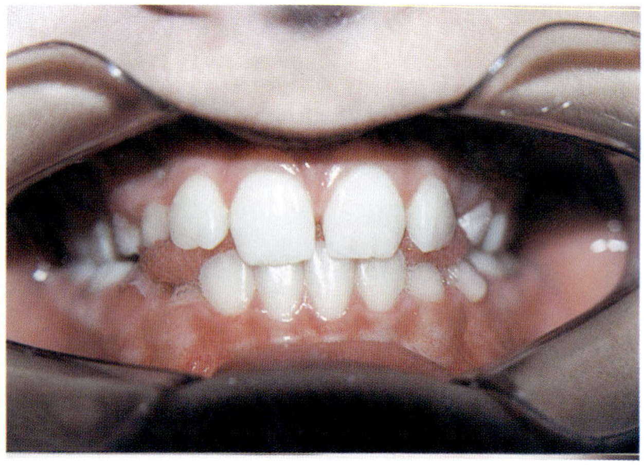

Fig. 6.3B

OBJETIVOS DO TRATAMENTO

Expansão maxilar, recuperação dos espaços em ambos os arcos, correção da linha média, fisiologia mastigatória, respiração e deglutição.

MECÂNICA ORTODÔNTICA

O tratamento será feito com aparelhagem ortopédica dos maxilares: regulador de função de Frankel n.º 4 por 12 meses, aparelho sagital de Schwarz por 6 meses, ativador elástico aberto de Klammt por 12 meses, contenção passiva com arco de Hawley por 6 meses, totalizando 36 meses.

O espaço oronasofaringeano é bastante bom, tendo a paciente, no entanto, adquirido hábito respiratório bucal noturno, em decorrência de inflamação nas vias aéreas superiores. Uma documentação ortodôntica bem executada, com as devidas descrições do caso clínico, permitem segurança no diagnóstico e no desenvolvimento do tratamento, neste caso com a ressalva de que tanto os pais como a paciente demonstraram repúdio à utilização de aparelhagem fixa.

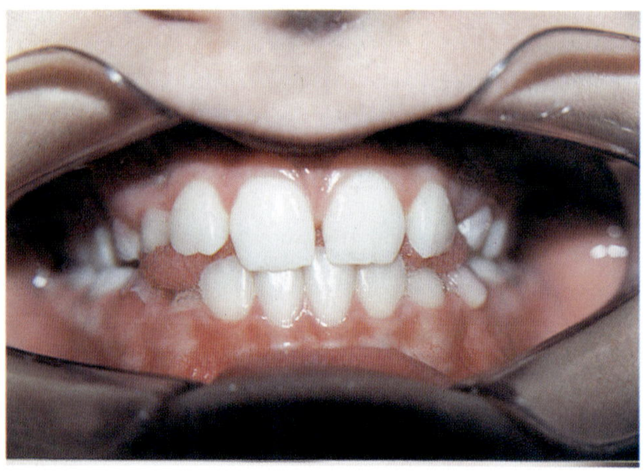

Fig. 6.3C

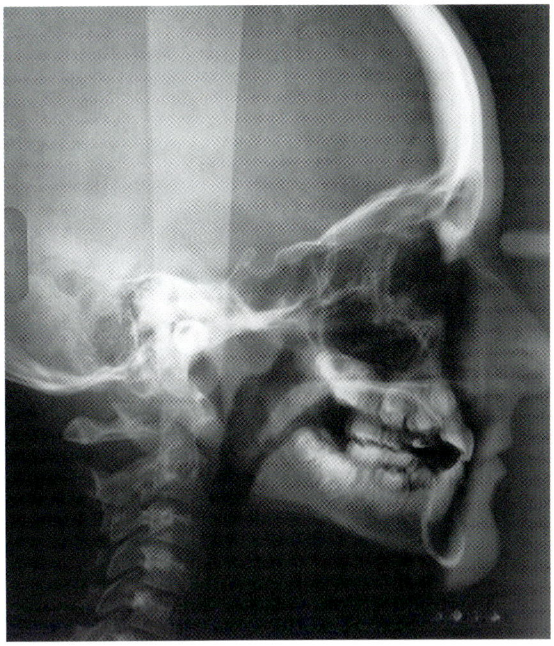

Fig. 6.4

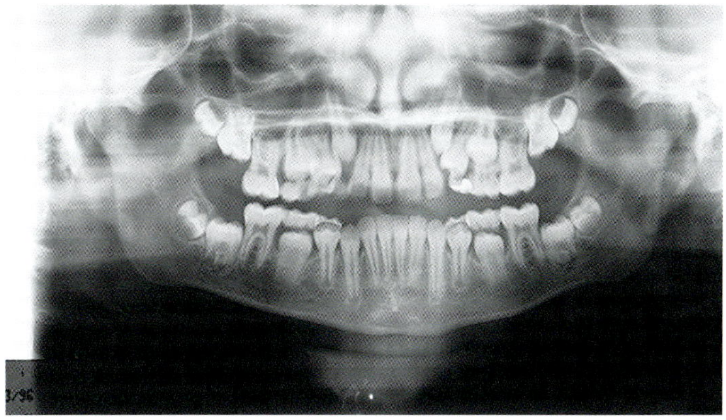

Fig. 6.5

A paciente é menina bastante desenvolvida fisicamente: aos 9 anos já está com 1,50. Encontramos o padrão de desenvolvimento nos pais, que têm estatura bastante elevada para a média brasileira. Assim, podemos contar com um crescimento ósseo esplêndido.

Observamos nos modelos de estudo total colapso de espaço no arco superior, principalmente na pré-maxila, daí o RF-4. Em futuro bem próximo podemos esperar algumas giroversões dentárias, devido ao crescimento ósseo (elementos dentários 35 e 45).

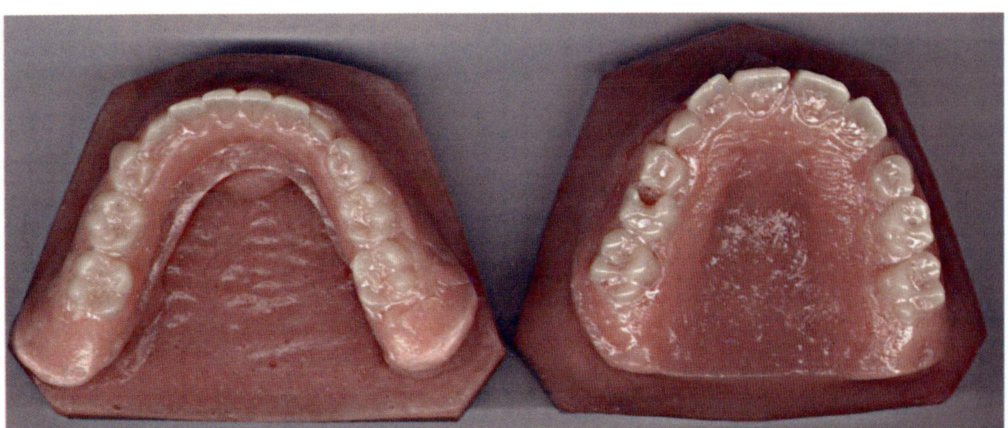

Fig. 6.6

Um exercício para aprimoramento dos conhecimentos cefalométricos é pegarmos um *template* de Ricketts e reconferirmos o traçado. Como em nossa clínica ortodôntica diária temos dúvidas que nos levam a reconferir alguns valores, vale o treino.

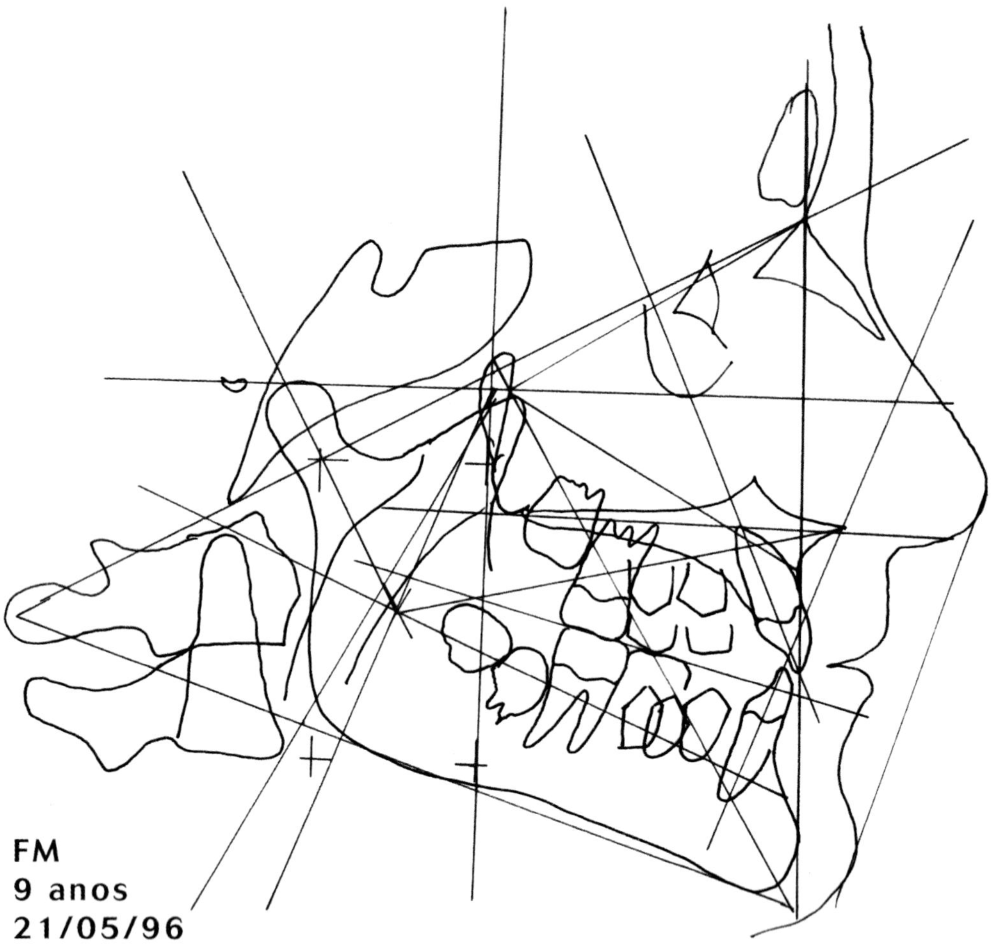

Fig. 6.7

Nome: FMK, 9 anos						
	PROBLEMA DENTÁRIO	NORMAL	D.C±	PAC	DC	
1	Relação molar	- 3,00	- 3,0	- 2	0,3	
2	Relação canina	- 2,00	3,0		- 0,7	
3	*Overjet*	2,50	2,5	0	- 1,0	
4	*Overbite*	2,50	2,0	1	- 0,8	
5	Extrusão do 1 inferior	1,25	2,0	1	- 0,1	
6	Ângulo interincisivo	125,00	6,0	129	- 0,7	
	PROBLEMA ESQUELÉTICO					
7	Convexidade	2,00	2,0	1	- 0,5	
8	Altura facial inferior	47,00	4,0	41	- 1,5	
	RELAÇÕES DENTOMAXILARES					
9	Posição do 6 superior	12,00	3,0	16	1,3	
10	Protrusão do 1 inferior	1,00	2,0	0	- 0,5	
11	Protrusão do 1 superior	4,00	2,0	2	- 1,0	
12	Inclinação do 1 inferior	22,00	4,0	22	0,0	
13	Inclinação do 1 superior	28,00	4,0	29	0,3	
14	Distância XI – plano oclusal	0	3,0	0	0,0	
15	Inclinação plano oclusal	22,50	4,0	5	- 4,4	
	PROBLEMA ESTÉTICO					
16	Protrusão do lábio inferior	2,00	2,0	- 6	- 4,0	
17	Comprimento do lábio superior	24,00	2,0	22	- 1,0	
18	Relação estômio - PO	3,50	1,0	2	- 1,5	
	RELAÇÃO CRÂNIO – FACE					
19	Profundidade facial	87,00	3,0	93	2,0	
20	Eixo facial	90,00	3,0	93	1,0	
21	Cone facial	68,00	3,0	72	1,3	
22	Ângulo plano mandibular	26,00	4,0	15	2,8	
23	Profundidade maxilar	90,00	3,0	93	1,0	
24	Altura maxilar	53,00	3,0	60	2,3	
25	Inclinação plano palatino	1,00	3,5	3	0,6	
	AS ESTRUTURAS INTERNAS					
26	Desvio craniano	27,00	3,0	32	1,7	
27	Comprimento craniano anterior	56,00	3,0	58	0,7	
28	Altura facial posterior	56,00	3,0	54	- 0,7	
29	Posição do ramo da mandíbula	76,00	3,0	76	0,0	
30	Localização do porio	39,00	2,0	36	1,5	
31	Arco mandibular	27,00	4,0	38	2,8	
32	Comprimento do corpo	66,00	2,7	70	1,5	
	TIPOLOGIA FACIAL	MEDIDA	PAC	DOLICO	MESO	BRAQUI
	Eixo facial	90,00	1,0	-		//////
	Profundidade facial	87,00	2,0	-		//////
	Ângulo plano mandibular	26,00	- 2,8	+		//////
	Altura facial inferior	47,00	- 1,5	+		//////
	Arco mandibular	27,00	2,8	-		//////

Tabela 6.1

Uma forma fácil de determinação é marcarmos com **X** as variações – encontramos a tipologia facial, neste caso **braquicefálica severa**.

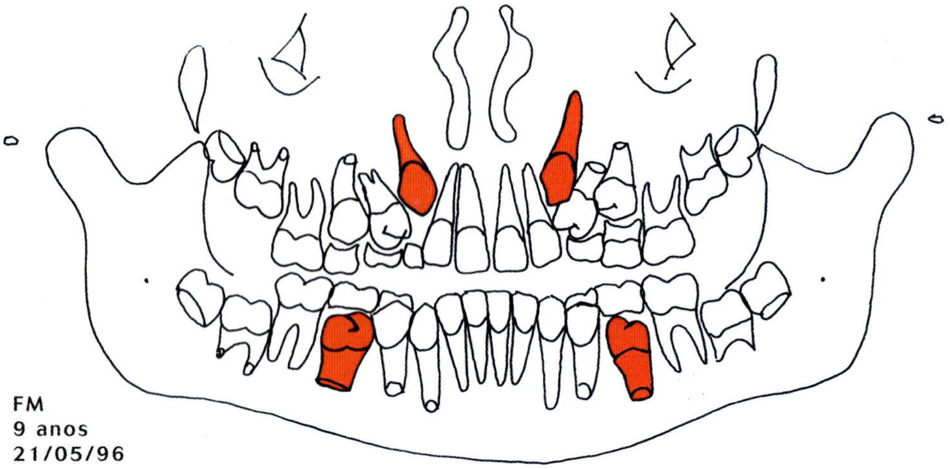

Fig. 6.8

Ainda não me cansei de traçar as radiografias panorâmicas. Inúmeras vezes conseguimos enxergar melhor aquilo que estamos vendo. Por certo esta é uma radiografia que retrata dentição mista, mas convenhamos que está uma bagunça.

A coragem de seguir em frente advém dos **3 cês** a que nos referimos no início: coragem, conhecimento e competência. Um amigo (Francisco Monteiro) disse-me uma frase que guardo com carinho: *"A perseverança na ousadia é a máquina de vencer obstáculos"*. É muito importante não nos determos em uma única técnica ortodôntica ou ortopédica, pois certamente ninguém é dono da verdade, e se a única ferramenta que você têm é um martelo, tudo que você vê é prego (Alexandre Ponce). Portanto, não tenham medo de ousar técnicas conhecidas e com resultados terapêuticos.

Os 12 meses de utilização do regulador de Frankel foram extremamente benéficos. O elemento dentário 13 está erupcionando, algum espaço foi conseguido para o 23, a linha média se corrigiu e as trocas dos decíduos no arco inferior se deram sem transtornos. Houve melhora no perfil e também na postura corporal.

Reparem na foto inicial (**Figura 6.2**): as escápulas estavam proeminentes e os joelhos eram genuvalgos. Se olharmos ainda mais atentamente, veremos que a respiração era apical, os ombros levantados e jogados à frente do corpo. A cabeça também seguia este padrão. Imaginemos a curvatura da coluna na altura da cervical – se esta estiver acentuada como no caso apresentado, também estarão a torácica, a lombar e a curvatura da planta dos pés. Aposto como muitos de vocês, sem o perceberem, já corrigiram pés chatos.

Não me cansarei de incetivá-los a apresentar as mudanças ao pais, como todo pai quer que seu filho melhore, fique mais bonito, saudável, alegre e inteligente, não é agradável ser o profissional com menos possibilidades de conseguir tais efeitos. É uma sensação muitíssimo reconfortante ter podido participar, acreditem. É verdade que sempre encontraremos aqueles pais para os quais os filhos são um investimento financeiro – como atingimos seu bolso, certamente não iremos agradá-lo! Paciência, sigamos em frente.

É muito difícil mudar um conceito; vocês acham que é brincadeira? Copérnico, em 1653, convidou a elite pensante da época a ir à Capela de São Marcos para observar um eclipse lunar, ocasião em que teve a oportunidade de demonstrar a teoria heliocêntrica, pela qual mais tarde teve que se desculpar para não ser enforcado, pois ia contra a teoria geocêntrica defendida pela Igreja Católica. Pois bem, os dias se passaram e hoje sabemos ser verdadeira a teoria heliocêntrica.

Na década de 80, os suíços detinham 80% do negócio de relógios no mundo, monopólio idêntico ao da Microsoft em nossos dias. Como o parâmetro que usavam era pêndulo, corada, balanço e molas – sequer patentearam o relógio a quartzo, apesar de o terem desenvolvido. Em uma exposição do ramo, a Texas Instrumentos e a Seiko do Japão deram uma olhada, e aí está o relógio a quartzo que todos usamos hoje: infinitamente mais preciso, extremamente mais barato. Dos 65 mil relojoeiros existentes na Suíça, 55 mil foram demitidos, e o país detém atualmente apenas 5% do mercado de relógios. O mesmo aconteceu quando da invenção da fotocópia, apresentada à Kodak e ignorada por não estar dentro dos padrões da fotografia.

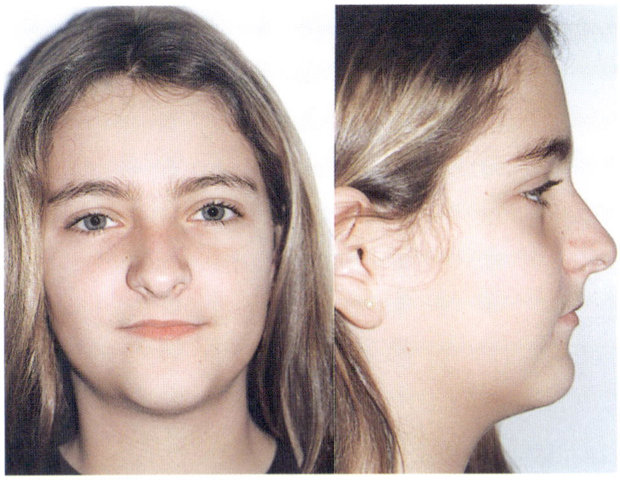

Fig. 6.9

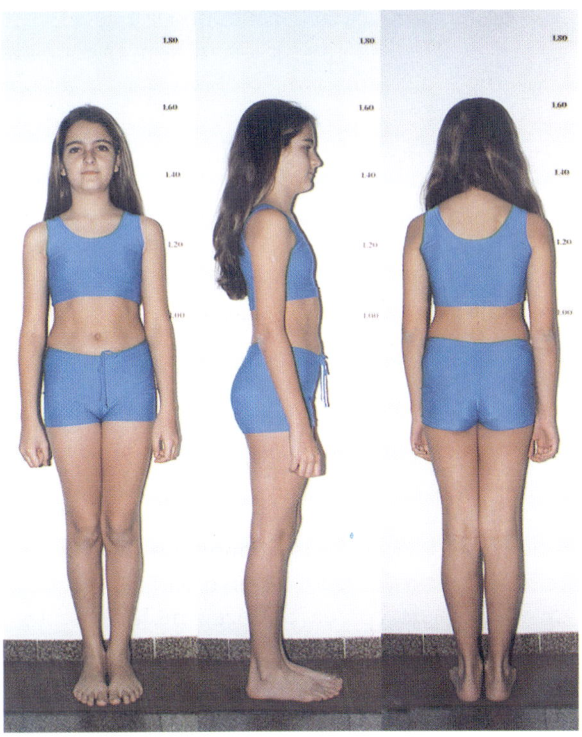

Fig. 6.10

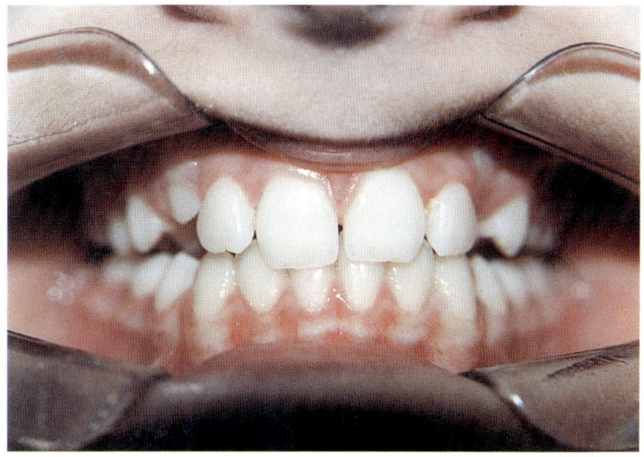

Fig. 6.11A

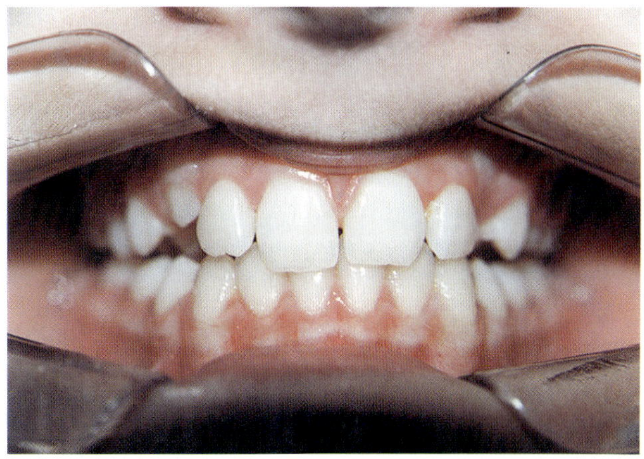

Fig. 6.11B

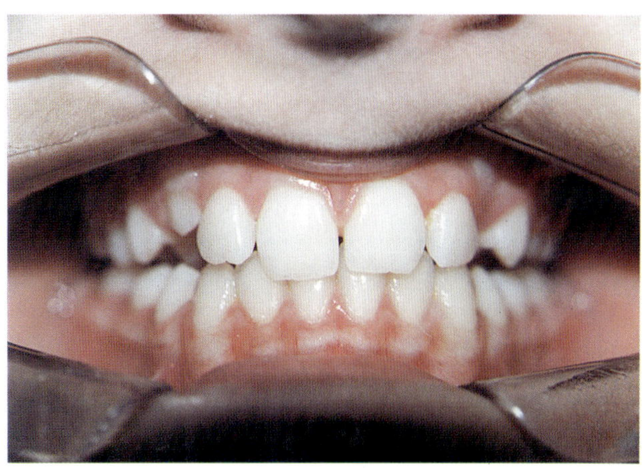

Fig. 6.11C

É sempre assim: quando um paradigma é quebrado, tudo volta à estaca zero, e aqueles que não se derem conta das mudanças estarão fadados a ser atropelados pela história. O paradigma que o trouxe até aqui, de forma alguma garante o seu dia seguinte.

A seguinte história ilustra bem o que afirmo: um rapaz, dirigindo um carro esporte, adora fazer sua curva favorita cantando pneu. Ao entrar na curva, depara-se com um carro na contramão; quando se cruzam, a mulher ao volante grita: **porco**! e ele responde imediatamente: **vaca**! Logo em seguida, atropela um porco. Isso significa que se formos receptivos ao que nos é dito nas curvas da vida, por certo estaremos abertos a novas **oportunidades**.

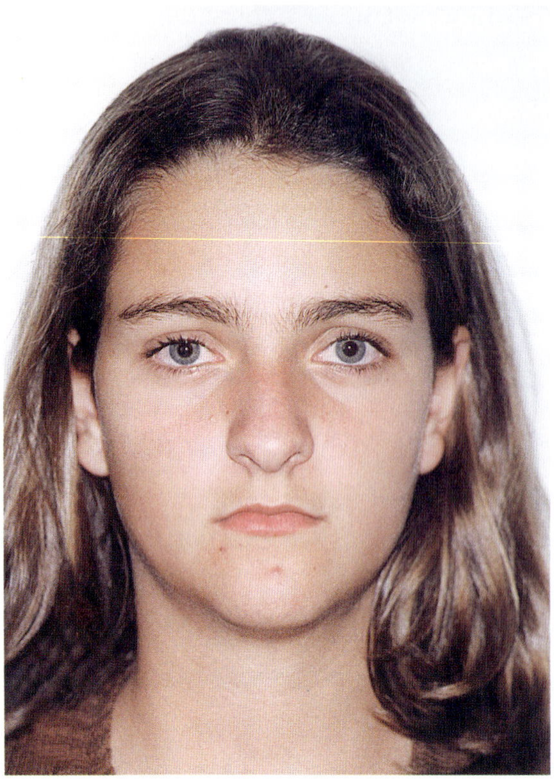

Fig. 6.12

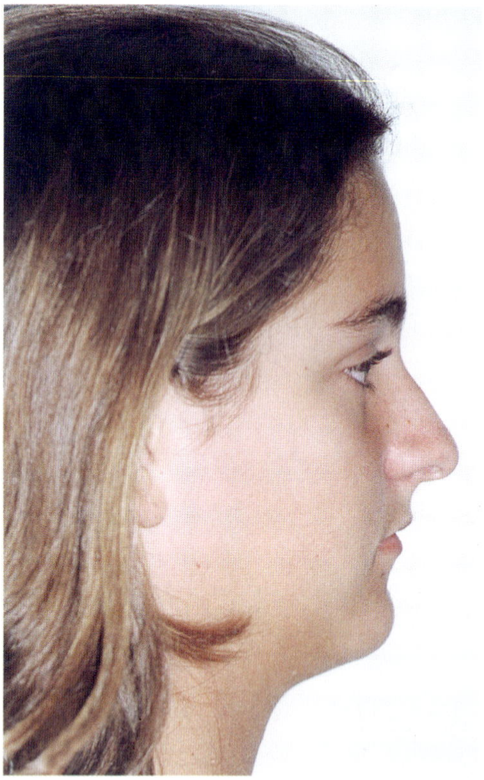

Fig. 6.13

Trinta e seis meses após o início do tratamento, damos como concluída a primeira fase ativa da mecânica ortodôntica; passamos, então, à contenção passiva e preservação do caso clínico, o que faremos por meio de consultas anuais. Para as meninas, levamos o controle até os 16 anos e para os rapazes, até os 18 anos. Por que fazer a revisão? É quando temos a oportunidade de renovar os contatos com aqueles que são o motivo do nosso trabalho e profissão, observar a preferência mastigatória (do lado direito, esquerdo ou anterior), hábitos como chupar dedos, canetas e afins, e também verificar a erupção ou não dos terceiros molares.

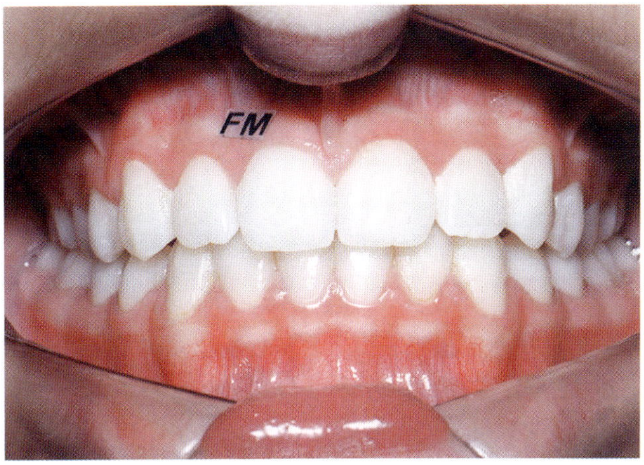

Fig. 6.14

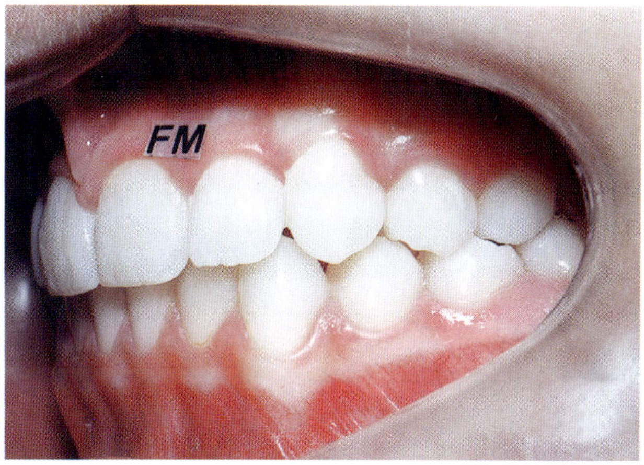

Fig. 6.15

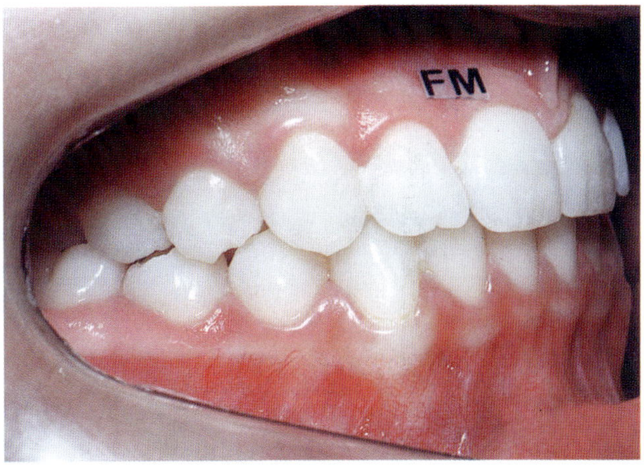

Fig. 6.16

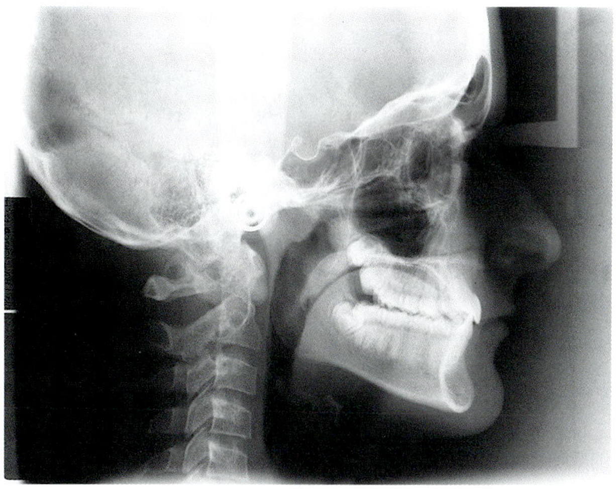

Fig. 6.17

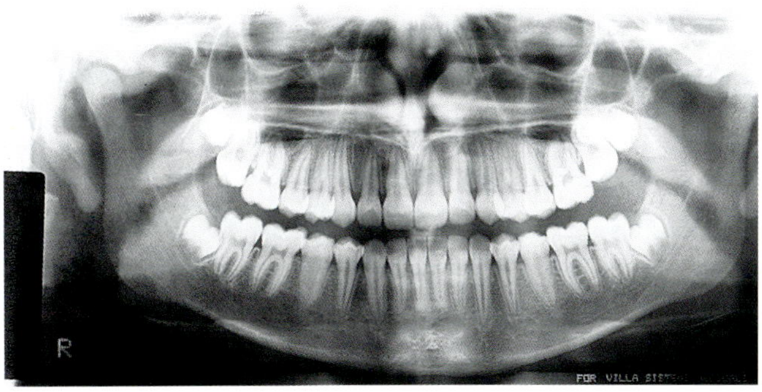

Fig. 6.18

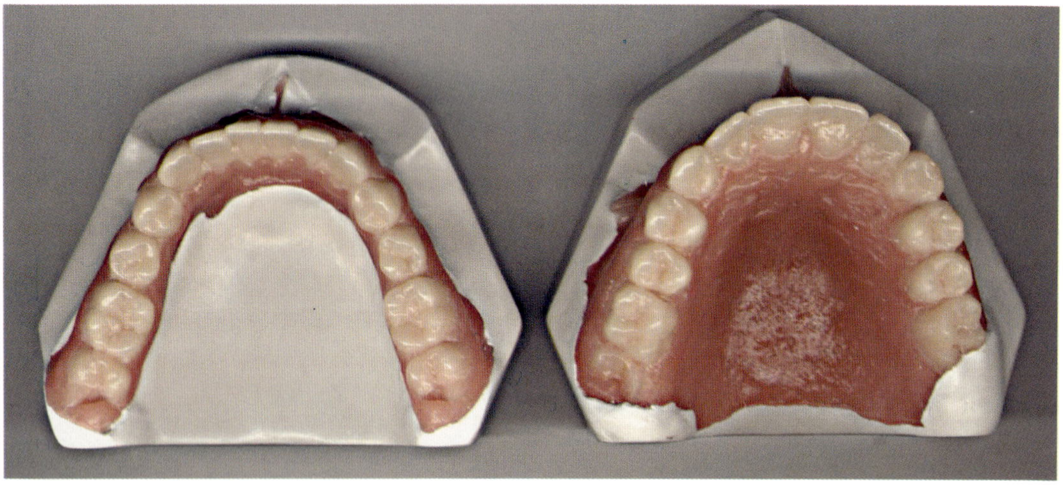

FIG. 6.19

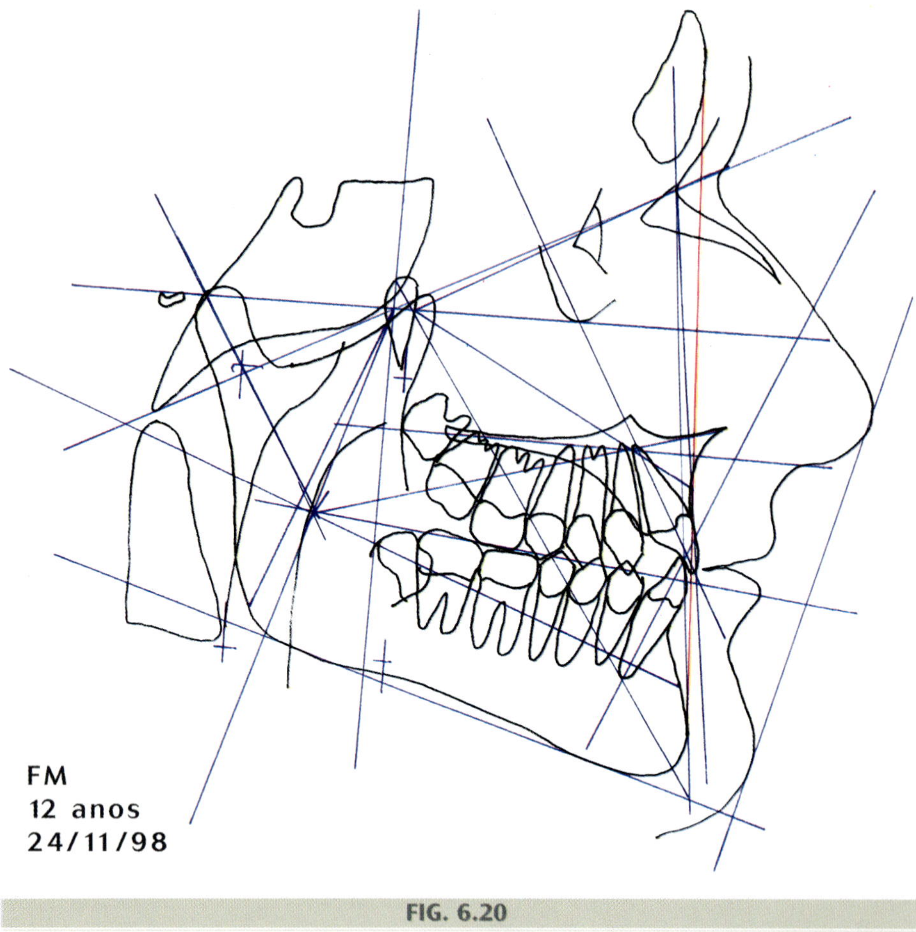

FIG. 6.20

	Nome: FMK, 12 anos					
	PROBLEMA DENTÁRIO	NORMAL	D.C+-	PAC	DC	
1	Relação molar	- 3,00	- 3,0	- 3,0	0,0	
2	Relação canina	- 2,00	3,0	- 2,0	0,0	
3	*Overjet*	2,50	2,5	4,0	0,6	
4	*Overbite*	2,50	2,0	3,5	0,5	
5	Extrusão do 1 inferior	1,25	2,0	4,0	1,4	
6	Ângulo interincisivo	125,00	6,0	131,0	1,0	
	PROBLEMA ESQUELÉTICO					
7	Convexidade	1,40	2,0	1,4	0,0	
8	Altura facial inferior	47,00	4,0	35,0	3,0	
	RELAÇÕES DENTOMAXILARES					
9	Posição do 6 superior	15,00	3,0	15,0	0,0	
10	Protrusão do 1 inferior	1,00	2,0	1,0	0,0	
11	Protrusão do 1 superior	4,00	2,0	2,0	- 1,0	
12	Inclinação do 1 inferior	22,00	4,0	24,0	0,5	
13	Inclinação do 1 superior	28,00	4,0	25,0	- 0,8	
14	Distância XI – plano oclusal	- 1,50	3,0	0	0,5	
15	Inclinação plano oclusal	24,00	4,0	16,0	- 2,0	
	PROBLEMA ESTÉTICO					
16	Protrusão do lábio inferior	1,40	2,0	- 8,0	- 4,7	
17	Comprimento do lábio superior	24,00	2,0	21,0	- 1,5	
18	Relação estômio - PO	3,80	1,0	3,8	0,0	
	RELAÇÃO CRÂNIO – FACE					
19	Profundidade facial	87,99	3,0	91,0	1,0	
20	Eixo facial	90,00	3,0	96,0	2,0	
21	Cone facial	68,00	3,0	70,0	0,7	
22	Ângulo plano mandibular	25,10	4,0	18,0	- 1,8	
23	Profundidade maxilar	90,00	3,0	90,0	0,0	
24	Altura maxilar	54,20	3,0	41,0	- 4,4	
25	Inclinação plano palatino	1,00	3,5	2,0	0,3	
	AS ESTRUTURAS INTERNAS					
26	Desvio craniano	27,00	3,0	27,0	0,0	
27	Comprimento craniano anterior	59,00	3,0	63,0	1,3	
28	Altura facial posterior	56,39	3,0	61,0	1,6	
29	Posição do ramo da mandíbula	76,00	3,0	73,0	- 1,0	
30	Localização do porio	37,50	2,0	41,0	1,8	
31	Arco mandibular	28,50	4,0	37,0	2,1	
32	Comprimento do corpo	70,80	2,7	75,0	1,6	
	TIPOLOGIA FACIAL	MEDIDA	PAC	DOLICO	MESO	BRAQUI
	Eixo facial	90,00	2,0	-		//////
	Profundidade facial	87,99	1,0	-		//////
	Ângulo plano mandibular	25,10	- 1,8	+		//////
	Altura facial inferior	47,00	- 3,0	+		//////
	Arco mandibular	28,50	2,1	-		//////

Tabela 6.2

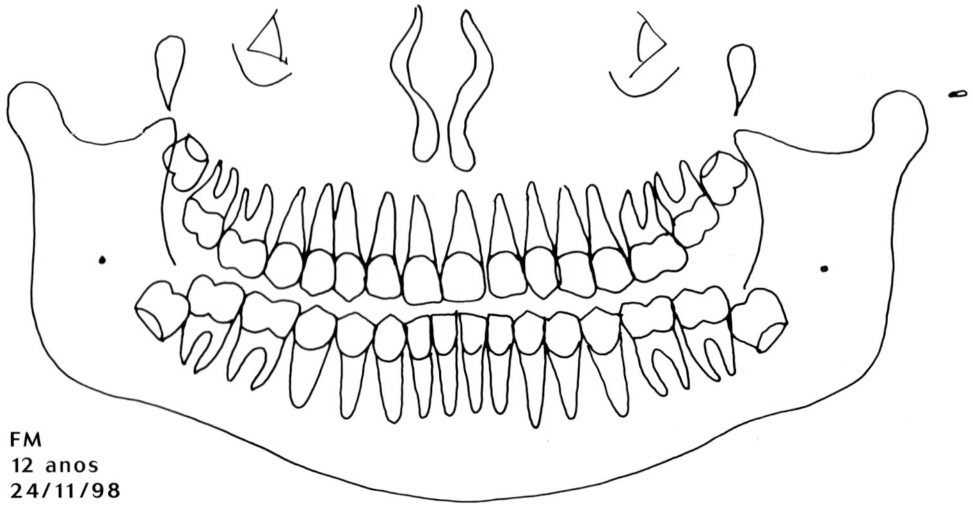

FIG. 6.21

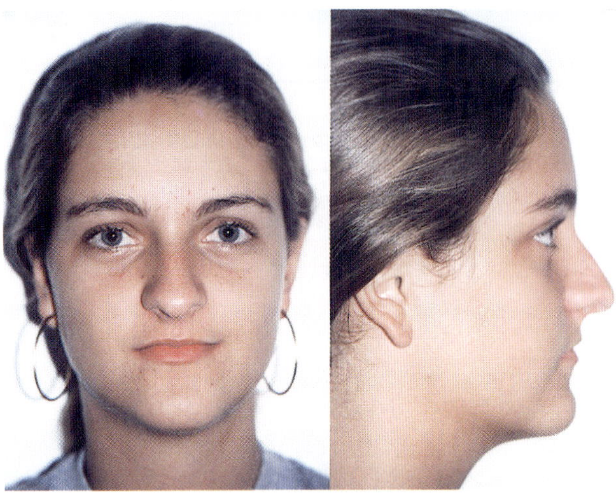

FIG. 6.22

Acompanhamento 36 meses, após ter recebido alta do tratamento.

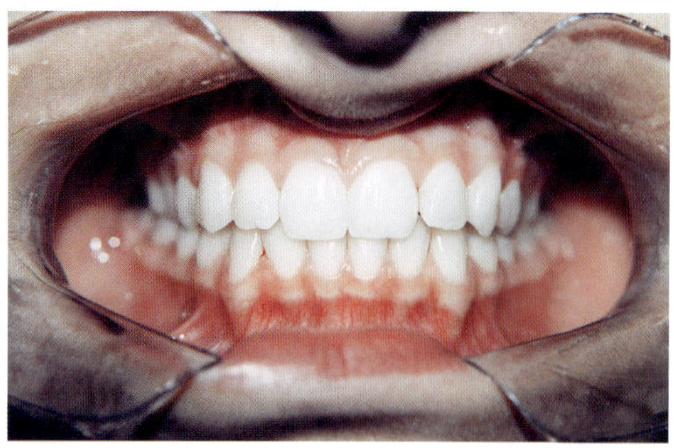

FIG. 6.23

Acompanhamento 36 meses, após ter recebido alta do tratamento.

Caso Clínico 7

GNA, 8 anos

DIAGNÓSTICO

Assimetria facial por preferência mastigatória do lado esquerdo. Compressão maxilar e mandibular, macrodontia descompensada, ombros, braços e cotovelos assimétricos. Cotovelo esquerdo sobressaliente, aparecendo na foto de perfil. Braço esquerdo mais curto que o direito. Diminuição do espaço oronasofaringeano, presença de todos os germes dentários e um extranumerário na região de molares, lado esquerdo superior (4.° molar?). Lábios hipotônicos, ronco noturno, cansaço físico, classe 2 mandibular.

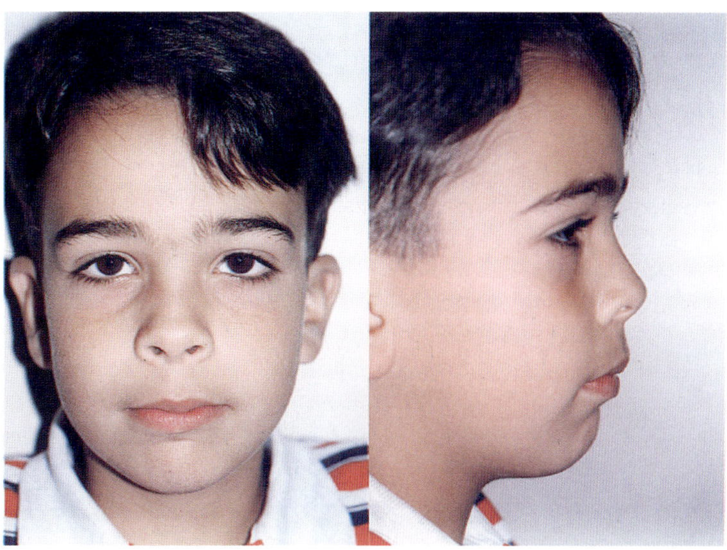

Fig.7.1

DADOS CEFALOMÉTRICOS

Overjet ↑, Profundidade Facial ↓, Eixo Facial ↓, Ang. Plano Mandibular ↑, Altura Maxilar ↑, Desvio Craniano ↑, Comprimento do Corpo ↓, Dolicoprosópico Severo.

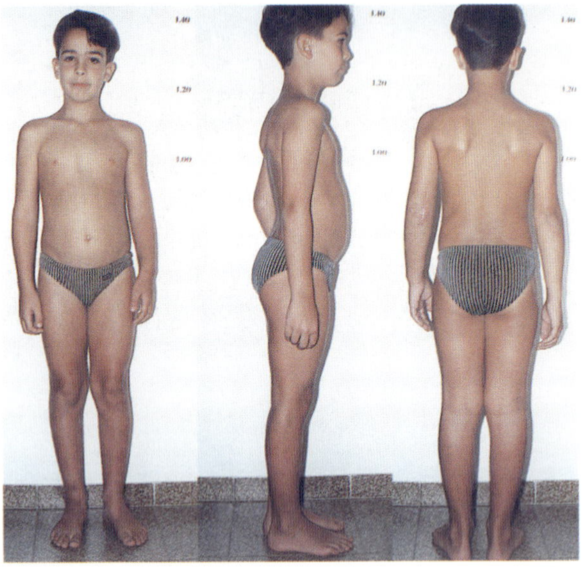

Fig. 7.2

OBJETIVOS DO TRATAMENTO

Correção da classe 2 mandibular, expansão em ambos os arcos, obtenção dos espaços perdidos, principalmente no arco inferior.

MECÂNICA ORTODÔNTICA

RF - 1 por 12 meses, ortodontia fixa por 24 meses.

Quando conseguimos a colaboração dos pais e pacientes, tudo fica mais fácil. Contudo, nem sempre a conduta mais adequada é o uso de mecânicas que independem de colaboração. A clínica ortodôntica pode ser muitíssimo agradável. No início de profissão, e talvez pela imaturidade emocional, eu, particularmente, brigava muito com meus clientes. Era extremamente exigente, e ainda o sou, mas com outra abordagem. O mais importante é amarmos igualmente as desigualdades já que Deus não proveu todos com a mesma inteligência, só nos resta aceitar. A verdade é que fatos que são para nós claros e transparentes, sequer serão notados por outros. Sigamos, pois, em frente. O paciente da foto caiu de uma árvore e fraturou o braço esquerdo, à altura do olécrano (epífise de crescimento comprometida). Graças àquela mania de ver o doente como um todo, percebemos que o braço esquerdo estava ficando menor, comparado ao direito. Insistimos com a mãe para que a criança se submetesse a um tratamento fisioterápico: todo o crescimento que restava àquela epífise injuriada foi obtido, com resultado final muito satisfatório (**Figura 7.21**).

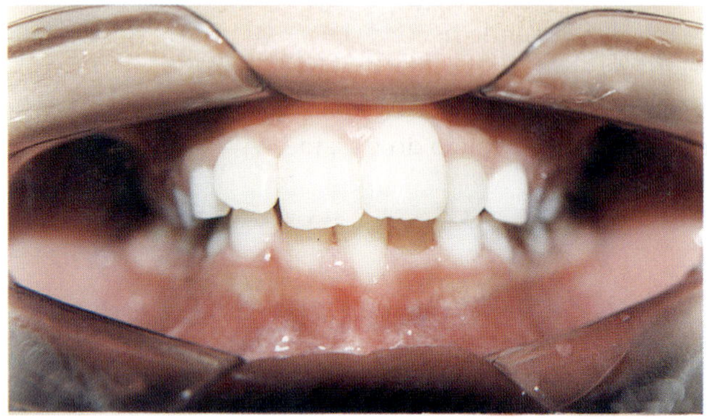

Fig. 7.3A

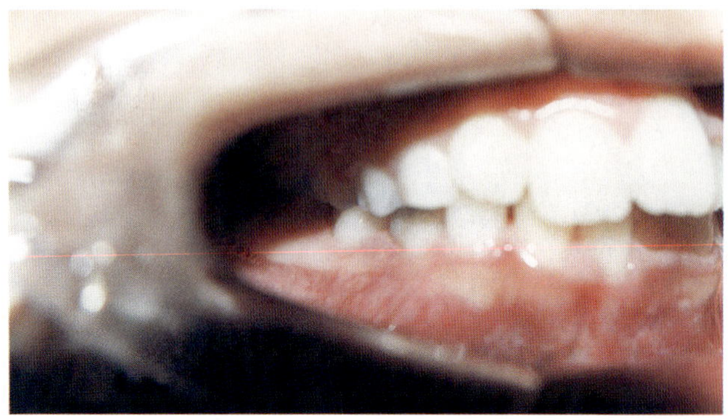

Fig. 7.3B

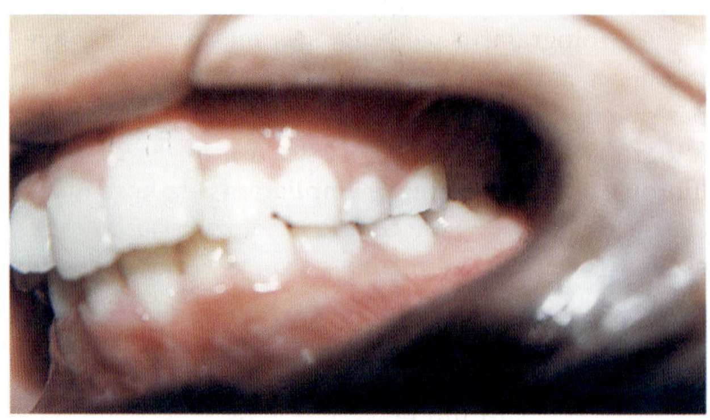

Fig. 7.3C

Ao analisarmos os modelos de estudo e a radiografia panorâmica na dentição mista, usando como método de previsão de espaço a técnica de Tanaka-Jonhston, nos deparamos com uma discrepância negativa de 7,8 mm. Os pais logo perguntam se será necessária a extração dos pré-molares. Em função de minha experiência clínica, se o paciente é jovem, existe algum crescimento ósseo e até 10 mm negativos, eu brigo para obter esse espaço. Como a ausência de espaço era de 7,8 mm, informei os pais que o prognóstico era extremamente favorável, não sendo necessária, a meu ver, qualquer extração. Acreditando no crescimento ósseo e em nosso diagnóstico, prosseguimos com a mecânica previamente estabelecida no início do tratamento.

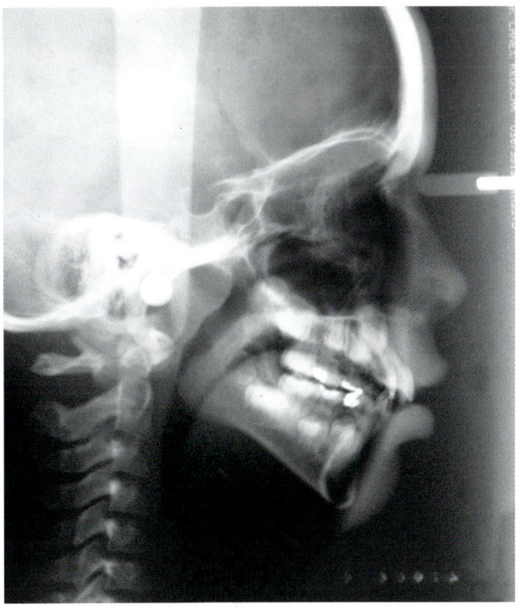

Fig. 7.4

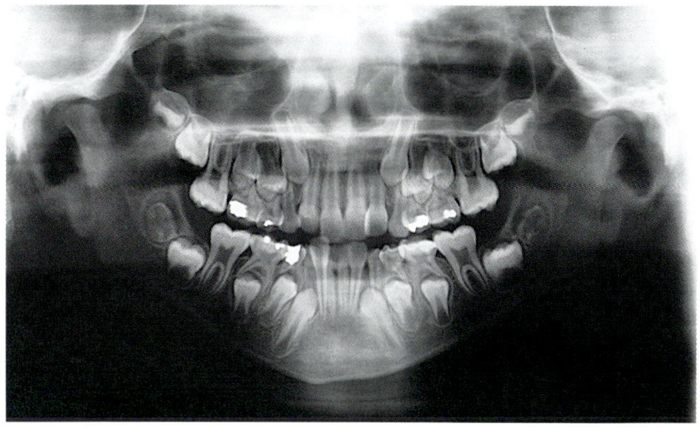

Fig. 7.5

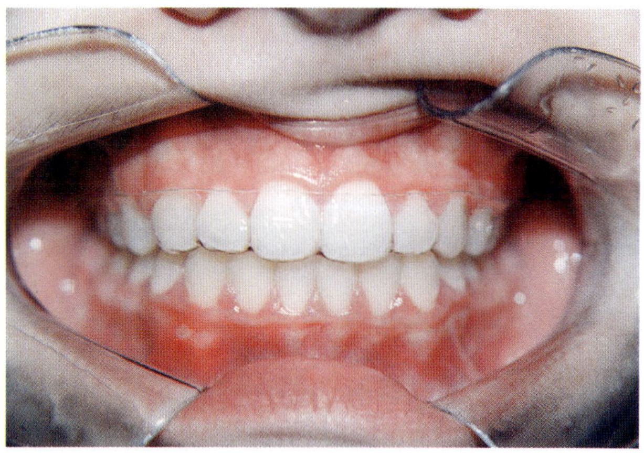

Fig. 7.6

Ao fotografar o paciente, seis meses depois, tivemos uma agradável surpresa: o braço mais curto, incapaz de movimentos mais amplos, não mais aparecia na fotografia de perfil (**Figura 7.11**). A postura corporal melhorou e as basais ósseas se ampliaram. Era hora de iniciarmos a mecânica ortodôntica fixa, para obtermos os espaços necessários em ambas as arcadas. Resolvemos pilotar arcos seccionados de Ricketts, com ômega simples de avanço. Caso você ainda não tenha usado tal técnica, a matemática me diz que em breve irá usá-la: quanto mais raro um evento, e mais demorado para acontecer, mais próximo está de ocorrer. O tratamento ativo foi encerrado, colocando-se contenção passiva (arco de Hawley). Vocês já se perguntaram o porquê de se usar um arco de Hawley como contenção? Quando me fiz esta pergunta, dez anos após ter começado minha clínica ortodôntica, fiquei meio decepcionado por não tê-la feito antes.

Placa de contenção a vácuo em plástico - PET

Antigamente não se colavam *brackets* – bandavam-se os dentes. Ao final do tratamento, tínhamos o somatório de espaços de todas as bandas nos espaços interdentais de 4,0 mm. Como fechá-los? Com o arco de Hawley.

Há algum tempo abandonei esse arco, pois temos disponíveis placas transparentes de plástico PET, que, quando tratadas na termoplastificadora, fornecem contenção muito eficiente, e perfeita do ponto de vista estético (mudança de paradigma) (**Figura 7.6**)

Por certo alguns estarão perguntando sobre o quarto molar: mandei extraí-lo.

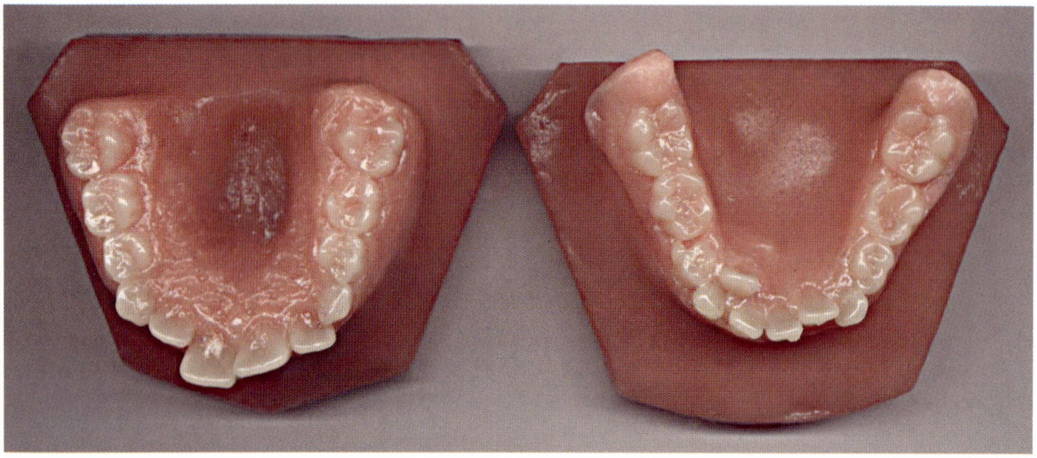

Fig. 7.7

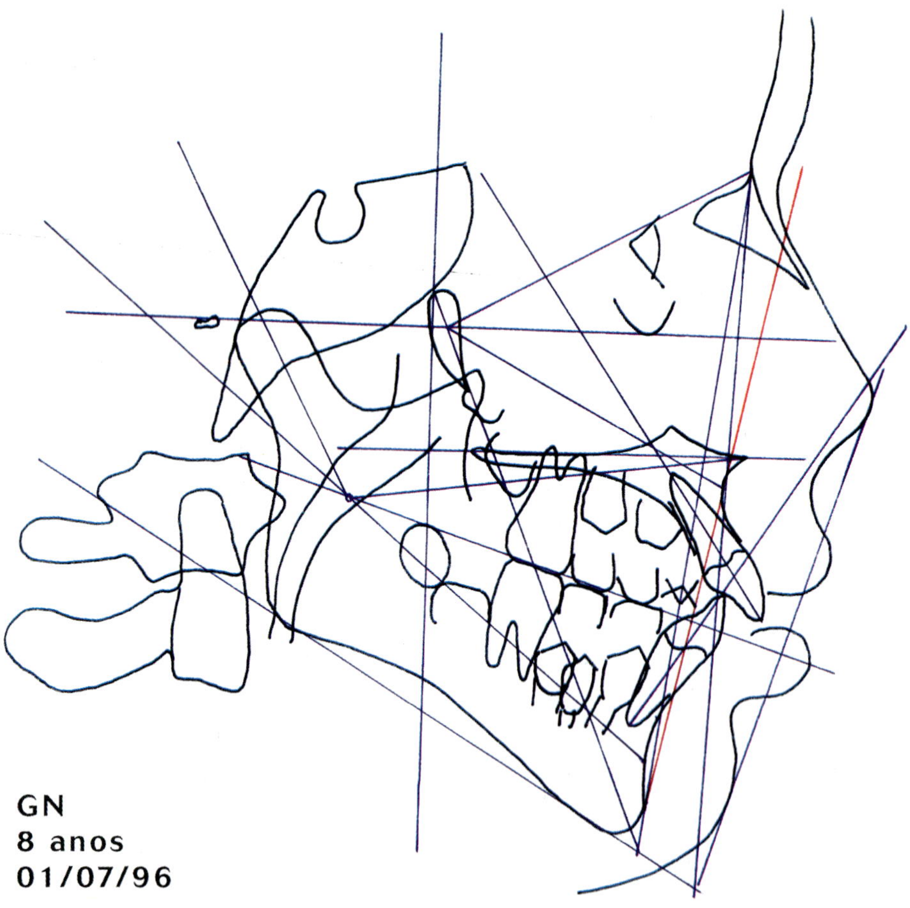

Fig. 7.8

Nome: GN, 8 anos						
	PROBLEMA DENTÁRIO	NORMAL	D.C±	PAC	DC	
1	Relação molar	- 3,00	- 3,0	- 1	0,7	
2	Relação canina	- 2,00	3,0		- 0,7	
3	*Overjet*	2,50	2,5	5	1,0	
4	*Overbite*	2,50	2,0	2	- 0,3	
5	Extrusão do 1 inferior	1,25	2,0	8	3,4	
6	Ângulo interincisivo	125,00	6,0	117	- 1,3	
	PROBLEMA ESQUELÉTICO					
7	Convexidade	2,20	2,0	5	1,4	
8	Altura facial inferior	47,00	4,0	52	1,3	
	RELAÇÕES DENTOMAXILARES					
9	Posição do 6 superior	11,00	3,0	12	0,3	
10	Protrusão do 1 inferior	1,00	2,0	2	0,5	
11	Protrusão do 1 superior	4,00	2,0	9	2,5	
12	Inclinação do 1 inferior	22,00	4,0	21	- 0,3	
13	Inclinação do 1 superior	28,00	4,0	42	3,5	
14	Distância XI – plano oclusal	0,50	3,0	- 7	- 2,5	
15	Inclinação plano oclusal	22,00	4,0	13	- 2,3	
	PROBLEMA ESTÉTICO					
16	Protrusão do lábio inferior	2,20	2,0	6	1,9	
17	Comprimento do lábio superior	24,00	2,0	27	1,5	
18	Relação estômio - PO	3,40	1,0	11	7,6	
	RELAÇÃO CRÂNIO – FACE					
19	Profundidade facial	86,67	3,0	81	- 1,9	
20	Eixo facial	90,00	3,0	80	- 3,3	
21	Cone facial	68,00	3,0	66	- 0,7	
22	Ângulo plano mandibular	26,30	4,0	32	1,4	
23	Profundidade maxilar	90,00	3,0	88	0,7	
24	Altura maxilar	52,60	3,0	59	2,1	
25	Inclinação plano palatino	1,00	3,5	0	- 0,3	
	AS ESTRUTURAS INTERNAS					
26	Desvio craniano	27,00	3,0	31	1,3	
27	Comprimento craniano anterior	55,00	3,0	58	1,0	
28	Altura facial posterior	55,90	3,0	53	- 1,0	
29	Posição do ramo da mandíbula	76,00	3,0	74	- 0,7	
30	Localização do porio	39,50	2,0	41	0,8	
31	Arco mandibular	26,50	4,0	27	0,1	
32	Comprimento do corpo	64,40	2,7	60	- 1,6	
	TIPOLOGIA FACIAL	MEDIDA	PAC	DOLICO	MESO	BRAQUI
	Eixo facial	90,00	- 3,3	//////		+
	Profundidade facial	86,67	- 1,9	//////		+
	Ângulo plano mandibular	26,30	1,4	//////		-
	Altura facial inferior	47,00	1,3	//////		-
	Arco mandibular	26,50	0,1	-	//////	+

Tabela 7.1

Dolicoprosópico severo.

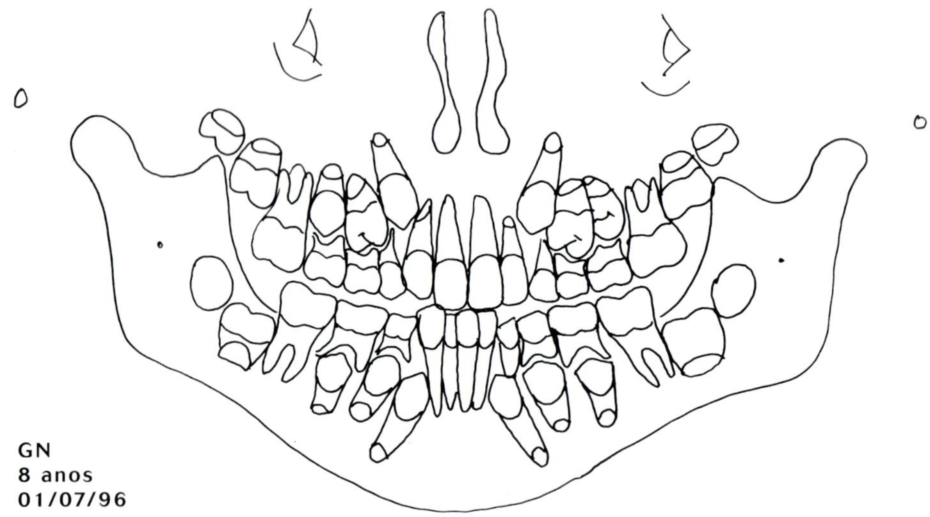

Fig. 7.9

O traçado da radiografia panorâmica confirma a falta de espaço em ambas as arcadas. Alguns autores, referindo-se ao canino decíduo perdido, ou esfoliado precocemente, chamam isso de armadilha do **C** perdido. Seria melhor, daqui em diante, chamá-la de armadilha do **C** adquirido, fazendo referência a **C**onhecimento, **C**ompetência, **C**arinho. Como já mencionamos anteriormente, os arcos de Ricketts são extremamente profícuos, portanto devemos usá-los.

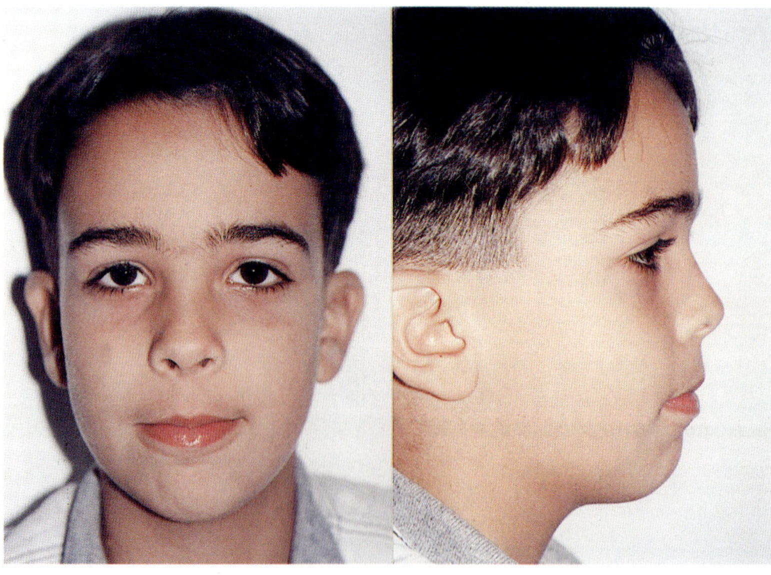

Fig. 7.10

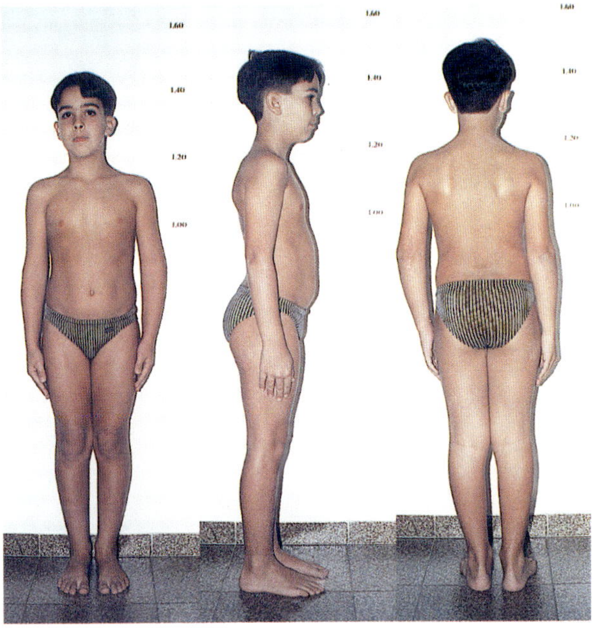

Fig. 7.11

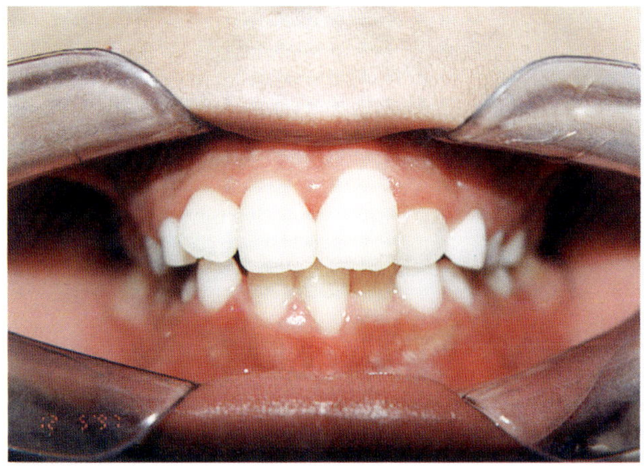

Fig. 7.12A

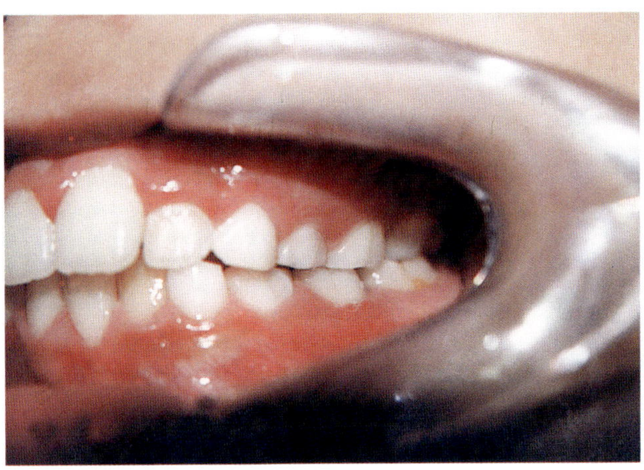

Fig. 7.12B

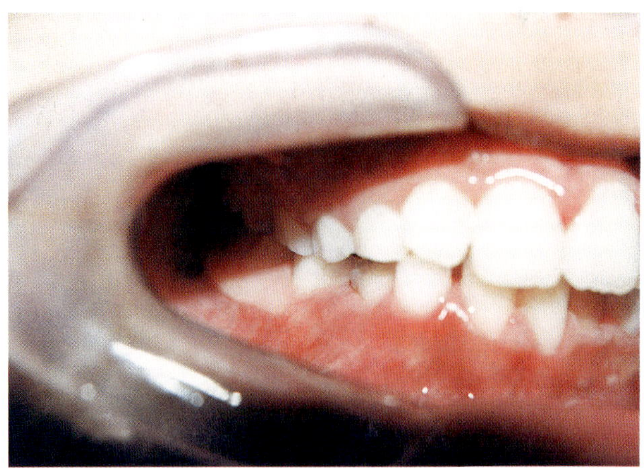

Fig. 7.12C

A meu ver, o grande problema da maioria das técnicas ortodônticas e ortopédicas é o avanço sagital anterior, quer seja na maxila ou na mandíbula. Há muito se faz disjunção palatina, mas pouco se tem dito da sínfise mentoniana, com ajuda do cirurgião bucomaxilofacial, assim como poucos tiveram coragem para executar a distração de segmentos mandibulares. Fica aqui a idéia, para que mais cirurgiões ousem novas técnicas de tratamento.

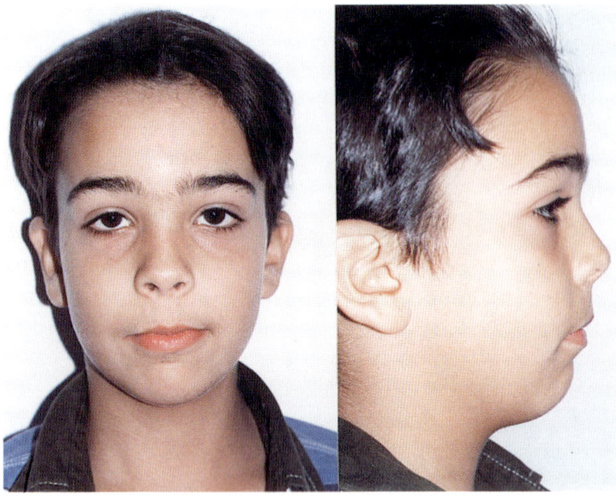

Fig. 7.13

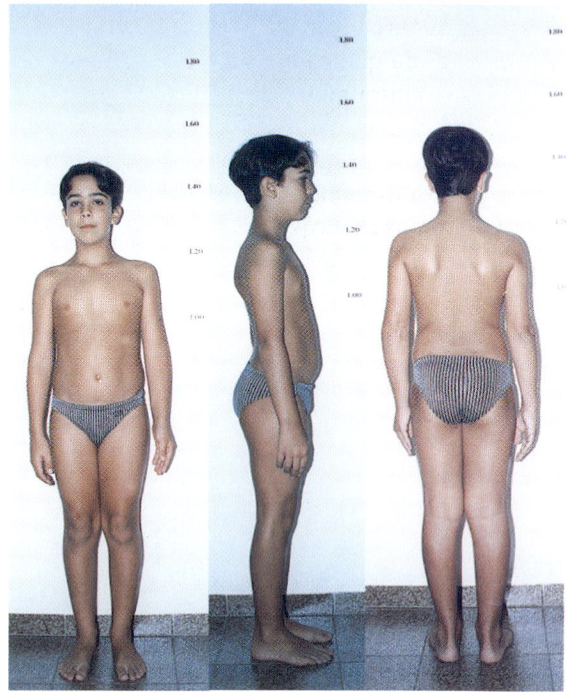

Fig. 7.14

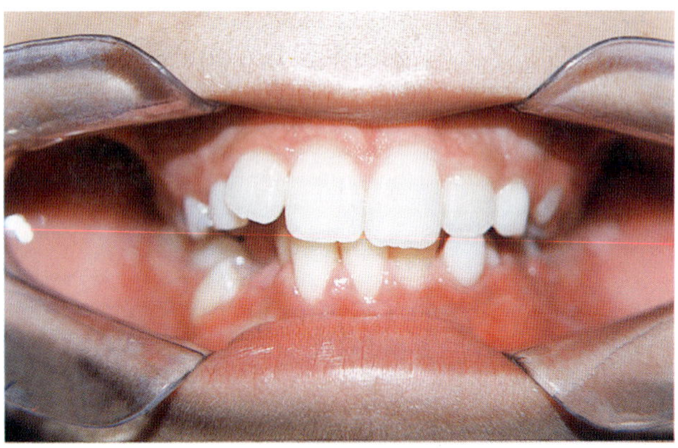

Fig. 7.15A

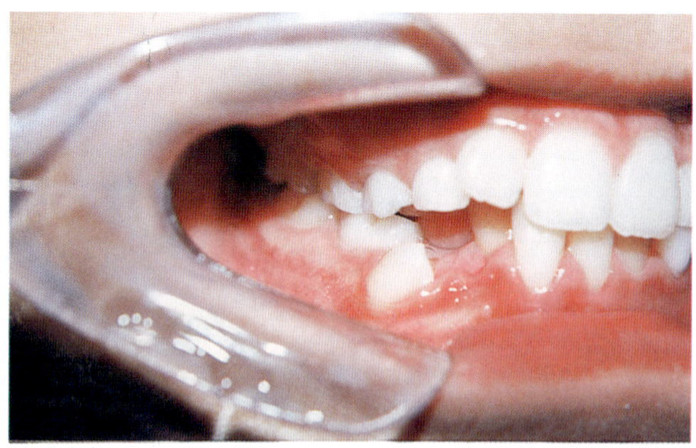

Fig. 7.15B

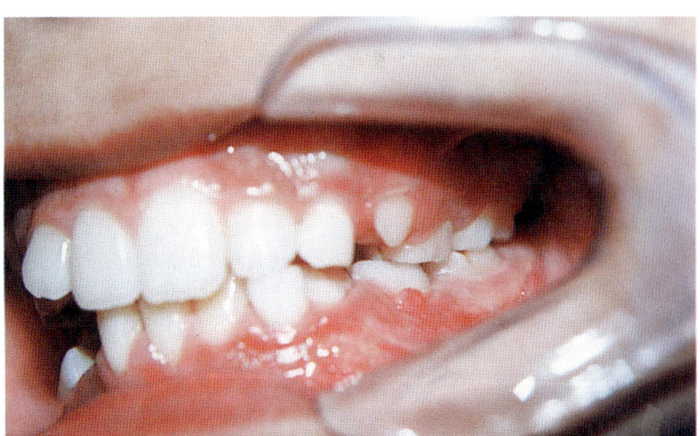

Fig. 7.15C

Quando o problema é "chegar para a frente", isto é, avançar no plano sagital anterior, é impossível conter uma exclamação. A grande maioria dos autores ortodônticos de arco reto não possui recursos técnicos e de mecânica para obter tal efeito. Alguns nem mesmo acreditam que isso seja possível. Peço desculpas aos mais novos por não citá-los nominalmente, o que só causaria polêmica, desnecessária ao nosso trabalho, mesmo porque estou certo de que com o tempo e a prática ortodôntica vocês naturalmente identificarão as técnicas apropriadas. Sem elas, nada mais resta senão extrações para abrir espaços nos arcos. Acreditem, o tratamento sem extrações é infinitamente mais fácil de ser executado, e são maiores as chances de sucesso, do que quando se opta por elas. Nestes dez anos dedicados à Ortodontia, indicamos a extração de apenas sete elementos dentários, com finalidade de obtenção de espaço. Provavelmente terei de retornar ao assunto, mostrando casos clínicos resolvidos, porém acredito não ser este o momento de polemizar; deixamos, pois, aqui, somente o estímulo para melhor compreensão do assunto.

Certamente alguns estarão a esta altura perguntando quais *brackets* foram usados, que tipo e calibre de fios, que tipo de elásticos, etc. Propositadamente não abordei e nem abordarei tais questões, pois, como já disse anteriormente, vários são os caminhos, ficando a critério do profissional o uso deste ou daquele aparato ortodôntico. Contudo, o diagnóstico e os objetivos a serem atingidos não serão nunca negociáveis.

Na seqüência do caso clínico, chegamos aos 16 anos com índices inferiores a 75% para erupção dos terceiros molares, indicando a extração dos quatro elementos.

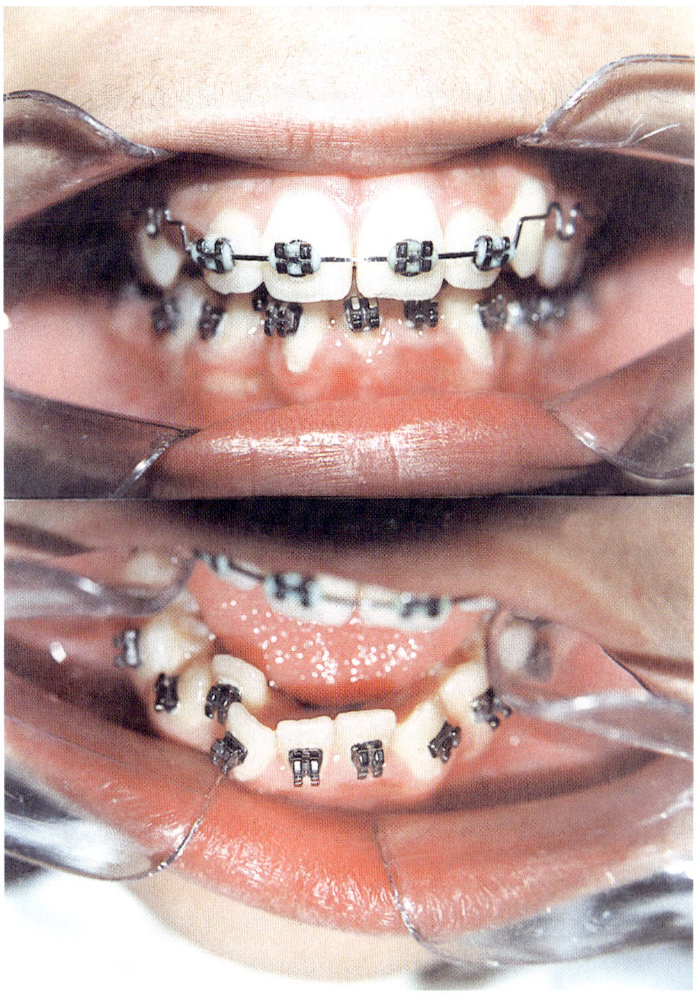

Fig. 7.16

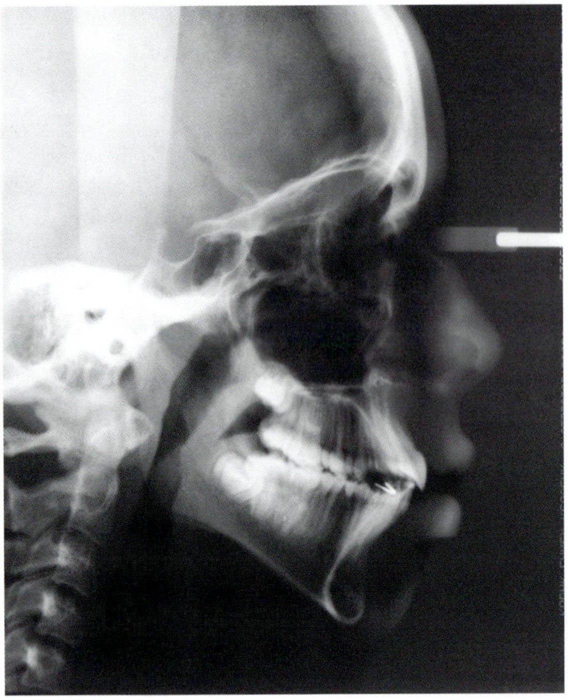

Fig. 7.17

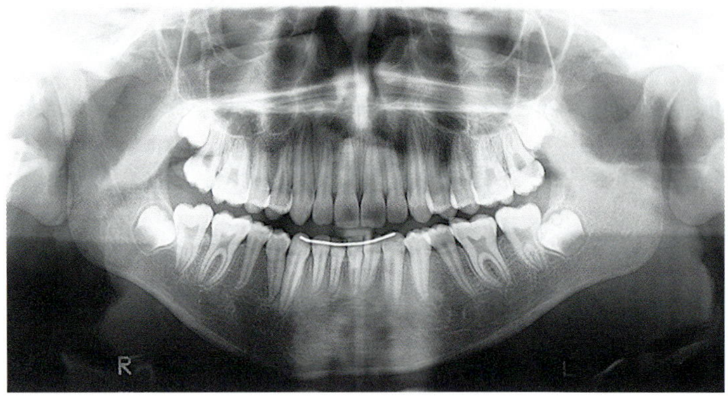

Fig. 7.18

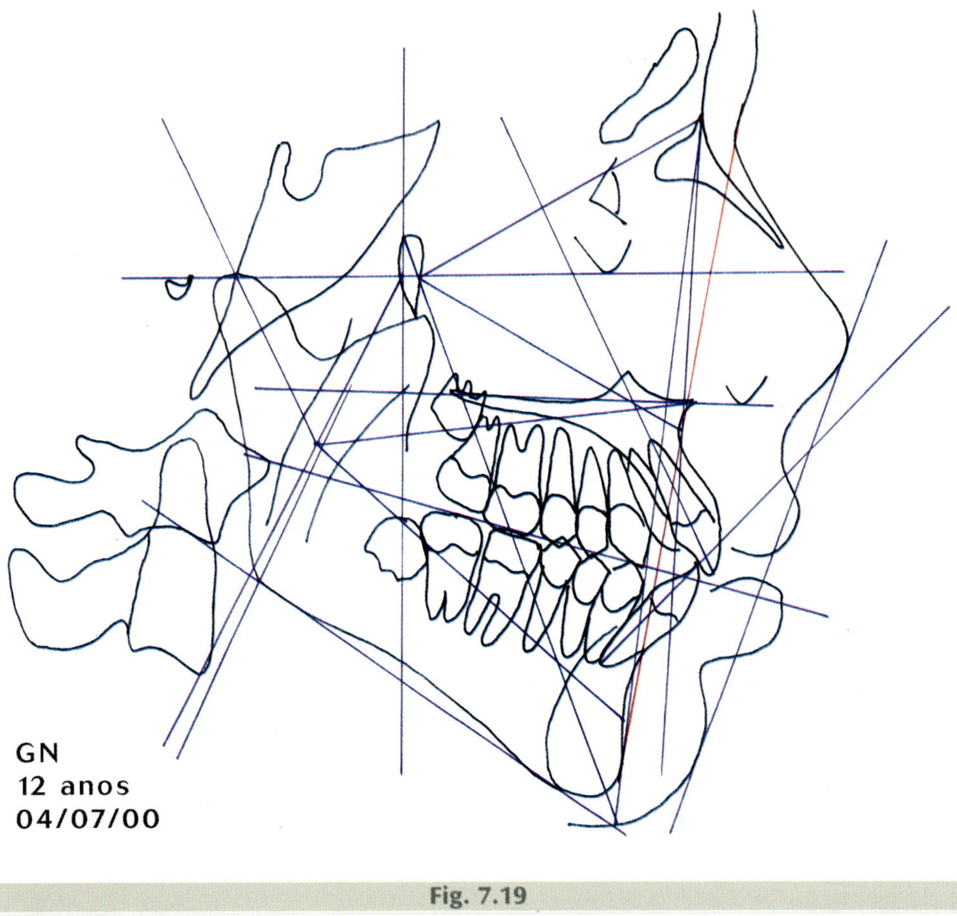

Fig. 7.19

Nome: GN, 12 anos						
	PROBLEMA DENTÁRIO	NORMAL	D.C±	PAC	DC	
1	Relação molar	- 3,00	- 3,0	- 2	0,3	
2	Relação canina	- 2,00	3,0		- 0,7	
3	*Overjet*	2,50	2,5	2	- 0,2	
4	*Overbite*	2,50	2,0	2	0,3	
5	Extrusão do 1 inferior	1,25	2,0	2	0,4	
6	Ângulo interincisivo	125,00	6,0	118	- 1,2	
	PROBLEMA ESQUELÉTICO					
7	Convexidade	1,40	2,0	5	1,8	
8	Altura facial inferior	47,00	4,0	54	1,8	
	RELAÇÕES DENTOMAXILARES					
9	Posição do 6 superior	15,00	3,0	18	1,0	
10	Protrusão do 1 inferior	1,00	2,0	5	2,0	
11	Protrusão do 1 superior	4,00	2,0	8	2,0	
12	Inclinação do 1 inferior	22,00	4,0	24	0,5	
13	Inclinação do 1 superior	28,00	4,0	38	2,5	
14	Distância XI – plano oclusal	- 1,50	3,0	2	1,2	
15	Inclinação plano oclusal	24,00	4,0	20	- 1,0	
	PROBLEMA ESTÉTICO					
16	Protrusão do lábio inferior	1,40	2,0	6	2,3	
17	Comprimento do lábio superior	24,00	2,0	27	1,5	
18	Relação estômio - PO	3,80	1,0	4	0,2	
	RELAÇÃO CRÂNIO – FACE					
19	Profundidade facial	87,99	3,0	84	- 1,3	
20	Eixo facial	90,00	3,0	82	- 2,7	
21	Cone facial	68,00	3,0	86	6,0	
22	Ângulo plano mandibular	25,10	4,0	31	1,5	
23	Profundidade maxilar	90,00	3,0	90	0,0	
24	Altura maxilar	54,20	3,0	63	2,9	
25	Inclinação plano palatino	1,00	3,5	4	0,9	
	AS ESTRUTURAS INTERNAS					
26	Desvio craniano	27,00	3,0	31	1,3	
27	Comprimento craniano anterior	59,00	3,0	60	0,3	
28	Altura facial posterior	56,30	3,0	60	1,2	
29	Posição do ramo da mandíbula	76,00	3,0	75	- 0,3	
30	Localização do porio	37,50	2,0	40	1,3	
31	Arco mandibular	28,50	4,0	21	- 1,9	
32	Comprimento do corpo	70,80	2,7	66	- 1,8	
	TIPOLOGIA FACIAL	MEDIDA	PAC	DOLICO	MESO	BRAQUI
	Eixo facial	90,00	- 2,7	//////		+
	Profundidade facial	87,99	- 1,3	//////		+
	Ângulo plano mandibular	25,10	1,5	//////		-
	Altura facial inferior	47,00	1,8	//////		-
	Arco mandibular	28,50	- 1,9	//////		+

Tabela 7.2

Dolicoprosópico severo.

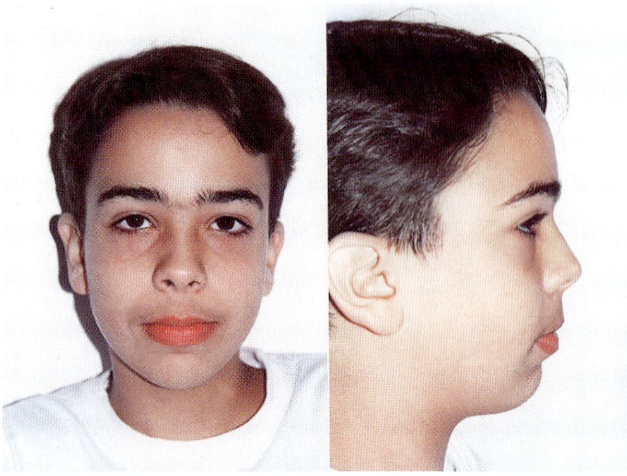

Fig. 7.20

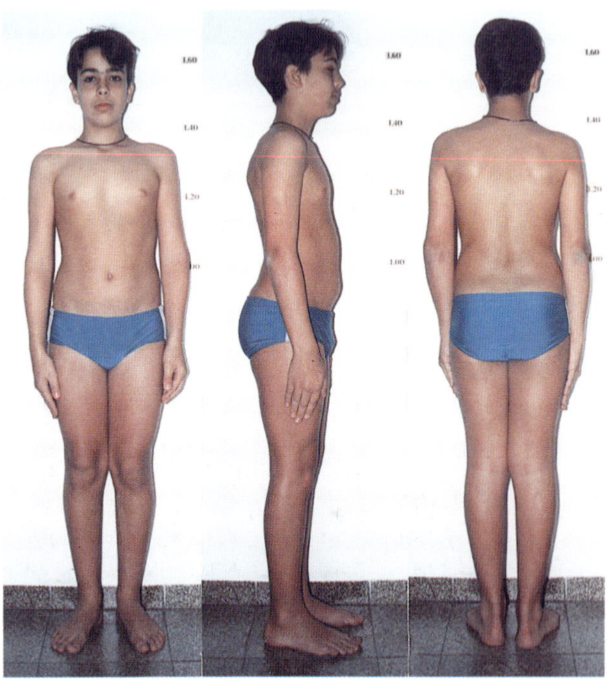

Fig. 7.21

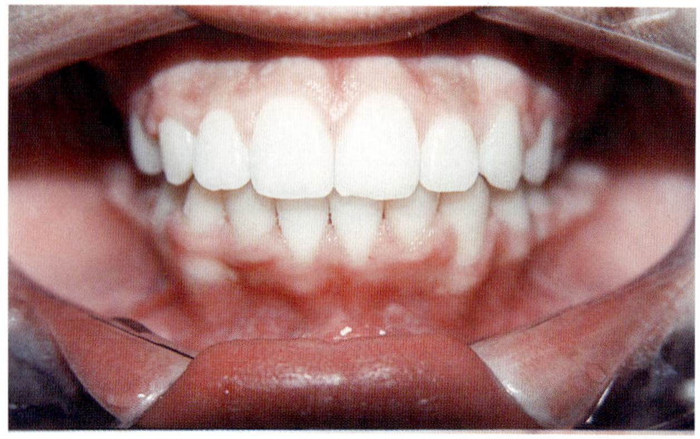

Fig. 7.22A

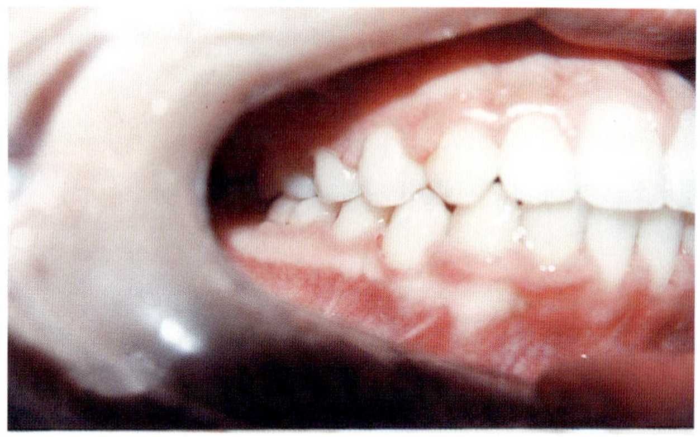

Fig. 7.22B

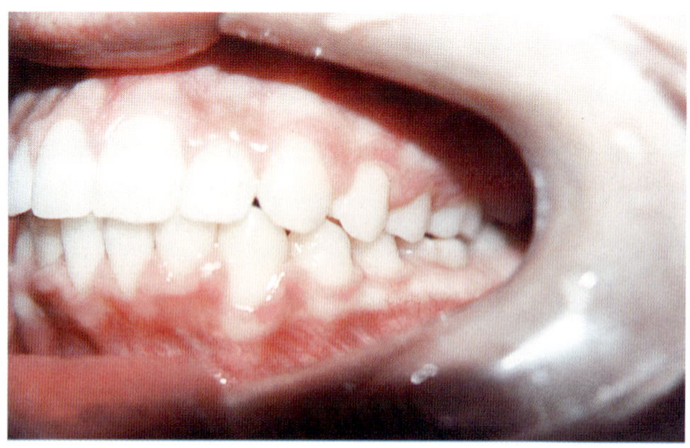

Fig. 7.22C

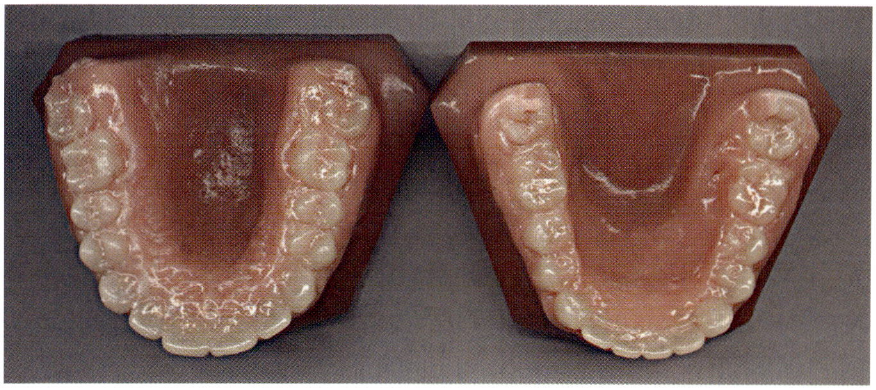

Fig. 7.23

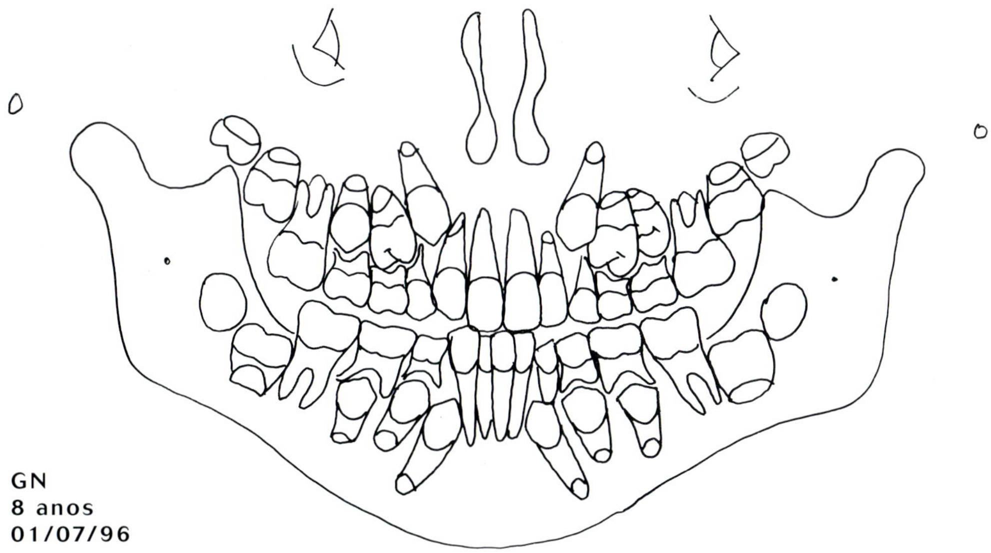

Fig. 7.24

As chaves de oclusão de Angel foram obtidas:

1. **Relação molar:** A cúspide mesiovestibular do primeiro molar superior permanente oclui no sulco mesiovestibular do primeiro molar inferior permanente. O ideal será que haja contato da vertente distal da cúspide distovestibular do primeiro molar superior permanente com a superfície mesial da cúspide mesiovestibular do segundo molar inferior, permanente.
2. **Angulação mesiodistal dos dentes;**
3. **Inclinação vestíbulo-lingual dos dentes:** Estes não se implantam no processo alveolar de forma perpendicular, como os decíduos, mas obedecem a direção dos raios de um cone tridimensional, tendo seu centro situado a 3 mm do ponto násio (Villain).
4. **Áreas de contato interproximais rígidas;**
5. **Conformação dos arcos:** Alguns autores reconhecem o arco como elíptico; Tomes, Black, Pensa e Favero, parabólico; Sappey, Testut, Angel e Wheeler, em forma de V, circular, em lira, ou em U; Menezes, Izard, Marseillier, Sicher-Tandler, April-Figun. Gostaria que vocês pudessem me ver agora. Como isso não é possível, darei uma idéia para os amantes e conhecedores da velha telegrafia e do código Morse (.... .. ..).
6. **Ausência de rotações dentárias;**
7. **Curva de Spee;**
8. **Guias de oclusão dinâmica:** O conceito dinâmico da oclusão nos leva a pensar em seu objetivo maior: equilíbrio oclusal e estabilidade mandibular.
9. **Equilíbrio dental;**
10. **Harmonia facial.**

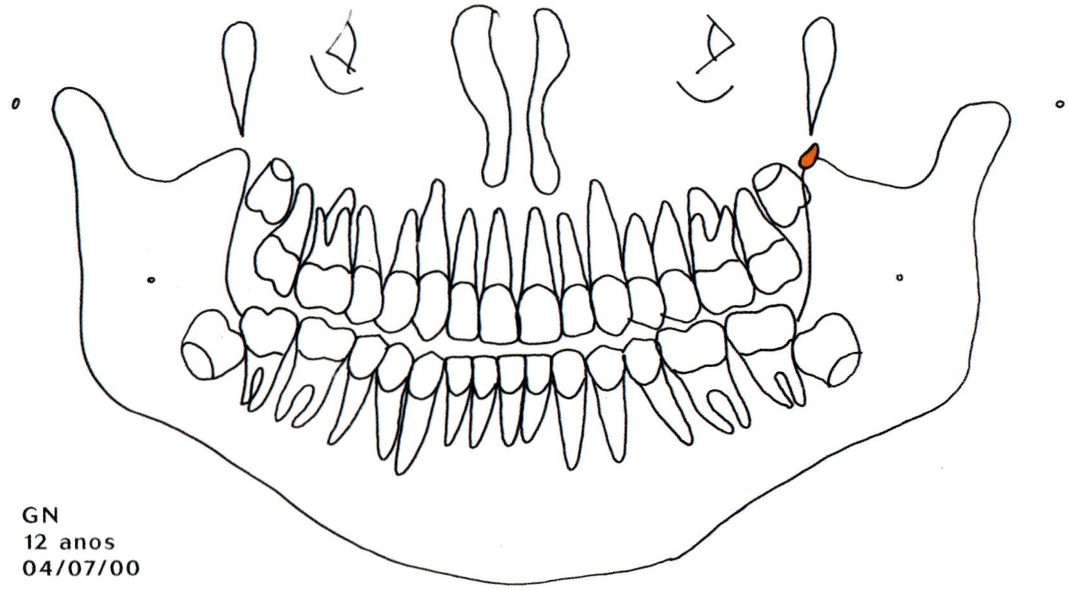

Fig. 7.25

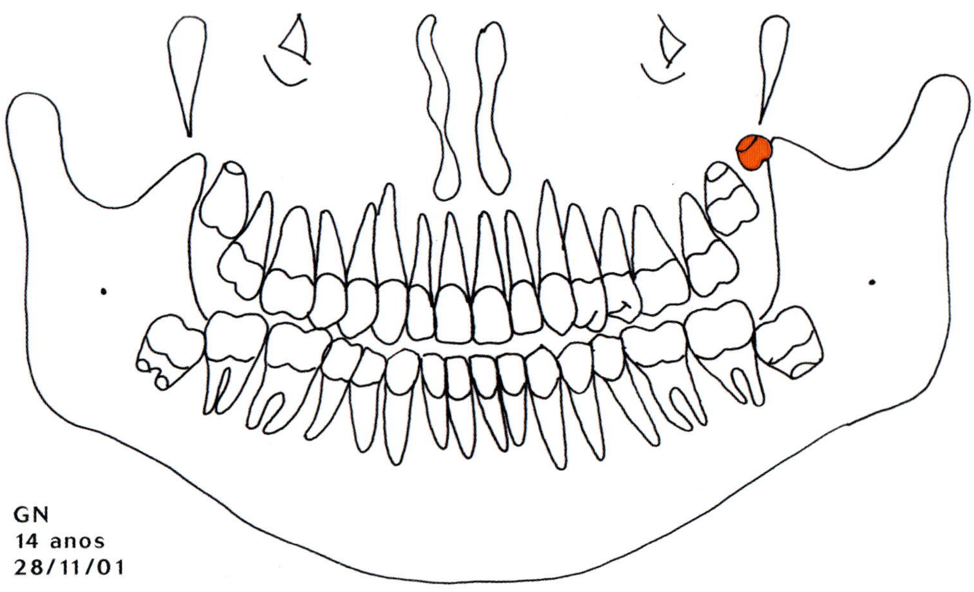

Fig. 7.26

Caso Clínico 8

RPV, 8 anos

A clínica ortodôntica prima em nos testar dia a dia. Você lembra que dissemos serem os casos mais difíceis aqueles que poderiam pender para um ou outro lado. Pois bem, este foi um desses. Devemos sempre estar atentos às singularidades e idiossincrasias de cada caso clínico.

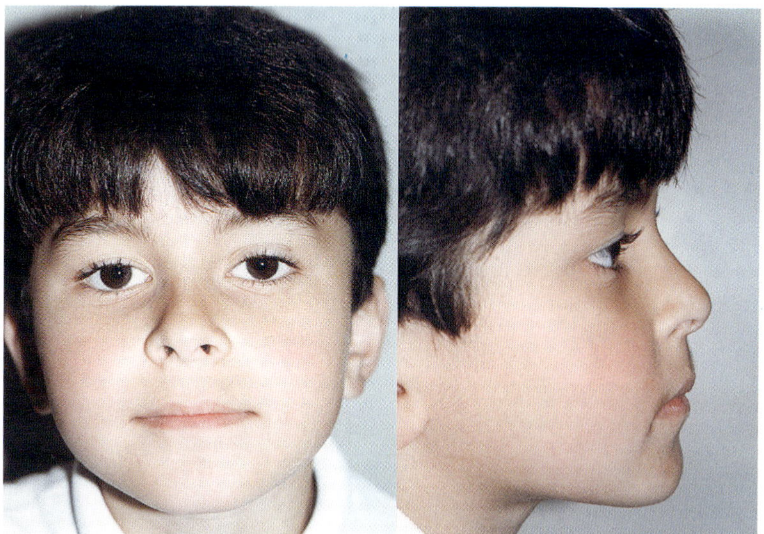

Fig. 8.1

DIAGNÓSTICO

Compressão maxilar, mordida cruzada posterior do lado esquerdo, classe 3 dentária, postura corporal alterada (lordose, escoliose toracolombar esquerda – mesmo lado do cruzamento dentário), assimetria facial, olhos assimétricos, projeção do mento.

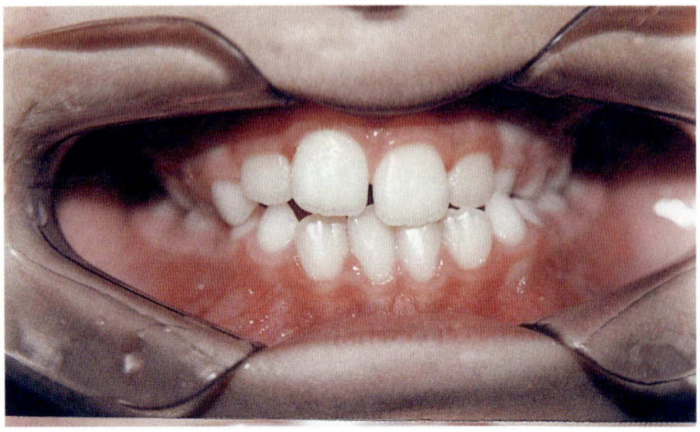

Fig. 8.3A

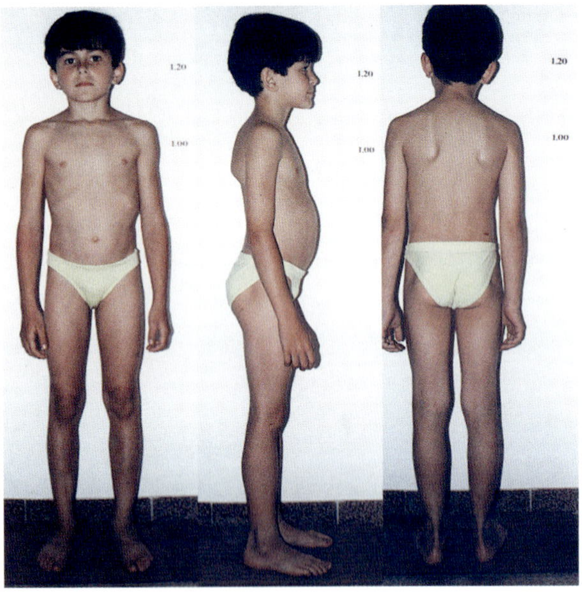

Fig. 8.2

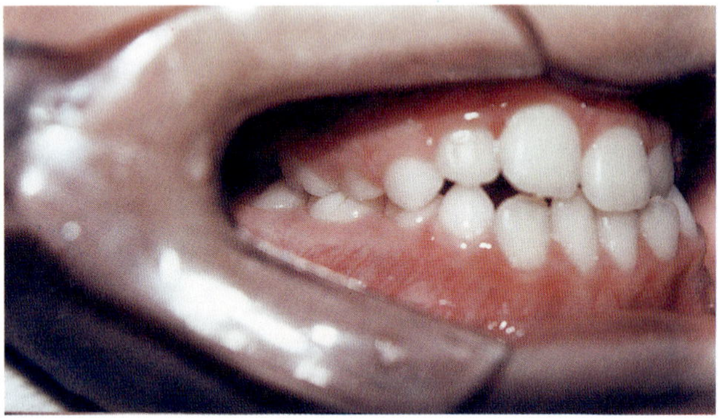

Fig. 8.3B

DADOS CEFALOMÉTRICOS

Relação Molar ↓, Profundidade Facial ↑, Localização Pório ↓, Arco Mandibular ↓, Comprimento do Corpo ↑, Eixo Facial ↑. Sugestivo de classe 3 óssea mandibular.

OBJETIVOS DO TRATAMENTO

Orientação do crescimento mandibular e expansão da maxila, promovendo seu avanço sagital.

MECÂNICA ORTODÔNTICA

RF - 3 por 12 meses, RF - 4 por 6 meses, aparelhagem ortodôntica fixa por 24 meses.

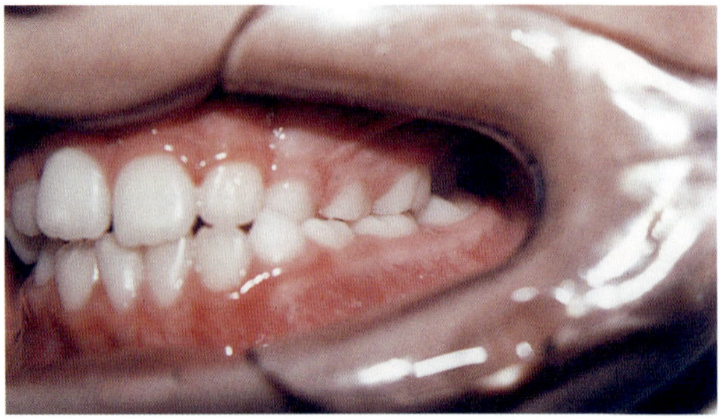

Fig. 8.3C

Dos seis sinais da síndrome cirúrgica da classe 3, o paciente apresentava três, aos oito anos, e possuía flacidez ligamentar em várias articulações, incluindo a ATM. Para aqueles que não se recordam, os sinais da síndrome cirúrgica da classe 3 são:

1. Comprimento craniano anterior ↓
2. Localização do pório ↓
3. Comprimento do corpo ↑
4. Posição do ramo ↑
5. Profundidade maxilar ↓
6. Profundidade facial ↑

Aproveitando que mencionamos a síndrome cirúrgica da classe 3, vamos observar o esquema para extrações, quando estas se fizerem necessárias. Embora a indicação de extrações possa parecer óbvia, alguns profissionais ainda erram ao indicá-las nos casos classe 2 e classe 3. Algumas vezes, pudemos observar na clínica ortodôntica um erro crasso: para o paciente com acentuado *overjet*, o profissional indica a extração dos quatro primeiros pré-molares, perpetuando o problema e, ainda por cima, não fazendo a ancoragem dos molares. Durante anos tivemos que retratar casos clínicos e percebemos que uma boa análise de modelos se faz necessária quando do planejamento, e também que podemos usar ferramentas (tabelas) muitíssimo confiáveis e úteis.

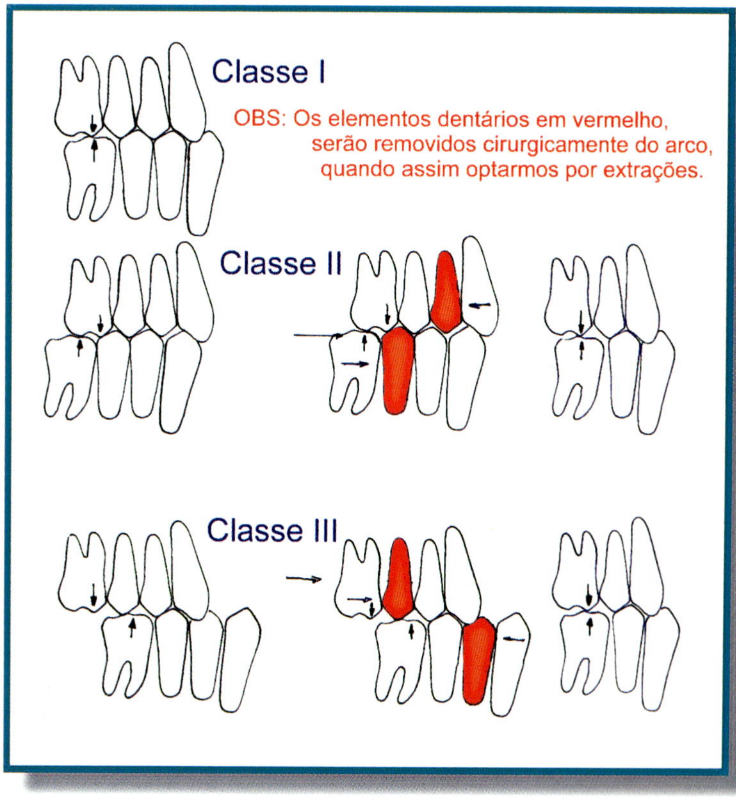

Fig. 8.4

ANÁLISE DE CHATEAU					
Somatório de Incisivos Sup.	Somatório 1 + 6	Somatório 1 + 4 + 6	P14	Distância 4>>>>4 Sup.	Distância 6>>>>6 Sup.
25,0	15,6	21,1	93,0	29,8	37,2
25,3	15,8	21,4	94,0	30,1	37,6
25,5	16,0	21,6	95,0	30,4	38,0
25,8	16,1	21,8	96,0	30,7	38,4
26,1	16,3	22,0	97,0	31,1	38,8
26,3	16,4	22,3	98,0	31,4	39,2
26,6	16,6	22,5	99,0	31,7	39,6
26,9	16,8	22,7	100,0	32,0	40,0
27,1	17,0	22,9	101,0	32,4	40,4
27,4	17,1	23,2	102,0	32,8	40,8
27,7	17,3	23,4	103,0	33,0	41,2
28,0	17,5	23,6	104,0	33,3	41,6
28,2	17,6	23,9	105,0	33,6	42,0
28,5	17,8	24,1	106,0	33,9	42,4
28,8	18,0	24,3	107,0	34,3	42,8
29,0	18,1	24,5	108,0	34,6	43,2
29,3	18,3	24,8	109,0	34,9	43,6
29,6	18,5	25,0	110,0	35,2	44,0
29,8	18,6	25,2	111,0	35,6	44,4
30,1	18,8	25,5	112,0	35,9	44,8
30,4	19,0	25,7	113,0	36,2	45,2
30,6	19,1	25,9	114,0	36,5	46,6
30,9	19,3	26,1	115,0	36,8	46,0
31,2	19,5	26,3	116,0	37,1	46,4
31,4	19,6	26,6	117,0	37,5	46,8
31,7	19,8	26,8	118,0	37,8	47,2
32,0	20,0	27,0	119,0	38,1	47,6
32,2	20,1	27,3	120,0	38,4	48,0
32,5	20,3	27,5	121,0	38,7	48,4
32,8	20,5	27,7	122,0	39,1	48,8
33,1	20,6	28,0	123,0	39,4	49,2
33,3	20,8	28,2	124,0	39,7	49,6
33,6	21,0	28,4	125,0	40,0	50,0
33,9	21,1	28,6	126,0	40,3	50,4
34,1	21,3	28,8	127,0	40,7	50,8
34,4	21,5	29,1	128,0	41,0	51,2
34,7	21,6	29,3	129,0	41,3	51,6
34,9	21,8	29,5	130,0	41,6	52,0
35,2	22,0	29,7	131,0	41,9	52,4
35,5	22,1	30,0	132,0	42,3	52,8
35,7	22,3	30,2	133,0	42,6	53,2
36,0	22,5	30,4	134,0	43,0	53,6

Continuação...

36,2	22,7	30,7	135,0	43,2	54,0
36,5	22,8	30,9	136,0	43,5	54,4

Tabela 8.1

OBS: Os valores em vermelho significam macrodontia descompensada.

ANÁLISE DE BOLTON

∑ . 12 inf / Â . 12 Sup X 100 = 91 . 3 ± 1 . 91

∑ . 6 inf / Â . 6 sup X 100 = 77 . 2 ± 1 . 65

12 MAXILA	12 MAND.	6 MAXILA	6 MAND.
85	77,6	40,0	30,9
86	78,5	40,5	31,3
87	79,4	41,0	31,7
88	80,3	41,5	32,0
89	81,3	42,0	32,4
90	82,1	42,5	32,8
91	83,1	43,0	33,6
92	84,0	43,5	34,0
93	84,9	44,0	34,4
94	85,8	44,5	34,7
95	86,7	45,0	35,1
96	87,6	45,5	35,5
97	88,6	46,0	35,9
98	89,5	46,5	36,3
99	90,4	47,0	36,7
100	91,3	47,5	37,1
101	92,2	48,0	37,4
102	93,1	48,5	37,8
103	94,0	49,0	38,2
104	95,0	50,0	38,6
105	96,8	50,5	39,0
106	97,8	51,0	39,4
107	98,6	51,5	39,8
108	99,5	52,0	40,1
109	99,5	52,5	40,5
110	100,4	53,0	40,9
	53,5	41,3	
	54,0	41,7	
	54,5	42,1	
	55,0	42,5	

ANÁLISE DE TANAKA JOHNSTON

E . R . Inf = (∑ . Inc . I nf / 2 + 10 . 5) X2

E . R . sup = (∑ . Inc . Sup / 2 + 11 . 0) X2

Tabela 8.2

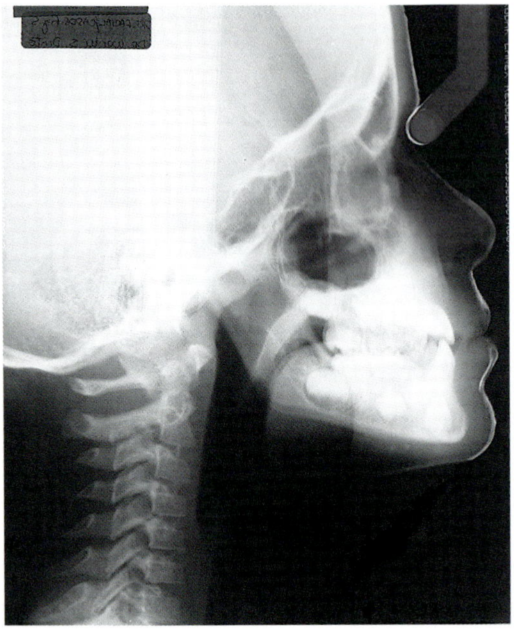

Fig. 8.5

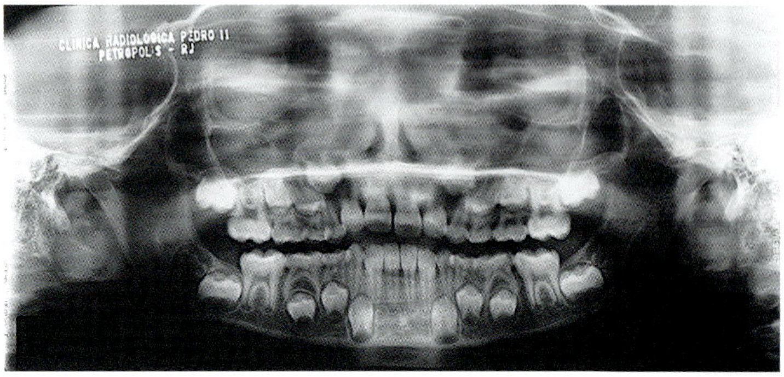

Fig. 8.6

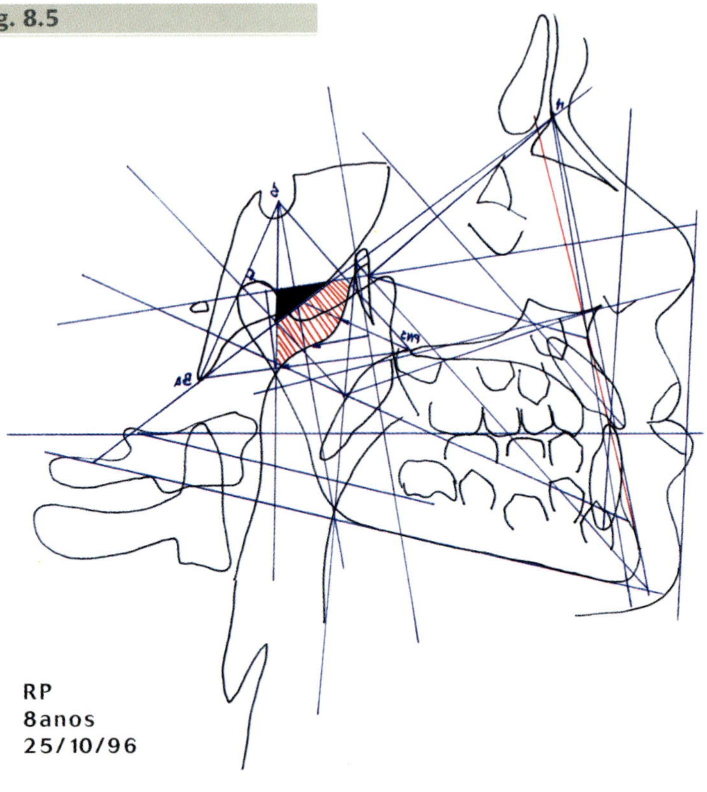

Fig. 8.7

Optamos, quando do plano de tratamento, pelo RF-3 por 18 meses, e AEAK por 12 meses. Com a idade de 10 anos e meio trocamos por ortodontia fixa, pois, como é usual, nessa faixa etária a colaboração tende a declinar. Tendo início a segunda etapa de seu tratamento, agora com basais ósseas mais saudáveis, tudo fica mais fácil. Dos três fatores determinantes de cirurgia ortognática, terminamos com somente 1 (P.F. ↑). Isto se dá porque o crescimento mandibular é geneticamente orientado, muito pouco nos restando a fazer, a não ser torcer por taxas hormonais normais. Se este caso não fosse tratado, seria bastante provável que a criança se transformasse em prognata, com todos as complicações psicológicas agregadas. Daí a importância do domínio de várias técnicas ortodônticas e de estarmos sempre abertos a novos paradigmas.

Nome: RPV, 8 anos

	PROBLEMA DENTÁRIO	NORMAL	D.C+-	PAC	DC	
1	Relação molar	- 3,00	- 3,00	- 5,00	- 0,67	
2	Relação canina	- 2,00	3,00		- 0,67	
3	*Overjet*	2,50	2,50	0,00	- 1,00	
4	*Overbite*	2,50	2,00	2,00	- 0,25	
5	Extrusão do 1 inferior	1,25	2,00	1,00	- 0,13	
6	Ângulo interincisivo	125,00	6,00	134,00	1,50	
	PROBLEMA ESQUELÉTICO					
7	Convexidade	2,20	2,00	2,00	- 0,10	
8	Altura facial inferior	47,00	4,00	44,00	- 0,75	
	RELAÇÕES DENTOMAXILARES					
9	Posição do 6 sup	11,00	3,00	11,00	0,00	
10	Protrusão do 1 inferior	1,00	2,00	0,00	- 0,50	
11	Protrusão do 1 superior	4,00	2,00	1,00	- 1,50	
12	Inclinação do 1 inferior	22,00	4,00	18,00	- 1,00	
13	Inclinação do 1 superior	28,00	4,00	28,00	0,00	
14	Distância XI – plano oclusal	0,50	3,00	- 8,00	- 2,83	
15	Inclinação plano oclusal	22,00	4,00	14,00	- 2,00	
	PROBLEMA ESTÉTICO					
16	Protrusão do lábio inferior	2,20	2,00	2,00	- 0,10	
17	Comprimento do lábio superior	24,00	2,00	28,00	2,00	
18	Relação estômio - PO	3,40	1,00	3,00	- 0,40	
	RELAÇÃO CRÂNIO – FACE					
19	Profundidade facial	86,67	3,00	93,00	2,11	
20	Eixo facial	90,00	3,00	95,00	1,67	
21	Cone facial	68,00	3,00	66,00	- 0,67	
22	Ângulo plano mandibular	26,30	4,00	22,00	- 1,08	
23	Profundidade maxilar	90,00	3,00	91,00	0,33	
24	Altura maxilar	52,60	3,00	58,00	1,80	
25	Inclinação plano palatino	1,00	3,50	5,00	1,14	
	AS ESTRUTURAS INTERNAS					
26	Desvio craniano	27,00	3,00	28,00	0,33	
27	Comprimento craniano anterior	55,00	3,00	53,00	- 0,67	
28	Altura facial posterior	55,90	3,00	52,00	- 1,30	
29	Posição do ramo da mandíbula	76,00	3,00	77,00	0,33	
30	Localização do porio	39,50	2,00	37,00	- 1,25	
31	Arco mandibular	26,50	4,00	22,00	- 1,13	
32	Comprimento do corpo	64,40	2,70	70,00	2,07	
	TIPOLOGIA FACIAL	MEDIDA	PAC	DOLICO	MESO	BRAQUI
	Eixo facial	90,00	1,67	-		//////
	Profundidade facial	86,67	2,11	-		//////
	Ângulo plano mandibular	26,30	- 1,07	+		//////
	Altura facial inferior	47,00	- 0,75	+	//////	-
	Arco mandibular	26,50	- 1,13	//////		+

Tabela 8.3

Braquicefálico moderado.

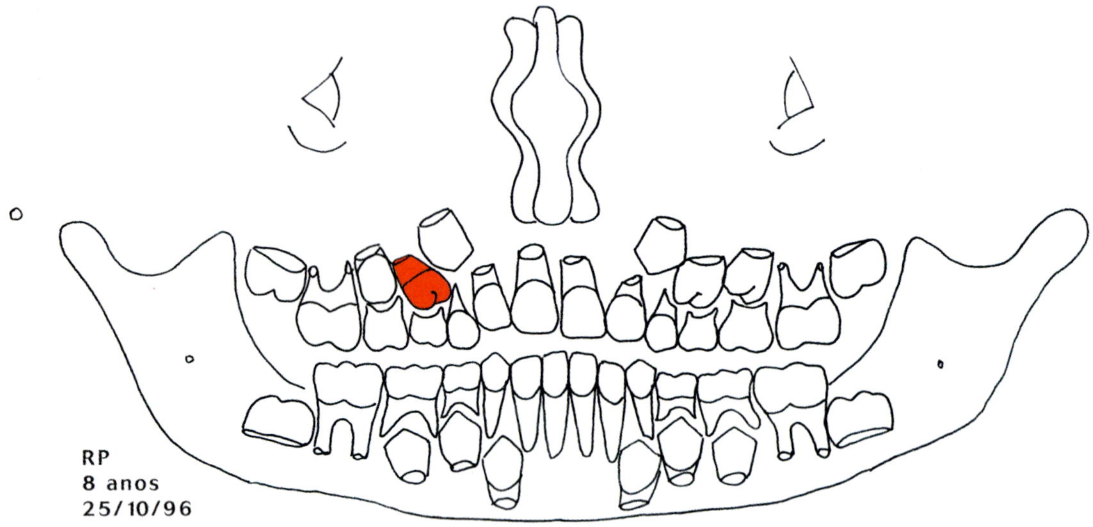

Fig. 8.8

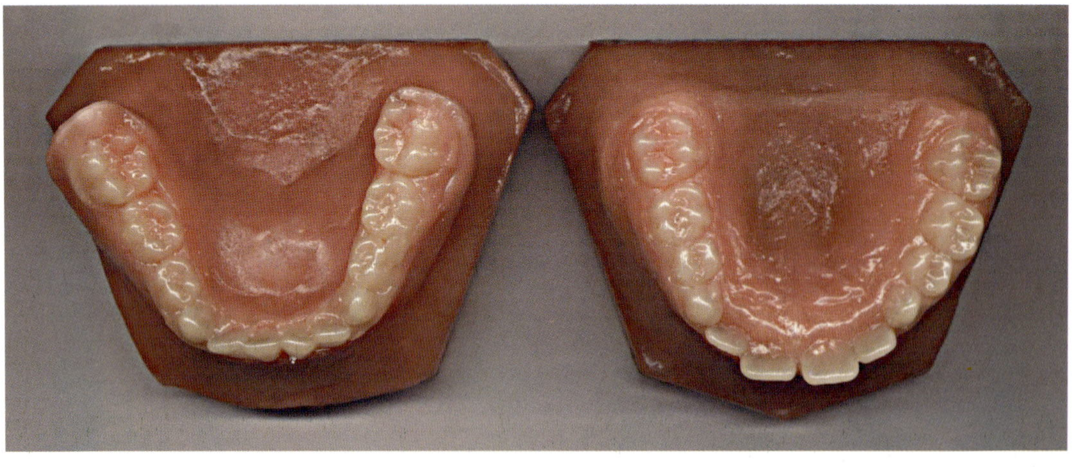

Fig. 8.9

Ativador Elástico Aberto de Klammt

É um aparelho ortopédico dos maxilares dos mais usados, desenvolvido a partir do ativador de Andersen/ Häupl. O AEAK foi reduzido ao máximo em seu tamanho pelo Dr. Georg Klammt e possui hoje apenas os elementos funcionais imprescindíveis. No ativador de Andersen/Häupl, a função consistia num sistema modificado de planos inclinados na região de molares, que desempenhavam o papel de mordida de construção. Para ativar essa função, fazia-se um topo de mordida de alguns milímetros. O ativador só poderia ser usado para dormir, pois era impossível proferir uma só palavra com ele na boca.

Vantagens do uso do AEAK:

1. Pode-se falar com o aparelho na boca.
2. A língua sofre estiramento na presença do arco palatino e é induzida a ocupar seu espaço na cavidade oral. Todas as funções orais recebem novos estímulos.
3. Mandíbula e maxila estão, durante todo o dia, em nova posição funcional.
4. Ampla indicação.
5. Fácil execução no laboratório (40 minutos).

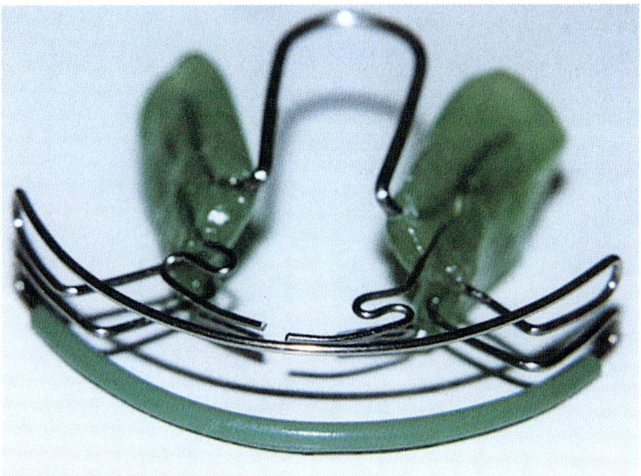

Fig. 8.10

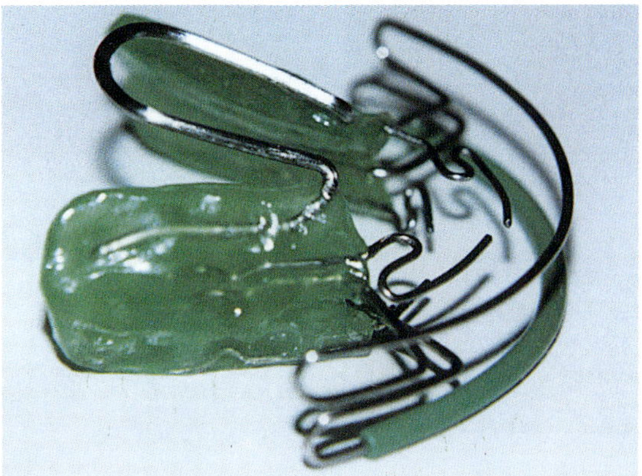

Fig. 8.11

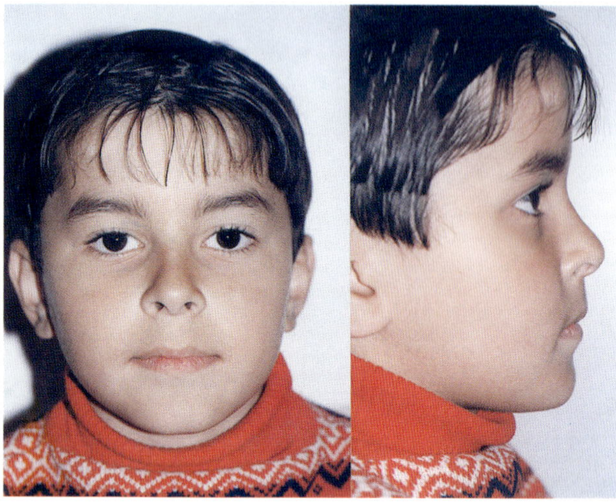

Fig. 8.12

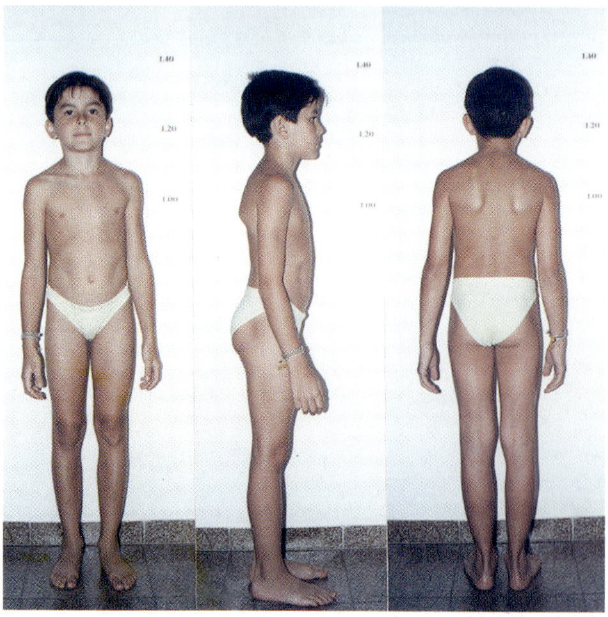

Fig. 8.13

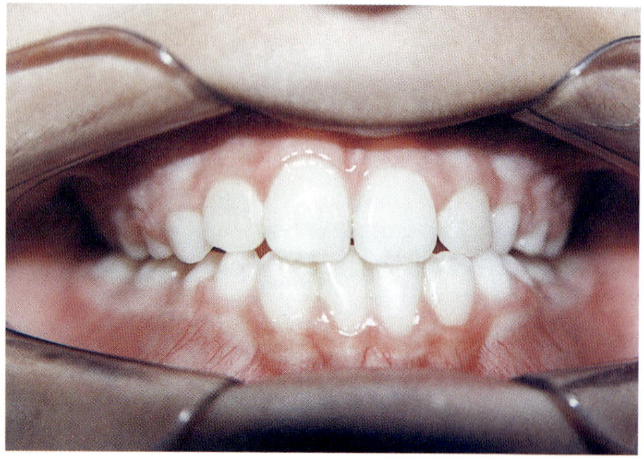

Fig. 8.14A

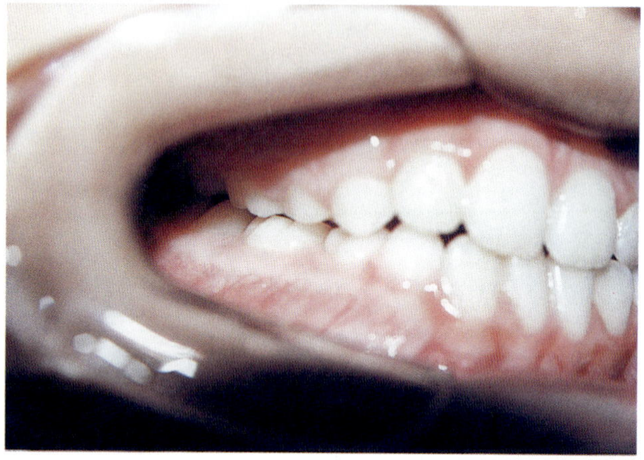

Fig. 8.14B

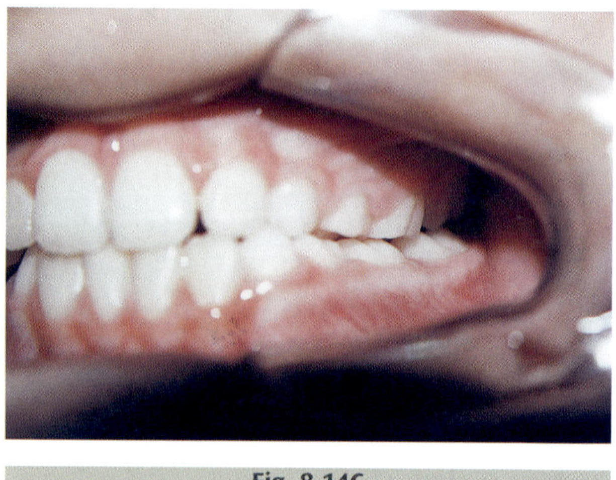

Fig. 8.14C

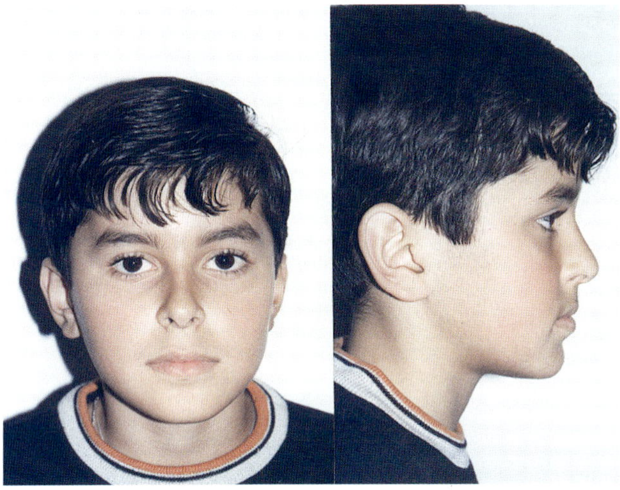

Fig. 8.15

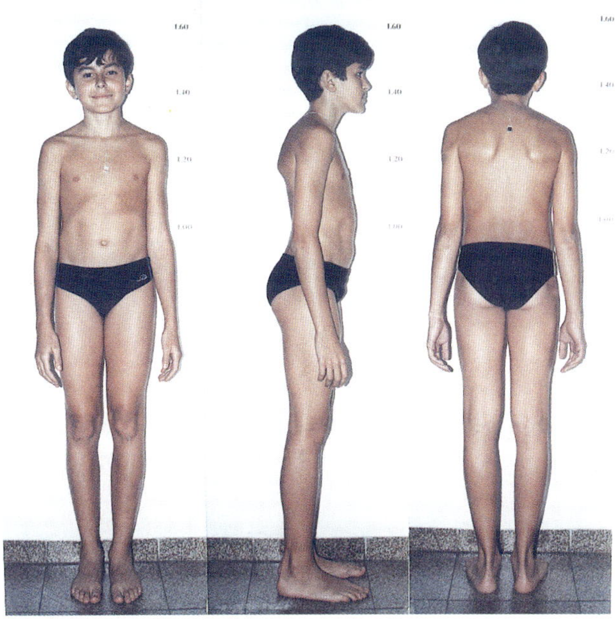

Fig. 8.16

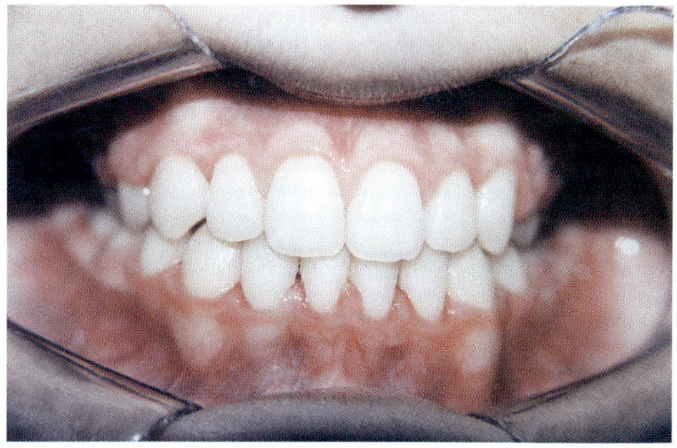

Fig. 8.17A

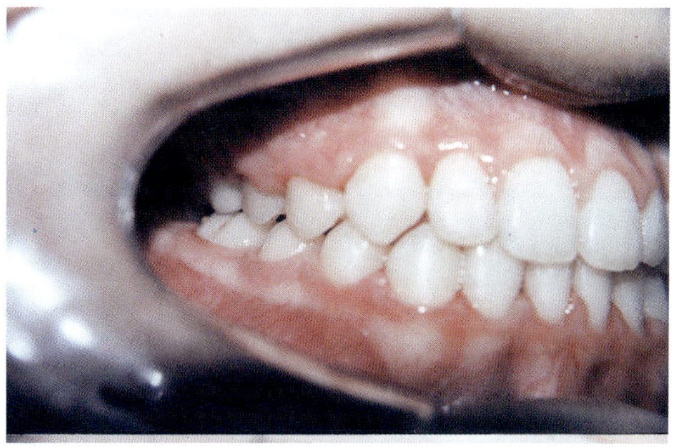

Fig. 8.17B

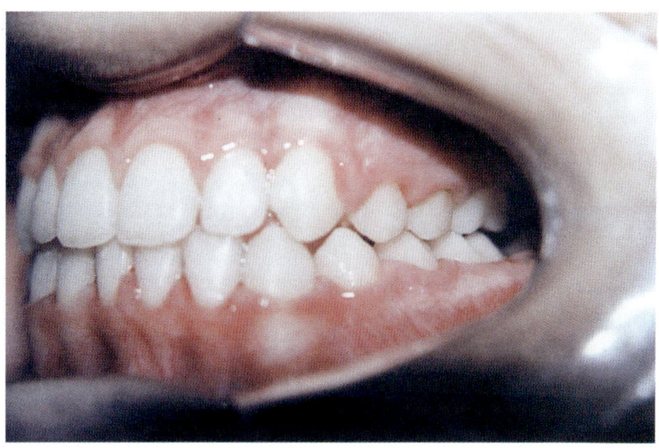

Fig. 8.17C

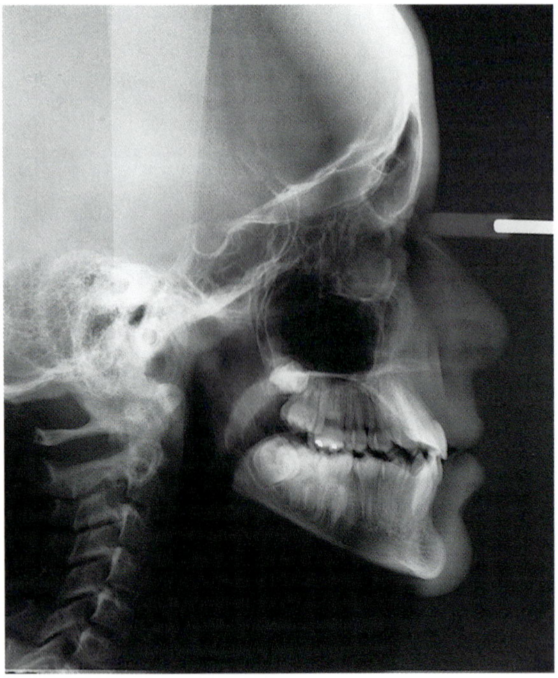

Fig. 8.18

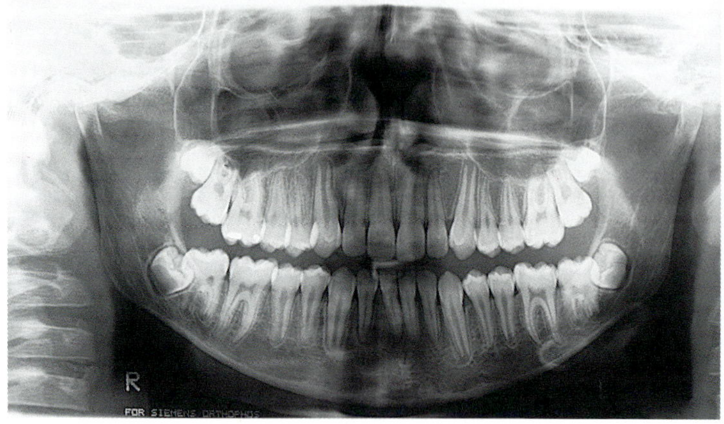

Fig. 8.19

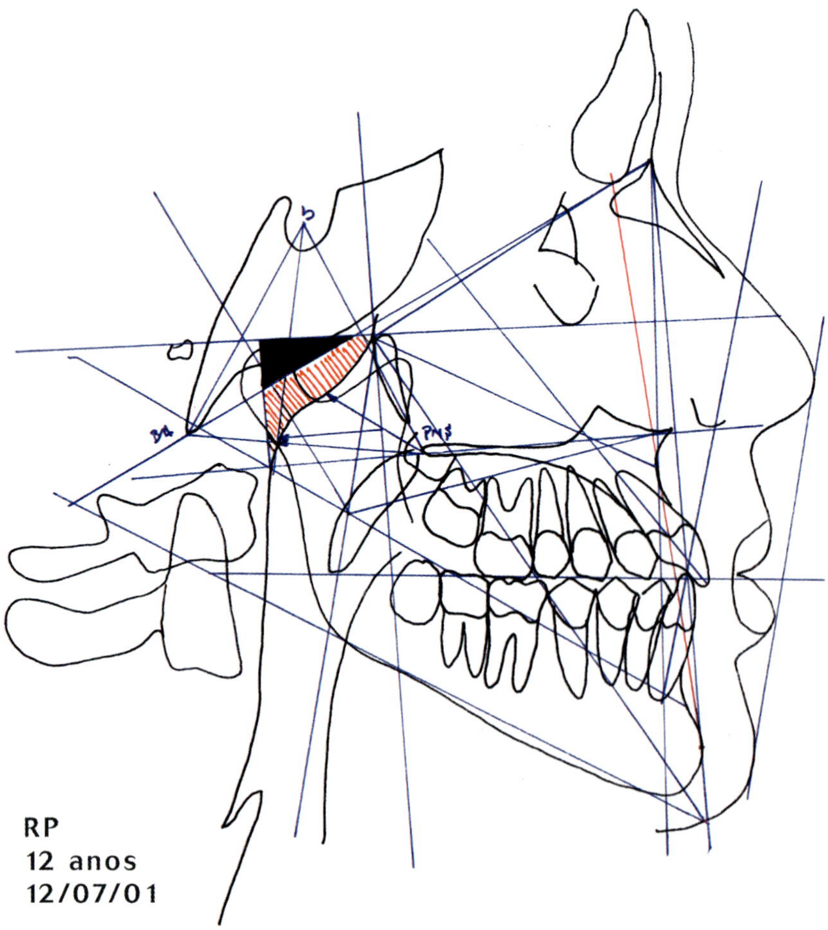

Fig. 8.20

Nome: RPV, 12 anos						
	PROBLEMA DENTÁRIO	NORMAL	D.C±	PAC	DC	
1	Relação molar	- 3,00	- 3,00	- 3,00	0,00	0,00
2	Relação canina	- 2,00	3,00	- 2,00	0,00	0,00
3	*Overjet*	2,50	2,50	1,00	- 0,60	- 1,50
4	*Overbite*	2,50	2,00	2,50	0,00	0,00
5	Extrusão do 1 inferior	1,25	2,00	1,25	0,00	0,00
6	Ângulo interincisivo	125,00	6,00	130,00	0,83	5,00
	PROBLEMA ESQUELÉTICO					
7	Convexidade	1,40	2,00	4,00	1,30	2,60
8	Altura facial inferior	47,00	4,00	45,00	- 0,50	- 2,00
	RELAÇÕES DENTOMAXILARES					
9	Posição do 6 superior	15,00	3,00	15,00	0,00	0,00
10	Protrusão do 1 inferior	1,00	2,00	1,00	0,00	0,00
11	Protrusão do 1 superior	4,00	2,00	4,00	0,00	0,00
12	Inclinação do 1 inferior	22,00	4,00	21,00	- 0,25	- 1,00
13	Inclinação do 1 superior	28,00	4,00	29,00	0,25	1,00
14	Distância XI – plano oclusal	1,50	3,00	- 11,00	- 3,17	- 9,50
15	Inclinação plano oclusal	24,00	4,00	24,50	0,13	0,50
	PROBLEMA ESTÉTICO					
16	Protrusão do lábio inferior	1,40	2,00	0,00	- 0,70	- 1,40
17	Comprimento do lábio superior	24,00	2,00	29,00	2,50	5,00
18	Relação estômio - PO	3,80	1,00	1,00	- 2,80	- 2,80
	RELAÇÃO CRÂNIO – FACE					
19	Profundidade facial	87,99	3,00	92,00	1,34	4,01
20	Eixo facial	90,00	3,00	94,00	1,33	4,00
21	Cone facial	68,00	3,00	59,00	- 3,00	- 9,00
22	Ângulo plano mandibular	25,10	4,00	25,50	0,10	0,40
23	Profundidade maxilar	90,00	3,00	91,00	0,33	1,00
24	Altura maxilar	54,20	3,00	58,00	1,27	3,80
25	Inclinação plano palatino	1,00	3,50	0,00	- 0,29	- 1,00
	AS ESTRUTURAS INTERNAS					
26	Desvio craniano	27,00	3,00	27,00	0,00	0,00
27	Comprimento craniano anterior	59,00	3,00	59,00	0,00	0,00
28	Altura facial posterior	56,30	3,00	53,00	- 1,10	- 3,30
29	Posição do ramo da mandíbula	76,00	3,00	78,00	0,67	2,00
30	Localização do porio	37,50	2,00	36,00	- 0,75	- 1,50
31	Arco mandibular	28,50	4,00	29,00	0,13	0,50
32	Comprimento do corpo	70,80	2,70	72,00	0,44	1,20
	TIPOLOGIA FACIAL	MEDIDA	PAC	DOLICO	MESO	BRAQUI
	Eixo facial	90,00	1,33	-		//////
	Profundidade facial	87,99	1,34	-		//////
	Ângulo plano mandibular	25,10	0,10	+	//////	-
	Altura facial inferior	47,00	- 0,50	+	//////	-
	Arco mandibular	28,50	0,13	-	//////	+

Tabela 8.4

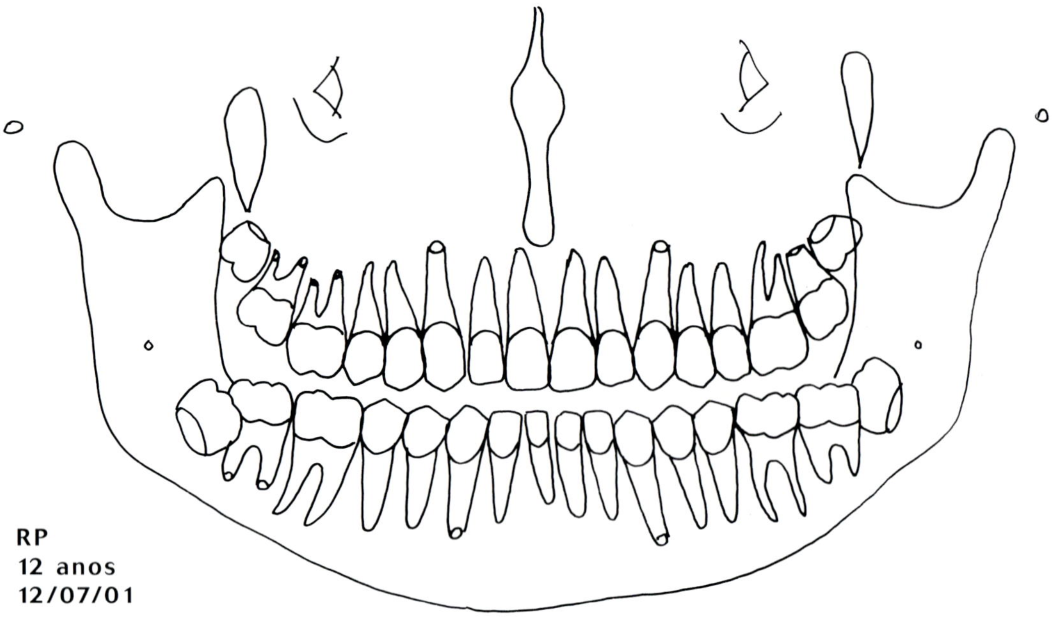

Fig. 8.21

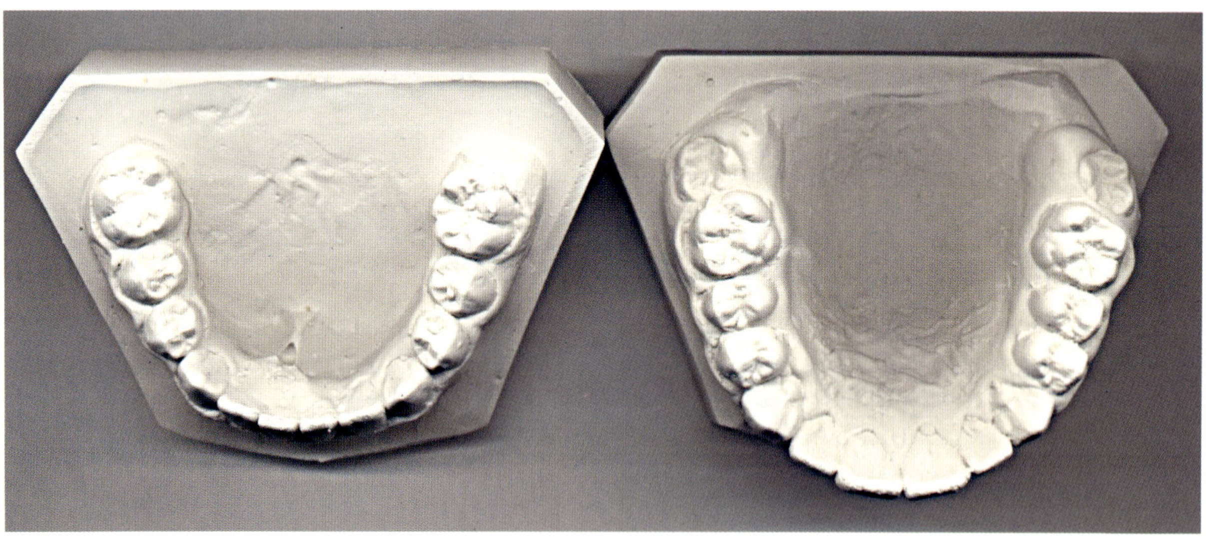

Fig. 8.22

Caso Clínico 9

LR, 6 anos

DIAGNÓSTICO

Compressão maxilar e mandibular, mordida cruzada posterior bilateral, classe 2 dentária, espaço oronasofaringeano normal, lábios hipotônicos, respiração predominantemente bucal, presença de todos os germes dentários permanentes, postura corporal incorreta (lordose), abdome distendido, curvatura cervical acentuada, discrepância negativa em ambas as arcadas.

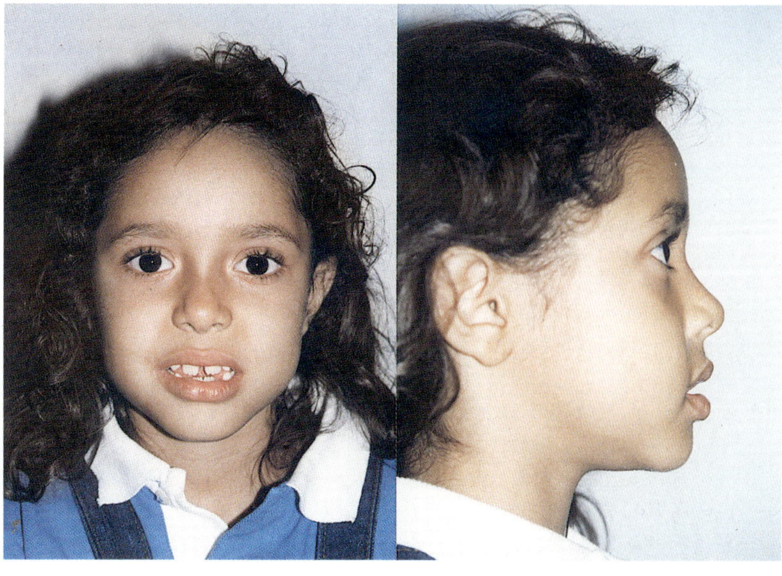

FIG. 9.1

DADOS CEFALOMÉTRICOS

Ângulo Interincisivo ↓, Profundidade Facial ↑, Eixo Facial ↓, Inclinação Plano Oclusal ↓, Cone Facial ↓, Profundidade Facial ↓, Profundidade Maxilar ↑, Desvio Craniano ↑, Altura Facial Posterior ↓, Posição Ramo ↓, Arco Mandibular ↑.

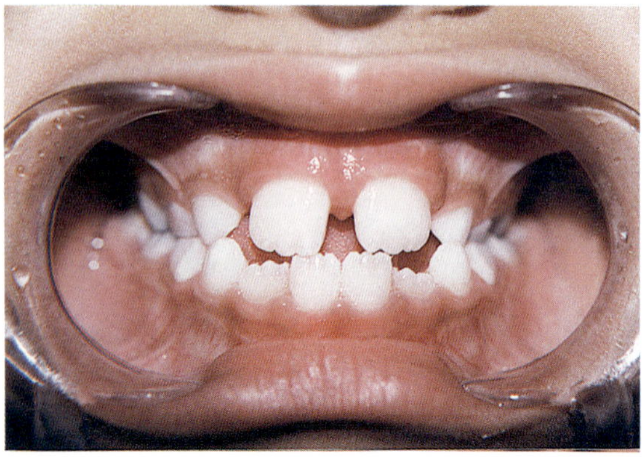

FIG. 9.3A

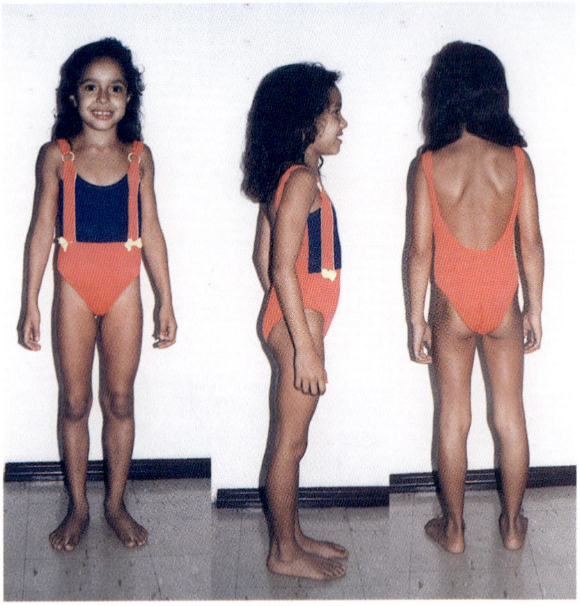

FIG. 9.2

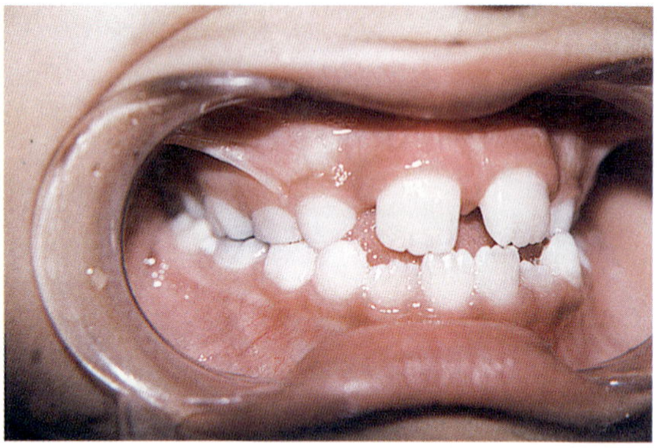

FIG. 9.3B

OBJETIVOS DO TRATAMENTO

Promover expansão em ambas as arcadas, descruzar os maxilares, promover o crescimento da pré-maxila e corrigir o hábito respiratório bucal, transformando-o em nasal.

MECÂNICA ORTODÔNTICA

Regulador de função de Frankel por 12 meses RF-3, 12 meses RF-4, interrupção por 18 meses. Segunda fase com ortodontia fixa, *brackets* de Roth, mecânica associada, por 18 meses, contenção por 12 meses.

A singularidade de cada paciente é motivação constante para o estudo e a prática ortodôntica. Especialmente neste caso clínico, fico imaginando qual teria sido o resultado final se a paciente fosse tratada com outra técnica ortodôntica, de acordo com a ótica de outro profissional.

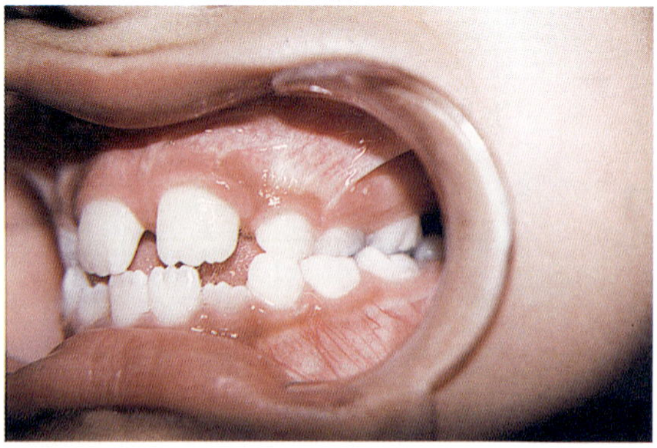

FIG. 9.3C

Devemos sempre brincar com a pergunta: Qual seria a solução mais fácil para o problema? Uma abertura para novos e promissores paradigmas acontecerá, sendo impossível abstrair a verdade dos fatos, em sua essência, pois o que nos chega é uma versão deles, mais ou menos distorcida. Fazendo uma análise criteriosa, podemos, no máximo, atingir a percepção da verdade focada em um horizonte psicológico e temporal – a nossa época. Imaginem a televisão em 1820: o horizonte psicológico seria instável e inimaginável. Este assunto já foi abordado, mas é sempre bom relembrarmos, pois a crítica deverá ser feita observando esses aspectos.

A possibilidade de êxito neste caso clínico, e em tantos outros, motiva-nos a perseverar na clínica ortodôntica. Será que já atingimos uma resposta para a pergunta "por que tratar?", feita no capítulo 1? Lembrem-se sempre de que **sucesso** só vem antes de **trabalho** no dicionário.

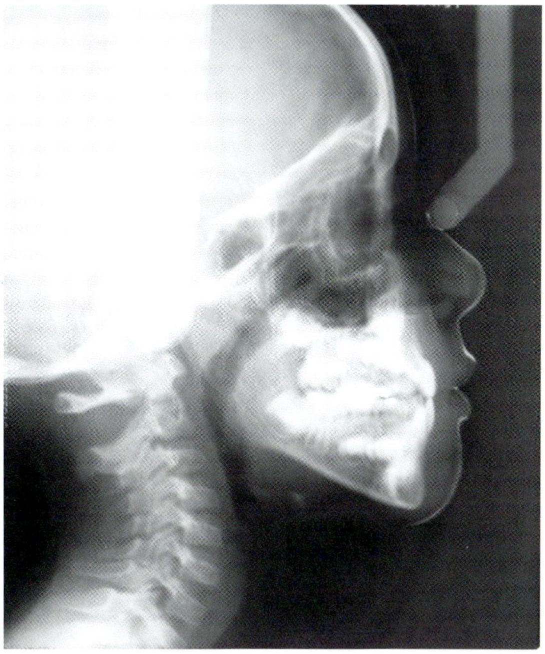

FIG. 9.4

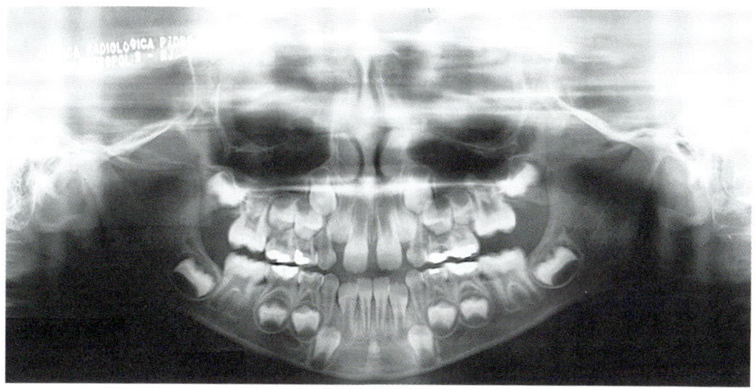

FIG. 9.5

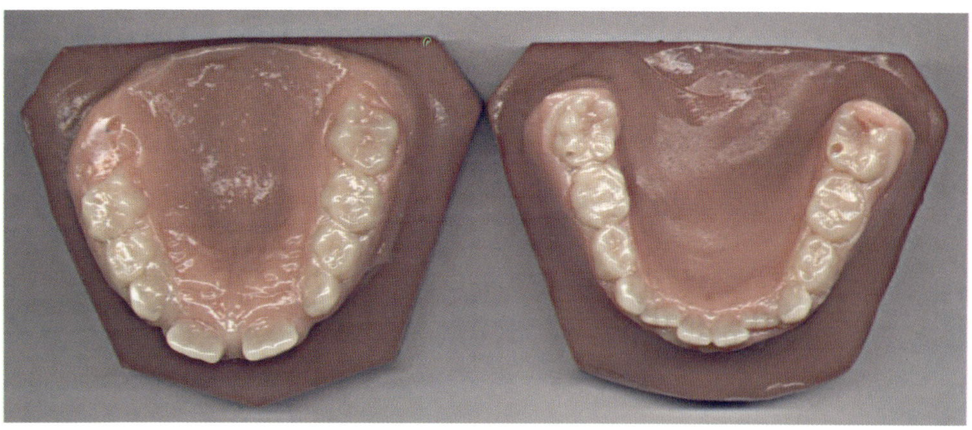

FIG. 9.6

NOME: LR, 6 anos					
	ESTUDO DAS ADENÓIDES	NORMAL	VARIAÇÃO	PACIENTE	DESVIO
1	AD1 - Enp	20,66	5,50	22,00	0,24
2	AD2 - Enp	15,89	3,53	16,00	0,03
3	R - PTV	07,07	3,84	06,00	- 0,28

Tabela 9.1

GRAU 0 (ZERO) DE OBSTRUÇÃO (ESCALA DE 0 - 4).

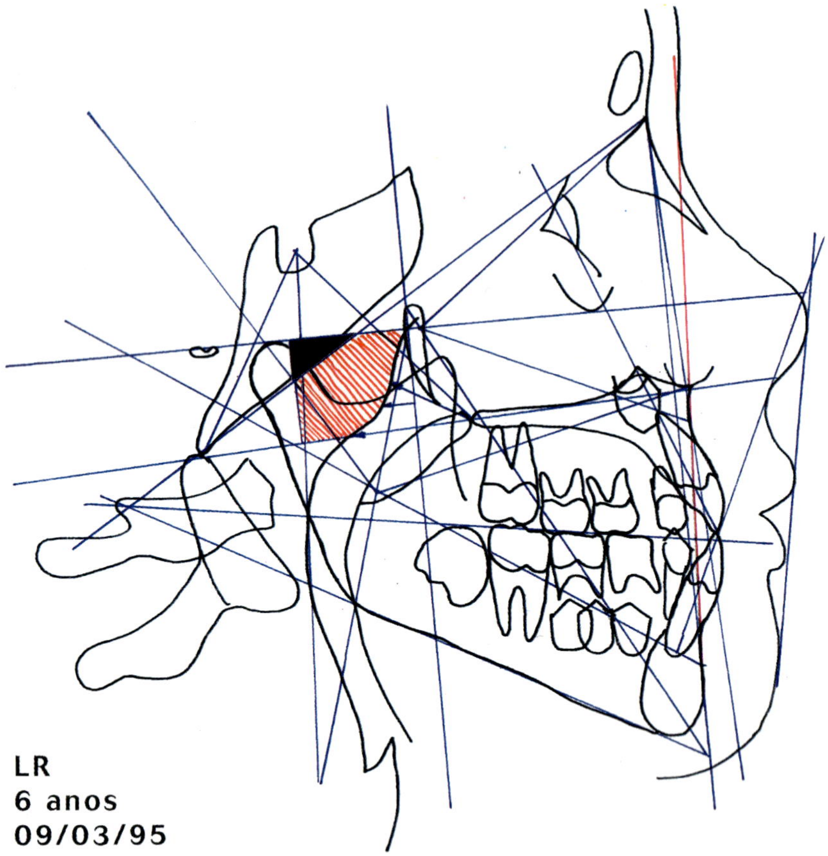

FIG. 9.7

	Nome: LR, 6 anos					
	PROBLEMA DENTÁRIO	NORMAL	D.C±	PAC	DC	
1	Relação molar	- 3,00	- 3,0	- 3	0,0	
2	Relação canina	- 2,00	3,0		- 0,7	
3	*Overjet*	2,50	2,5	0	- 1,0	
4	*Overbite*	2,50	2,0	0	- 1,3	
5	Extrusão do 1 inferior	1,25	2,0	2	0,4	
6	Ângulo interincisivo	125,00	6,0	128	0,5	
	PROBLEMA ESQUELÉTICO					
7	Convexidade	2,60	2,0	2	- 0,3	
8	Altura facial inferior	47,00	4,0	41	- 1,5	
	RELAÇÕES DENTOMAXILARES					
9	Posição do 6 superior	9,00	3,0	13	1,3	
10	Protrusão do 1 inferior	1,00	2,0	2	0,5	
11	Protrusão do 1 superior	4,00	2,0	3	- 0,5	
12	Inclinação do 1 inferior	22,00	4,0	22	0,0	
13	Inclinação do 1 superior	28,00	4,0	42	3,5	
14	Distância XI – plano oclusal	1,50	3,0	- 1	- 0,8	
15	Inclinação plano oclusal	21,00	4,0	12	- 2,3	
	PROBLEMA ESTÉTICO					
16	Protrusão do lábio inferior	2,60	2,0	1	- 0,8	
17	Comprimento do lábio superior	24,00	2,0	23	- 0,5	
18	Relação estômio - PO	3,20	1,0	7	3,8	
	RELAÇÃO CRÂNIO – FACE					
19	Profundidade facial	86,01	3,0	95	3,0	
20	Eixo facial	90,00	3,0	85	- 1,7	
21	Cone facial	68,00	3,0	63	- 1,7	
22	Ângulo plano mandibular	26,90	4,0	23	- 1,0	
23	Profundidade maxilar	90,00	3,0	97	2,3	
24	Altura maxilar	51,80	3,0	58	2,1	
25	Inclinação plano palatino	1,00	3,5	3	0,6	
	AS ESTRUTURAS INTERNAS					
26	Desvio craniano	27,00	3,0	36	3,0	
27	Comprimento craniano anterior	53,00	3,0	53	0,0	
28	Altura facial posterior	55,70	3,0	49	2,2	
29	Posição do ramo da mandíbula	76,00	3,0	77	0,3	
30	Localização do porio	40,50	2,0	38	1,3	
31	Arco mandibular	25,50	4,0	27	0,4	
32	Comprimento do corpo	61,20	2,7	67	2,1	
	TIPOLOGIA FACIAL	**MEDIDA**	**PAC**	**DOLICO**	**MESO**	**BRAQUI**
	Eixo facial	90,00	- 1,7	//////		+
	Profundidade facial	86,01	3,0	-		//////
	Ângulo plano mandibular	26,90	- 1,0	+		//////
	Altura facial inferior	47,00	- 1,5	+		//////
	Arco mandibular	25,50	0,4	-	//////	+

Tabela 9.2

Braquicefálico moderado.

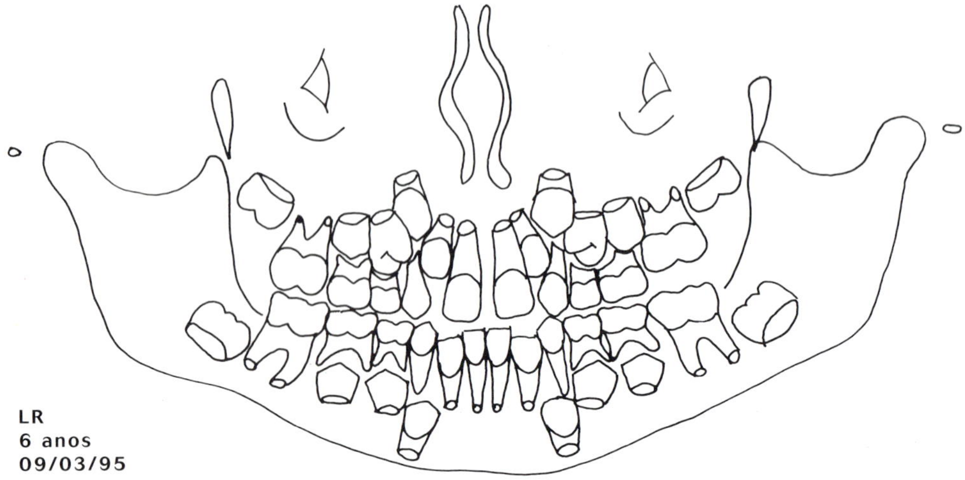

FIG. 9.8

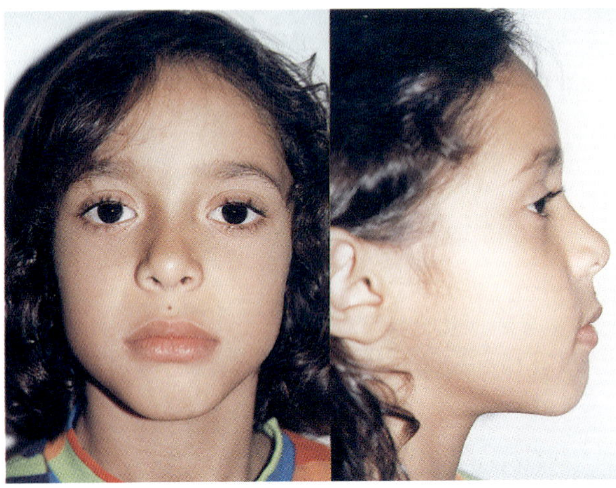

FIG. 9.9

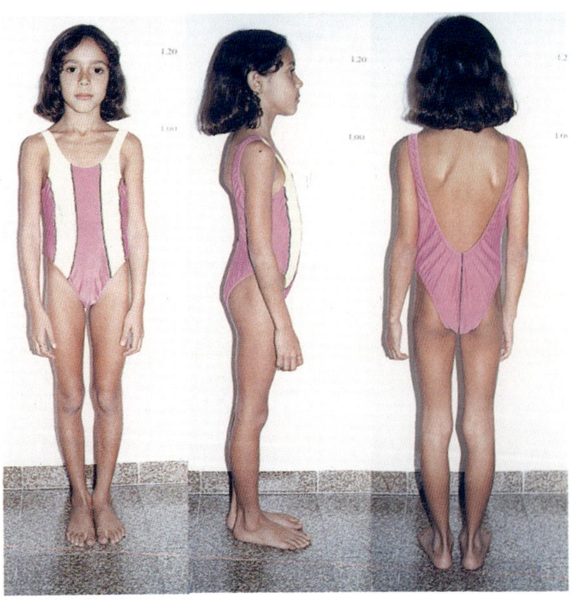

FIG. 9.10

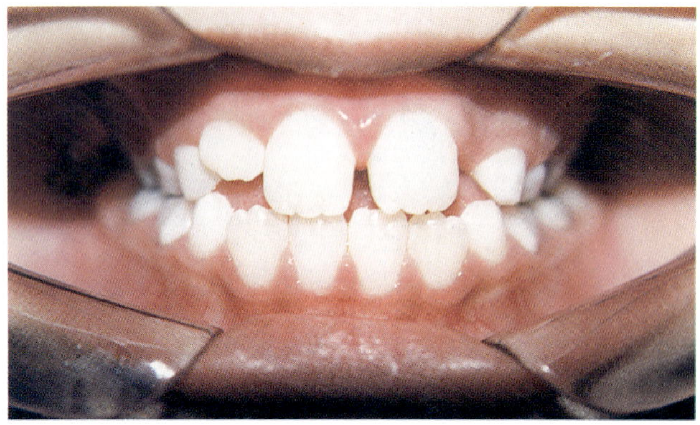

FIG. 9.11A

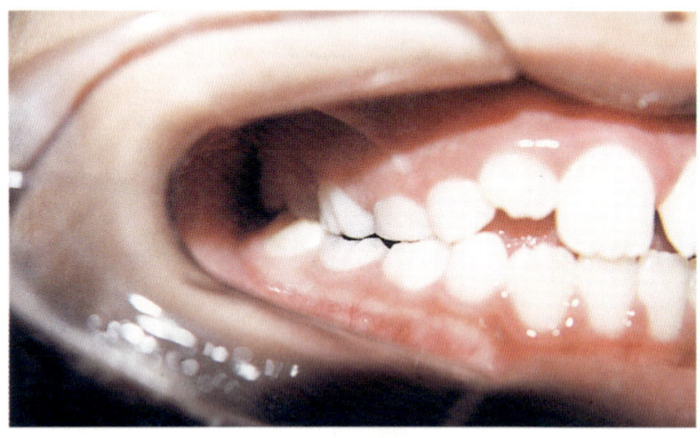

FIG. 9.11B

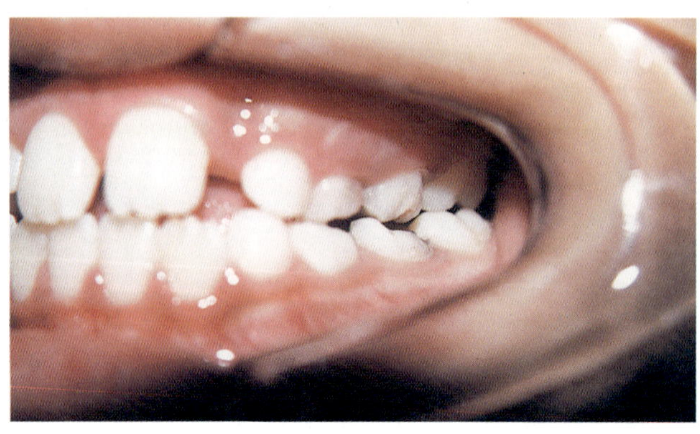

FIG. 9.11C

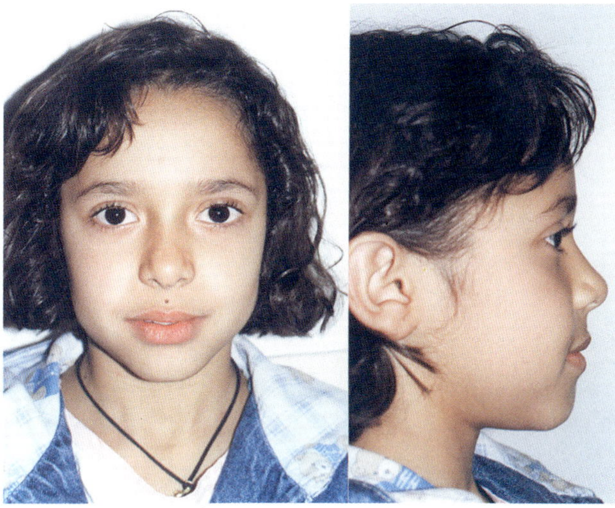

FIG. 9.12

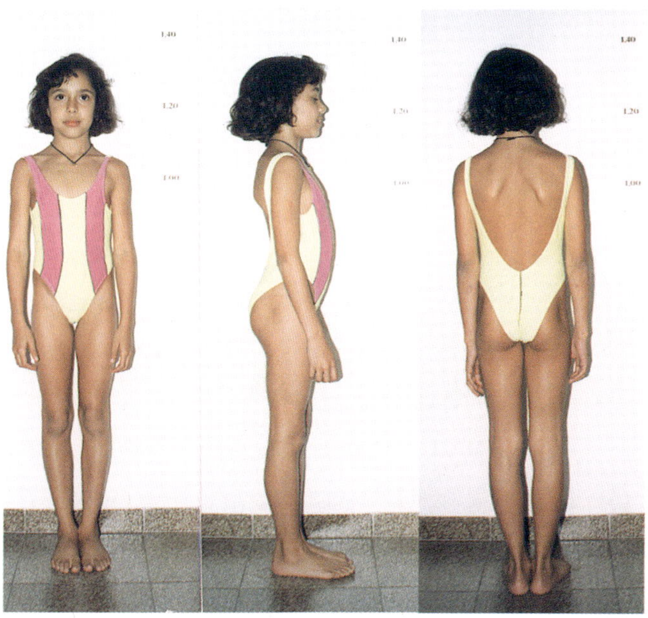

FIG. 9.13

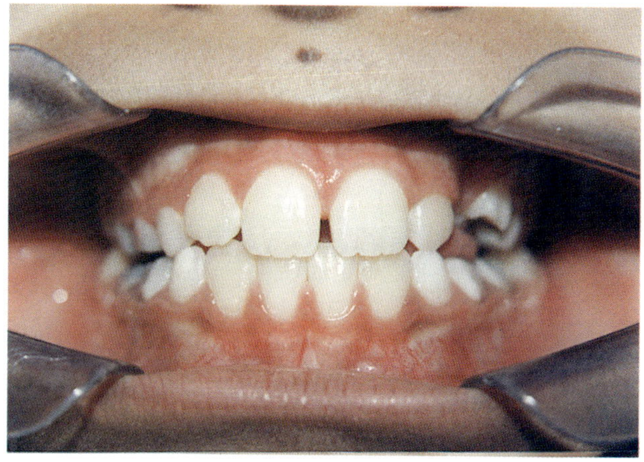

FIG. 9.14A

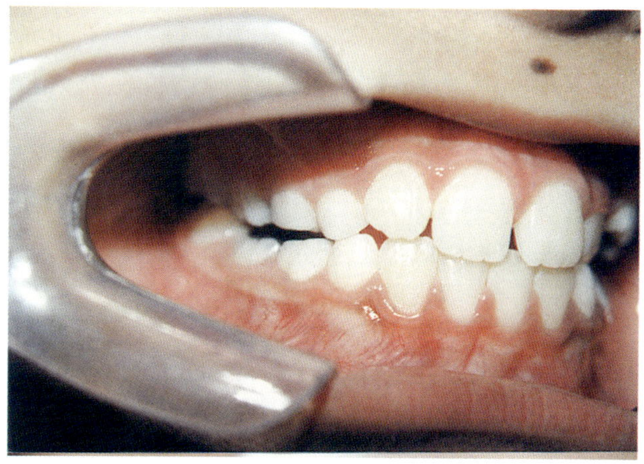

FIG. 9.14B

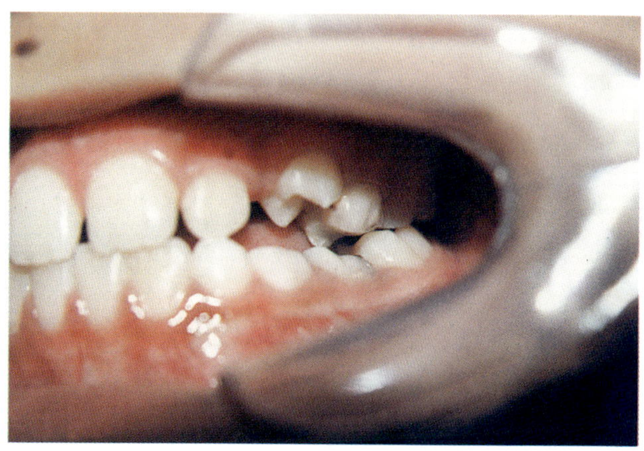

FIG. 9.14C

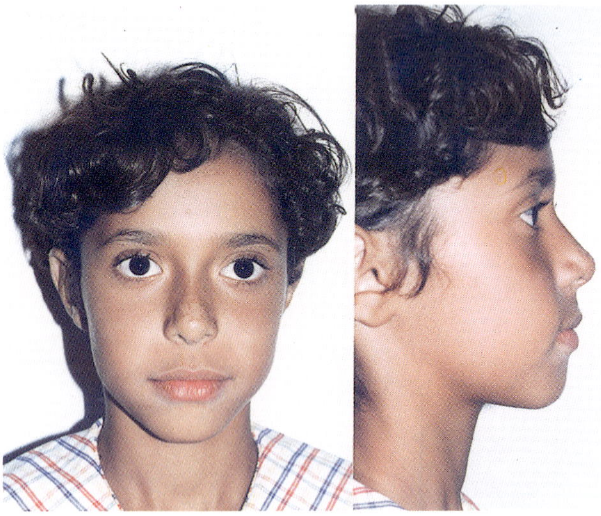

FIG. 9.15

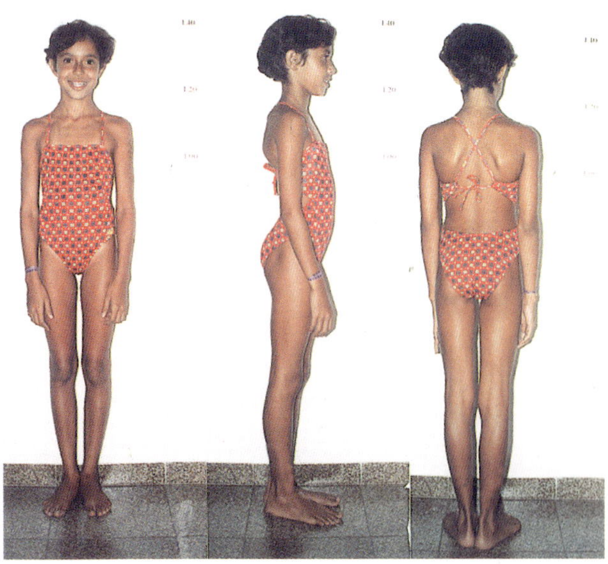

FIG. 9.16

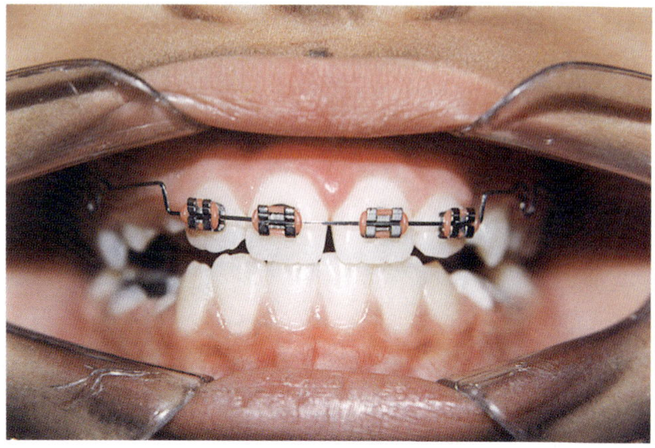

FIG. 9.17A

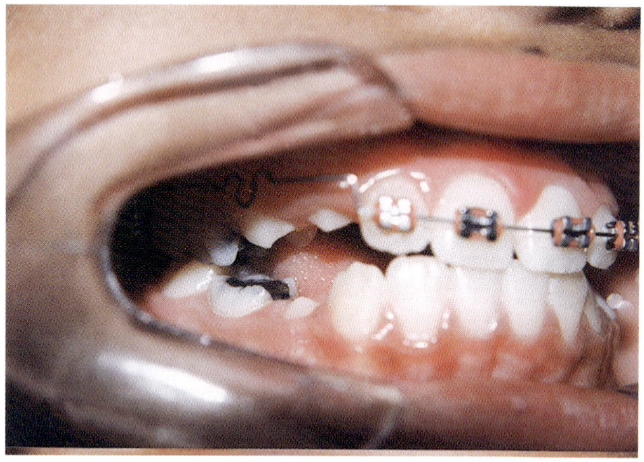

FIG. 9.17B

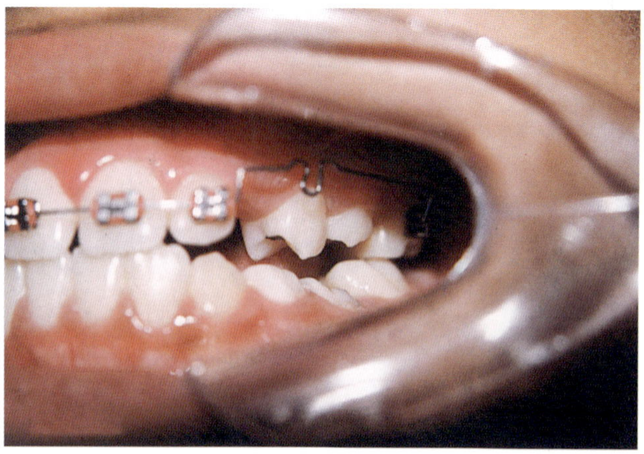

FIG. 9.17C

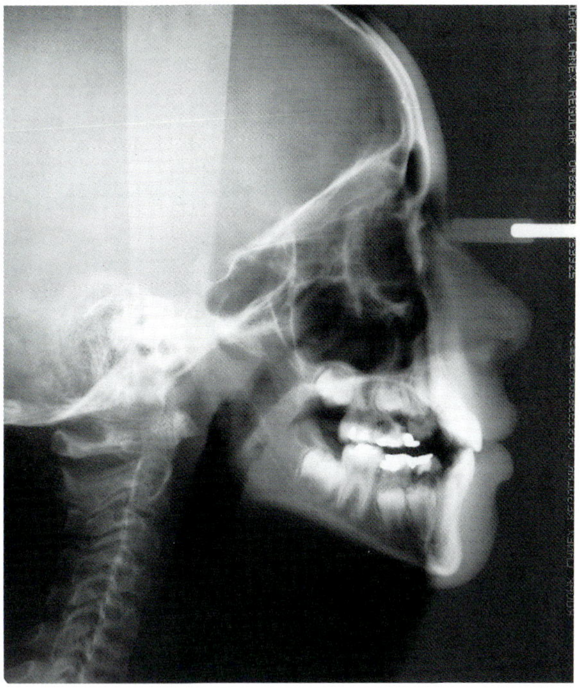

FIG. 9.18

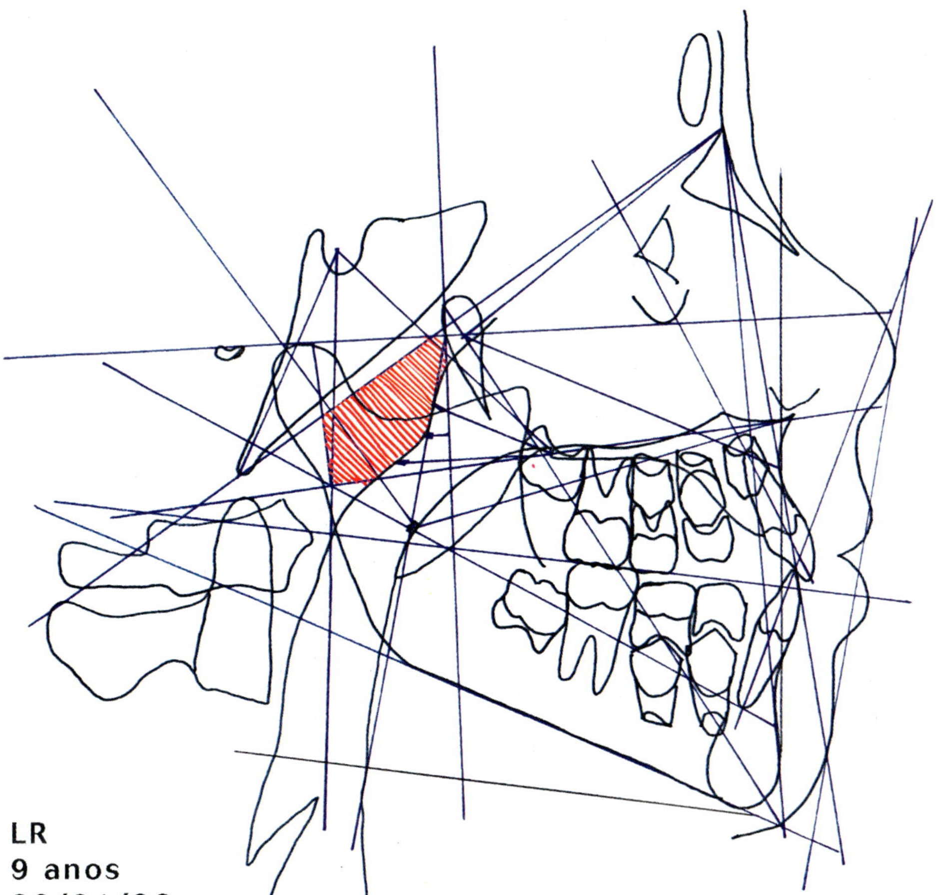

FIG. 9.19

Nome: LR, 9 anos						
	PROBLEMA DENTÁRIO	NORMAL	D.C±	PAC	DC	
1	Relação molar	- 3,00	- 3,0	- 1,14	0,6	
2	Relação canina	- 2,00	3,0	1,00	- 1,0	
3	*Overjet*	2,50	2,5	2,78	0,1	
4	*Overbite*	2,50	2,0	0,27	- 1,1	
5	Extrusão do 1 inferior	1,25	2,0	3,01	0,9	
6	Ângulo interincisivo	125,00	6,0	133,63	- 1,4	
	PROBLEMA ESQUELÉTICO					
7	Convexidade	2,00	2,0	3,82	0,9	
8	Altura facial inferior	47,00	4,0	47,36	0,1	
	RELAÇÕES DENTOMAXILARES					
9	Posição do 6 superior	12,00	3,0	13,20	0,4	
10	Protrusão do 1 inferior	1,00	2,0	2,65	0,8	
11	Protrusão do 1 superior	4,00	2,0	5,35	0,7	
12	Inclinação do 1 inferior	22,00	4,0	19,87	- 0,5	
13	Inclinação do 1 superior	28,00	4,0	26,50	- 0,4	
14	Distância XI – plano oclusal	0	3,0	1,30	0,4	
15	Inclinação plano oclusal	22,50	4,0	19,96	- 0,6	
	PROBLEMA ESTÉTICO					
16	Protrusão do lábio inferior	2,00	2,0	1,65	- 0,2	
17	Comprimento do lábio superior	24,00	2,0	24,63	0,3	
18	Relação estômio - PO	3,50	1,0	6,13	2,6	
	RELAÇÃO CRÂNIO – FACE					
19	Profundidade facial	87,00	3,0	86,90	0,0	
20	Eixo facial	90,00	3,0	88,08	- 0,6	
21	Cone facial	68,00	3,0	61,34	- 2,2	
22	Ângulo plano mandibular	26,00	4,0	31,75	1,4	
23	Profundidade maxilar	90,00	3,0	90,79	0,3	
24	Altura maxilar	53,00	3,0	53,50	0,2	
25	Inclinação plano palatino	1,00	3,5	- 1,27	- 0,6	
	AS ESTRUTURAS INTERNAS					
26	Desvio craniano	27,00	3,0	26,57	- 0,1	
27	Comprimento craniano anterior	56,00	3,0	53,94	- 0,7	
28	Altura facial posterior	56,00	3,0	53,89	- 0,7	
29	Posição do ramo da mandíbula	76,00	3,0	76,94	0,3	
30	Localização do porio	39,00	2,0	41,09	1,0	
31	Arco mandibular	27,00	4,0	23,41	- 0,9	
32	Comprimento do corpo	66,00	2,7	68,42	0,9	
	TIPOLOGIA FACIAL	MEDIDA	PAC	DOLICO	MESO	BRAQUI
	Eixo facial	90,00	- 0,6	-	//////	+
	Profundidade facial	87,00	- 0,0	-	//////	+
	Ângulo plano mandibular	26,00	1,4	//////		-
	Altura facial inferior	47,00	0,1	+	//////	-
	Arco mandibular	27,00	- 0,9	-	//////	+

Tabela 9.3

Mesoprosópico.

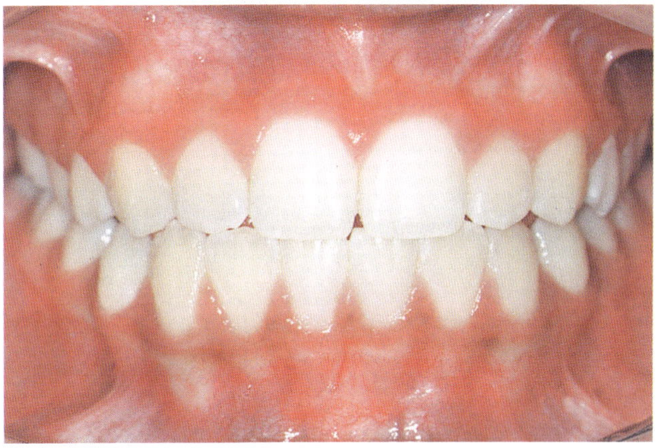

FIG. 9.20

Oclusão frontal.

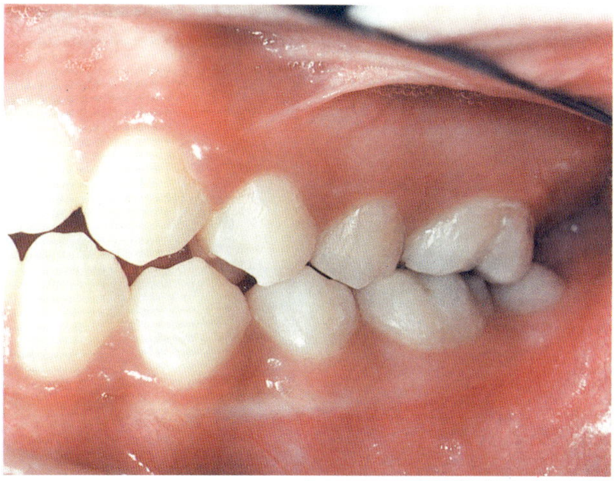

FIG. 9.21

Oclusão direita.

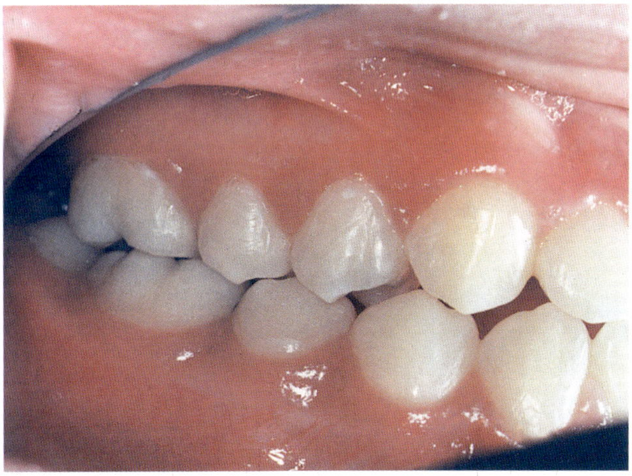

FIG. 9.22

Oclusão esquerda.

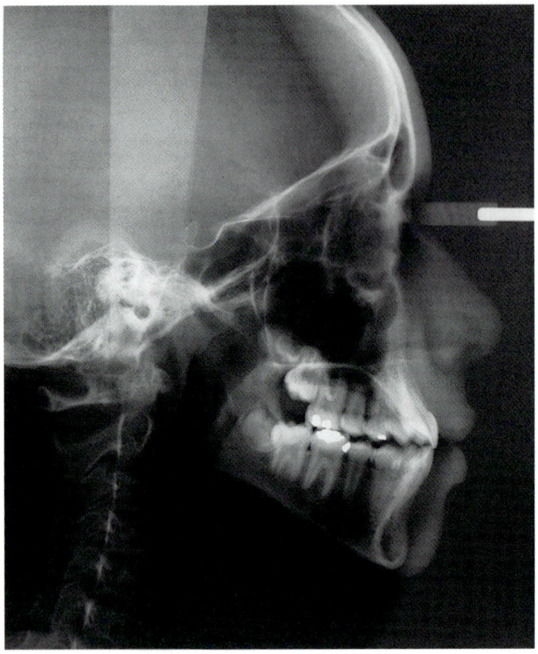

FIG. 9.23

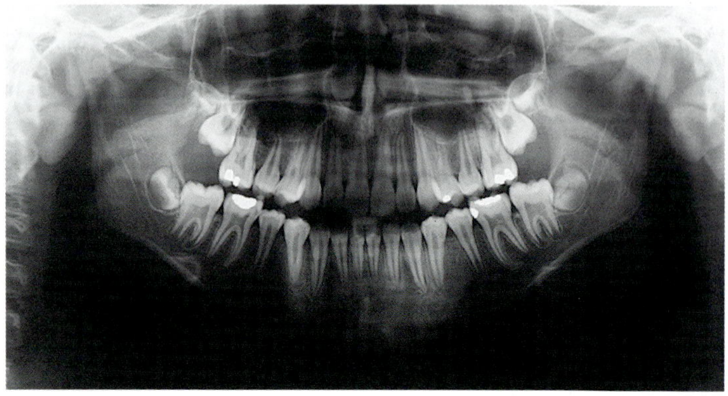

FIG. 9.24

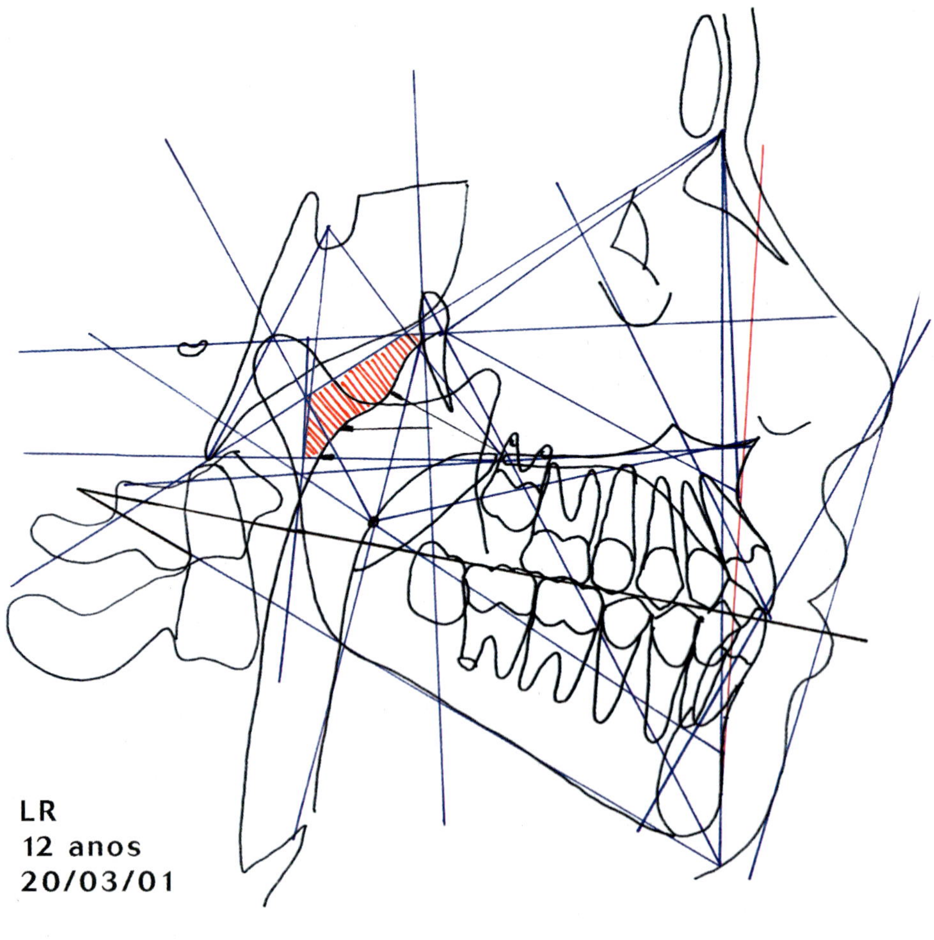

FIG. 9.25

Nome: LR, 12 anos						
	PROBLEMA DENTÁRIO	NORMAL	D.C±	PAC	DC	
1	Relação molar	- 3,00	- 3,0	- 3,41	- 0,1	
2	Relação canina	- 2,00	3,0	3,32	- 1,8	
3	*Overjet*	2,50	2,5	1,99	- 0,2	
4	*Overbite*	2,50	2,0	- 0,41	- 1,5	
5	Extrusão do 1 inferior	1,25	2,0	1,57	0,2	
6	Ângulo interincisivo	125,00	6,0	125,15	0,0	
	PROBLEMA ESQUELÉTICO					
7	Convexidade	1,40	2,0	1,53	0,1	
8	Altura facial inferior	47,00	4,0	44,51	- 0,6	
	RELAÇÕES DENTOMAXILARES					
9	Posição do 6 superior	15,00	3,0	16,67	0,6	
10	Protrusão do 1 inferior	1,00	2,0	5,58	2,3	
11	Protrusão do 1 superior	4,00	2,0	7,61	1,8	
12	Inclinação do 1 inferior	22,00	4,0	26,91	1,2	
13	Inclinação do 1 superior	28,00	4,0	27,94	0,0	
14	Distância XI – plano oclusal	- 1,50	3,0	- 2,73	- 0,4	
15	Inclinação plano oclusal	24,00	4,0	22,48	- 0,4	
	PROBLEMA ESTÉTICO					
16	Protrusão do lábio inferior	1,40	2,0	1,75	0,2	
17	Comprimento do lábio superior	24,00	2,0	26,67	1,3	
18	Relação estômio - PO	3,80	1,0	4,52	0,7	
	RELAÇÃO CRÂNIO – FACE					
19	Profundidade facial	87,99	3,0	88,05	0,0	
20	Eixo facial	90,00	3,0	86,70	- 1,1	
21	Cone facial	68,00	3,0	61,60	- 2,1	
22	Ângulo plano mandibular	25,10	4,0	30,35	1,3	
23	Profundidade maxilar	90,00	3,0	89,55	- 0,2	
24	Altura maxilar	54,20	3,0	58,63	1,5	
25	Inclinação plano palatino	1,00	3,5	- 2,21	- 0,9	
	AS ESTRUTURAS INTERNAS					
26	Desvio craniano	27,00	3,0	29,14	0,7	
27	Comprimento craniano anterior	59,00	3,0	61,34	0,8	
28	Altura facial posterior	56,30	3,0	60,03	1,2	
29	Posição do ramo da mandíbula	76,00	3,0	74,69	- 0,4	
30	Localização do porio	37,50	2,0	41,33	1,9	
31	Arco mandibular	28,50	4,0	26,88	- 0,4	
32	Comprimento do corpo	70,80	2,7	75,85	1,9	
	TIPOLOGIA FACIAL	MEDIDA	PAC	DOLICO	MESO	BRAQUI
	Eixo facial	90,00	- 1,1	//////		+
	Profundidade facial	87,99	0,0	-	//////	+
	Ângulo plano mandibular	25,10	1,3	//////		-
	Altura facial inferior	47,00	- 0,6	+	//////	-
	Arco mandibular	28,50	- 0,4	-	//////	+

Tabela 9.4

Dolicoprosópico leve.

NOME: LR, 12 anos					
	ESTUDO DAS ADENÓIDES	NORMAL	VARIAÇÃO	PACIENTE	DESVIO
1	AD1 - Enp	24,55	5,50	31,00	1,17
2	AD2 - Enp	19,82	3,53	22,00	0,62
3	R - PTV	11,58	3,84	16,00	1,15

Tabela 9.5

Grau de obstrução: Ø (escala de 0 - 4).

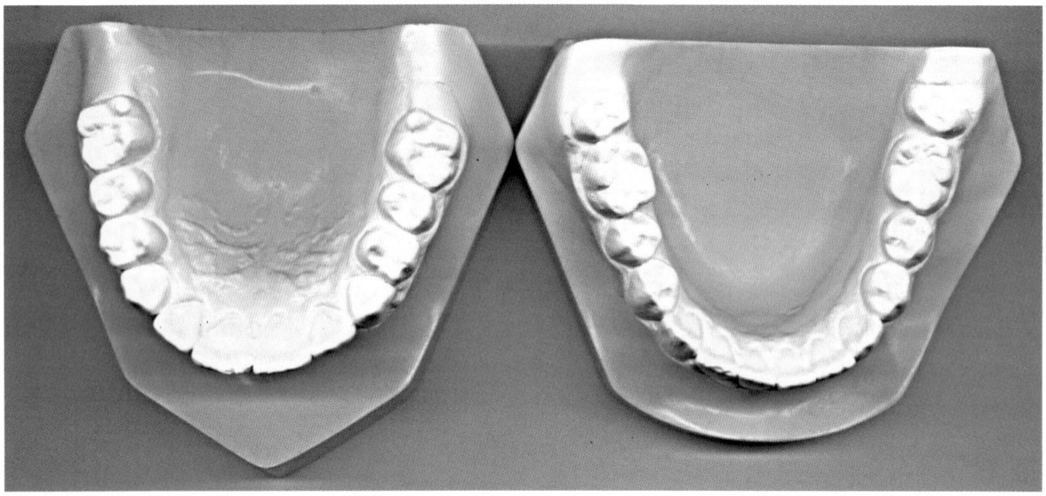

FIG. 9.26

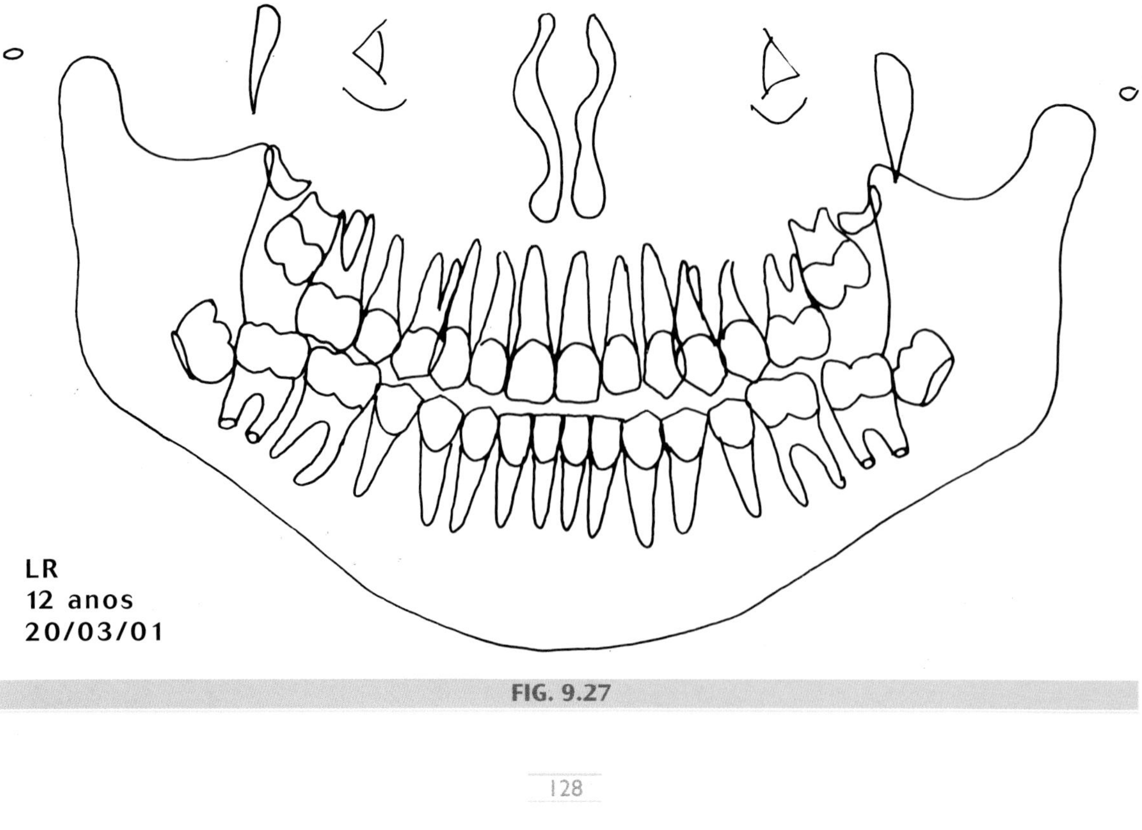

FIG. 9.27

Caso Clínico 10

Mc, 24 anos

DIAGNÓSTICO

Severo apinhamento dentário inferior, extrações dentárias por indicação ortodôntica de tratamento anterior, compressão maxilar, relação molar de classe 2, canina classe 3, assimetria facial, desconforto mastigatório.

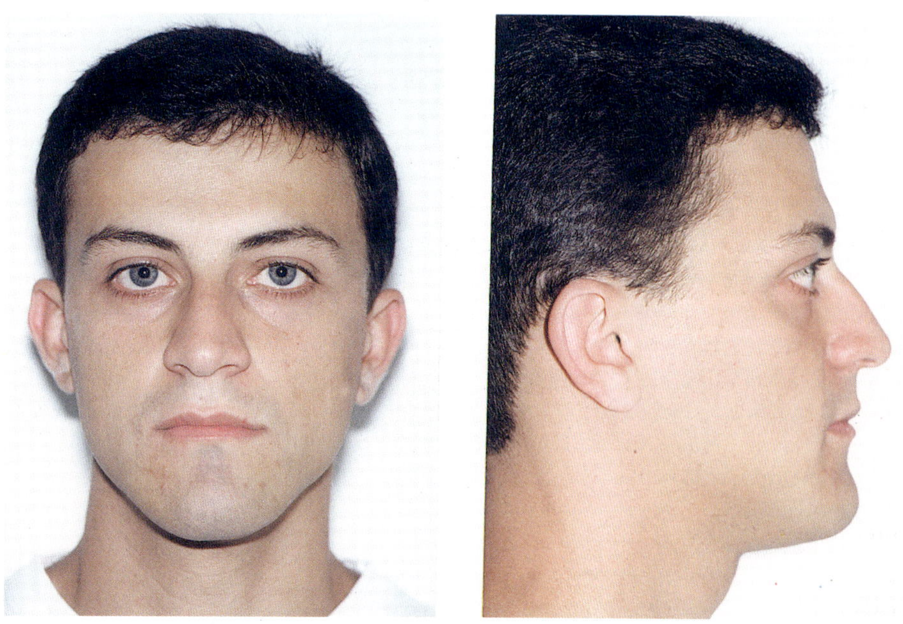

Fig. 10.1

DADOS CEFALOMÉTRICOS

Ângulo I Interincisivo ↑, Altura Facial ↓, Protrusão 1Inf ↓, Inclinação 1Inf ↓, Inclinação do 1Sup ↓, Protrusão Lábio Inf. ↓, Relação Estômio PO ↓, Profundidade Facial ↑, Cone Facial ↓, Profundidade Maxilar ↑, Desvio Craniano ↑, Altura Facial Posterior ↑, Localização Porio ↑.

OBJETIVOS DO TRATAMENTO

Promover camuflagem ortodôntica, evitando a todo custo a indicação de cirurgia ortognática como correção.

MECÂNICA ORTODÔNTICA

Quadrihélice para expansão do arco superior, mecânica associada com *brackets* de Roth para fechamento de espaços.

Quando da anamnese, o paciente se queixou do estado dos dentes, do desconforto mastigatório e do comprometimento estético, bem como do medo de ter de se submeter a uma cirurgia ortognática para solucionar o problema. O mais desalentador da história é que fora tratado durante oito anos por outro "profissional de ortodontia", o qual indicou a extração dos elementos 14 e 24.

Como sempre digo, o bom senso deve nortear nossos passos. Certa vez, fui assistir ao curso de um "famoso" professor de ortodontia, na ABO-RJ (julho de 2000), e este expôs a forma como solucionou "brilhantemente" um de seus casos clínicos, após extrair doze dentes (os quatro primeiros pré-molares, os quatro primeiros molares e o quatro terceiros molares)! Caso difícil, não? Por certo, sua paciente sofria por ter dentes.

Com relação ao caso clínico em foco, ao olharmos para os modelos, notamos que a massa dentária superior restante é menor que a inferior (análise de Chateau). Com as extrações, ficou ainda menor. Se tomarmos como exemplo uma caixa de papelão, tornou-se uma caixa cuja tampa por ser pequena, não se presta a sua função, que é fechar. O problema é grande, pois agora a boca se encontra em estado de deformidade e mutilação. São aqueles horizontes psicológicos e temporais intransponíveis.

Ao fazer a análise de modelos, usando como base para espaço no arco o estudo de Moyers, encontrei discrepância negativa de 8,9 mm, no arco inferior. Assim, estava diante do problema de obter 8,9 mm, para acomodar em oclusão o arco superior e o inferior. Uma boa conduta é fazermos um ensaio ou *setup* do caso clínico. Com uma boa moldagem, executamos nossas idéias no gesso e observamos os resultados: ninguém sairá prejudicado e teremos uma visão global das soluções e dificuldades.

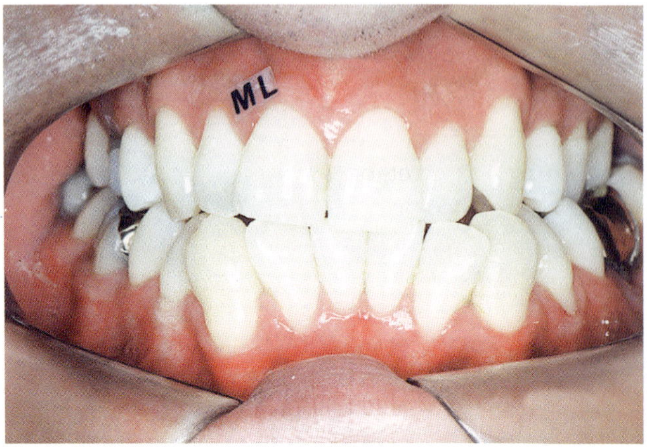

Fig. 10.2

Frente.

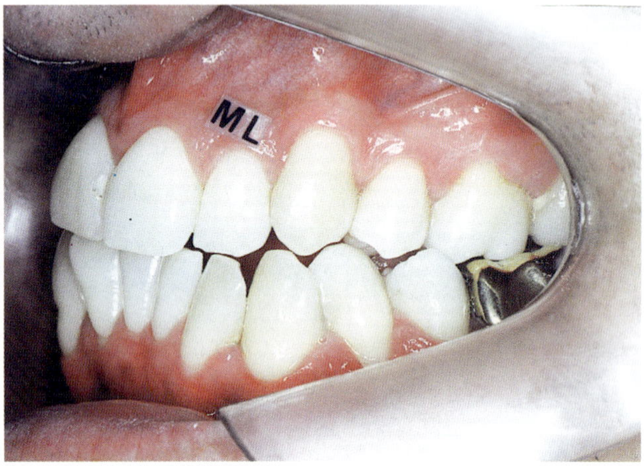

Fig. 10.3

Lado esquerdo.

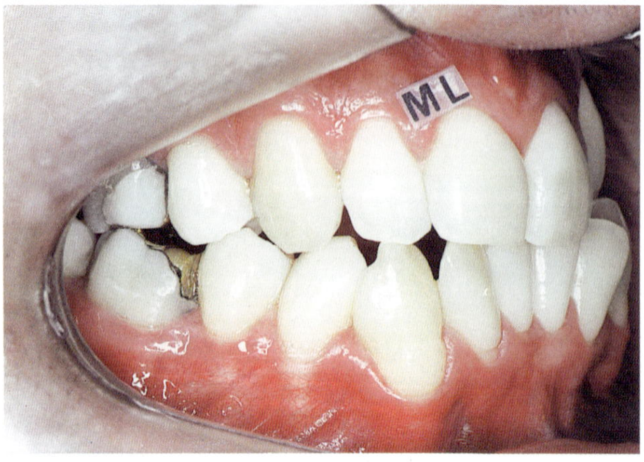

Fig. 10.4

Lado direito.

De posse do ensaio, obtive do paciente a concordância quanto ao planejamento e execução do tratamento. A primeira etapa era promover a expansão do arco superior, o alinhamento e nivelamento em ambas as arcadas. Nesta primeira etapa usamos um quadrihélice para expansão superior, preconizado pelo Dr. Ricketts. Atualmente, opto cada vez menos pelo quadrihélice, por achar seus resultados questionáveis. Expansão sem disjunção, é certeza de regressão.

Após contato com o trabalho do Dr. Luiz Victor Garvich, no livro ORTODONCIA Y RESPIRACION BUCAL – LA DISJUNCION INTERMAXILAR, no qual este quebra o paradigma da idade limite de 16 anos para a disjunção intermaxilar, minha clínica ortodôntica ficou com mais uma ferramenta a serviço dos pacientes.

Decidiu-se pela extração do elemento 32, obtendo-se 7 mm de espaço, e por *slices* mesiodistais nos elementos 31,41 e 42, atingindo os 8,9 mm necessários. Embora o paciente tenha sido extremamente colaborador, quando faltavam apenas três meses para sua alta, lançou-se à aventura de sua vida: a subida e a conquista do Monte Kilimanjaro*. Três dias antes do embarque foram feitas a higienização e a manutenção da aparelhagem ortodôntica. Com as condições de frio extremo, a avitaminose, a má alimentação e a baixa resistência, formou-se o quadro oportuno para a instalação de guna, gengivite ulcerativa necrosante aguda. Após dois dias de seu retorno, o paciente compareceu para consulta de revisão e tive a oportunidade de tratar dele. A bateria labial inferior foi a mais prejudicada, contudo uma seqüela mínima restou. Para terminar, contenção por 18 meses.

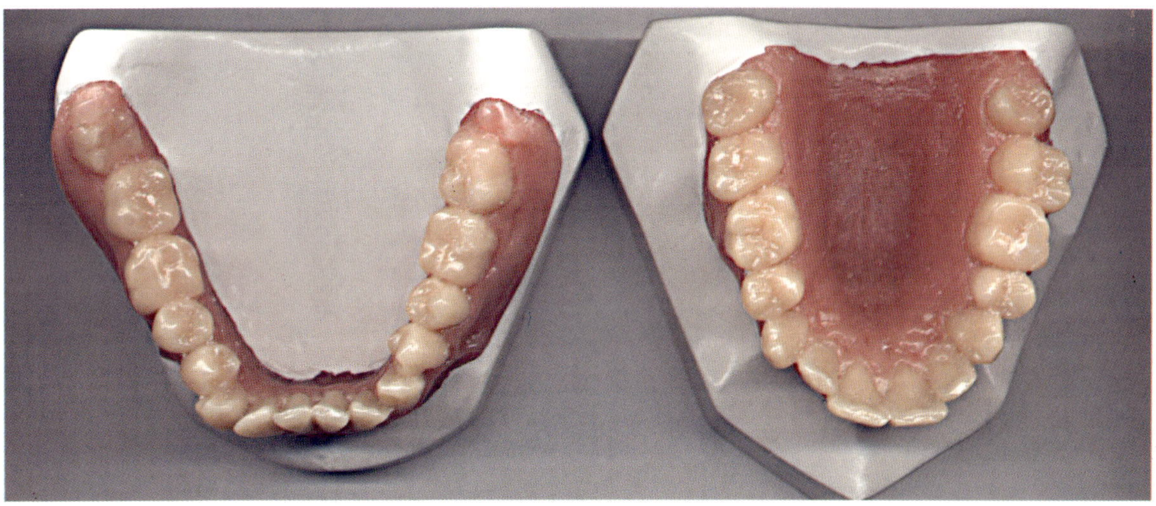

Fig. 10.5

*__Kilimanjaro__, montanha mais elevada da África. Está situada a nordeste da Tanzânia, próxima à fronteira com Quênia. Seus dois picos vulcânicos, Kibo (5.895 m) e Mawensi (5.354 m), são unidos por um amplo colo, a uma altitude de 4.600 m. A primeira subida a esta montanha foi realizada em 1889 pelo geógrafo alemão Hans Meyer e o alpinista austríaco Ludwig Purtscheller.

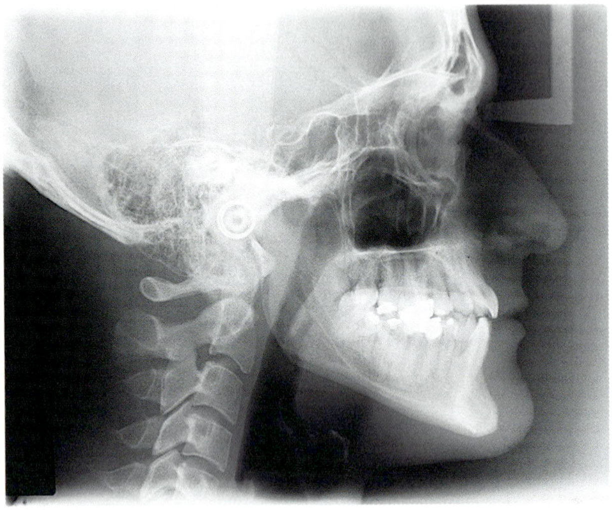

Fig. 10.6

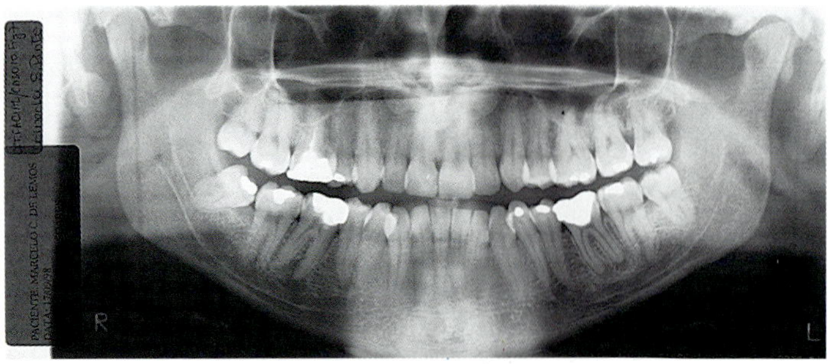

Fig. 10.7

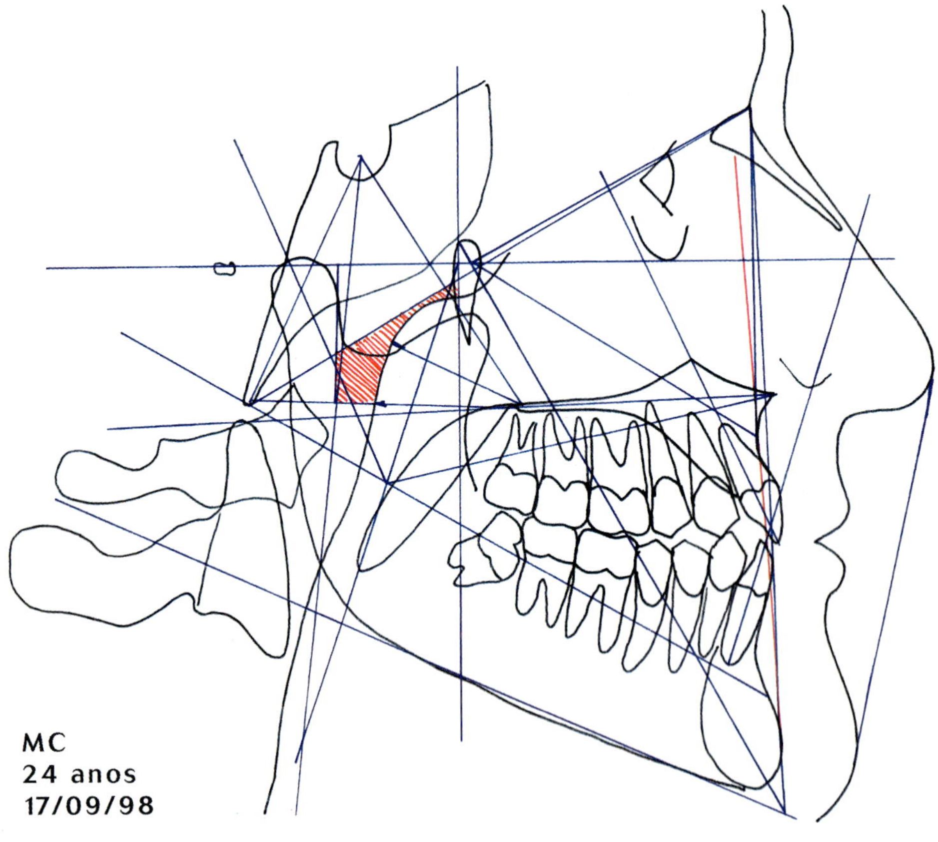

Fig. 10.8

Nome: MC, 24 anos						
	PROBLEMA DENTÁRIO	NORMAL	D.C±	PAC	DC	
1	Relação molar	- 3,00	- 3,0	0,35	1,1	
2	Relação canina	- 2,00	3,0	- 2,30	0,1	
3	*Overjet*	2,50	2,5	4,75	0,9	
4	*Overbite*	2,50	2,0	0,02	- 1,2	
5	Extrusão do 1 inferior	1,25	2,0	0,12	- 0,6	
6	Ângulo interincisivo	125,00	6,0	136,28	1,9	
	PROBLEMA ESQUELÉTICO					
7	Convexidade	- 1,00	2,0	- 2,86	- 0,9	
8	Altura facial inferior	47,00	4,0	42,29	- 1,2	
	RELAÇÕES DENTOMAXILARES					
9	Posição do 6 superior	27,00	3,0	26,12	- 0,3	
10	Protrusão do 1 inferior	1,00	2,0	- 1,45	- 1,2	
11	Protrusão do 1 superior	4,00	2,0	3,28	- 0,4	
12	Inclinação do 1 inferior	22,00	4,0	21,74	- 0,1	
13	Inclinação do 1 superior	28,00	4,0	21,99	- 1,5	
14	Distância XI – plano oclusal	- 7,50	3,0	- 11,31	- 1,3	
15	Inclinação plano oclusal	30,00	4,0	29,85	0,0	
	PROBLEMA ESTÉTICO					
16	Protrusão do lábio inferior	- 1,00	2,0	- 8,89	3,9	
17	Comprimento do lábio superior	24,00	2,0	29,14	2,6	
18	Relação estômio - PO	5,00	1,0	0,39	4,6	
	RELAÇÃO CRÂNIO – FACE					
19	Profundidade facial	91,95	3,0	96,06	1,4	
20	Eixo facial	90,00	3,0	91,62	0,5	
21	Cone facial	68,00	3,0	60,66	- 2,4	
22	Ângulo plano mandibular	21,50	4,0	23,29	0,4	
23	Profundidade maxilar	90,00	3,0	93,56	1,2	
24	Altura maxilar	59,00	3,0	49,81	- 3,1	
25	Inclinação plano palatino	1,00	3,5	57,88	16,3	
	AS ESTRUTURAS INTERNAS					
26	Desvio craniano	27,00	3,0	30,41	1,1	
27	Comprimento craniano anterior	71,00	3,0	63,54	- 2,5	
28	Altura facial posterior	57,50	3,0	81,80	8,1	
29	Posição do ramo da mandíbula	76,00	3,0	75,41	- 0,2	
30	Localização do porio	31,50	2,0	42,35	5,4	
31	Arco mandibular	34,50	4,0	33,87	- 0,2	
32	Comprimento do corpo	90,00	2,7	91,25	0,6	
	TIPOLOGIA FACIAL	MEDIDA	PAC	DOLICO	MESO	BRAQUI
	Eixo facial	90,00	0,5	-	//////	+
	Profundidade facial	91,95	1,4	-		//////
	Ângulo plano mandibular	21,50	0,4	+	//////	-
	Altura facial inferior	47,00	- 1,2	+		//////
	Arco mandibular	34,50	- 0,2	-	//////	+

Tabela 10.1

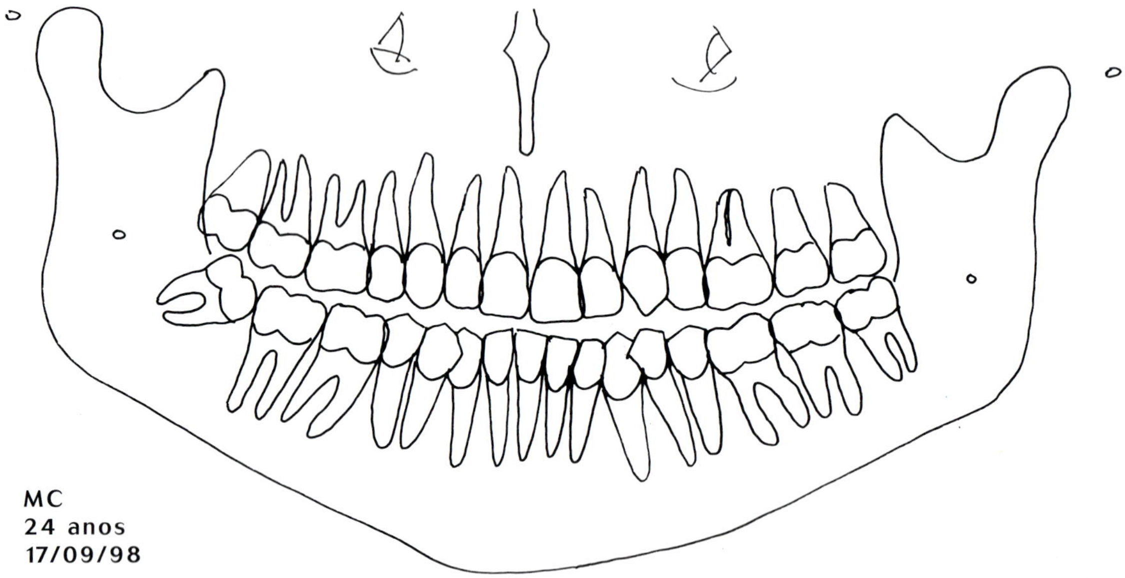

Fig. 10.9

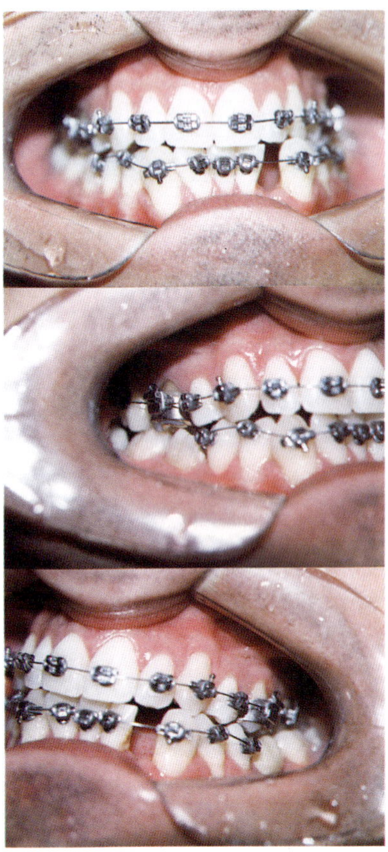

Fig. 10.10

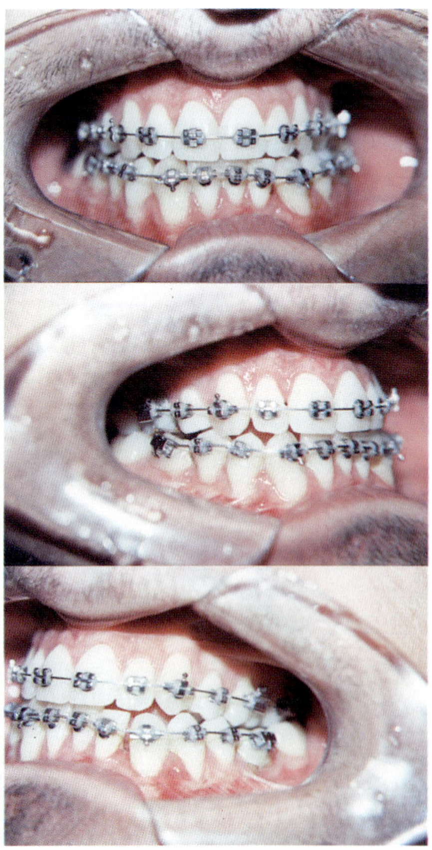

Fig. 10.11

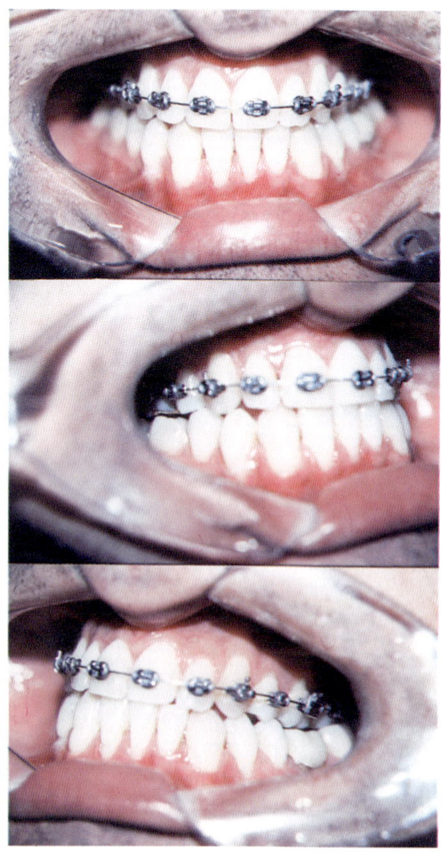

Fig. 10.12

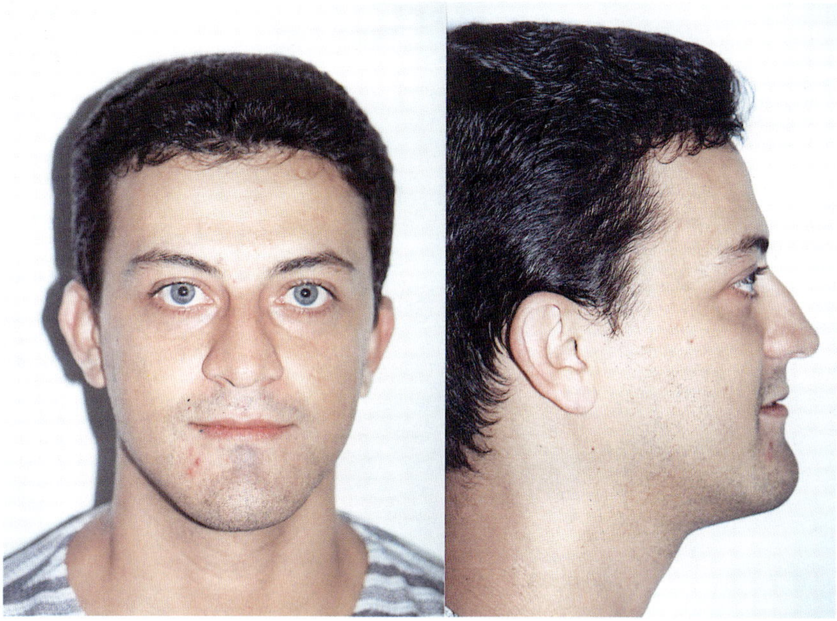

Fig. 10.13

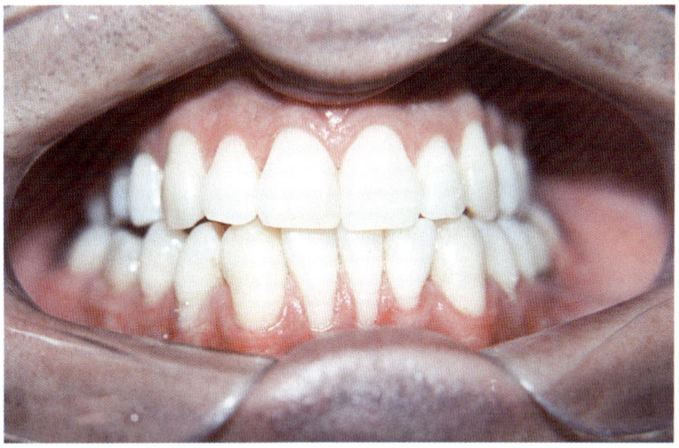

Fig. 10.14A

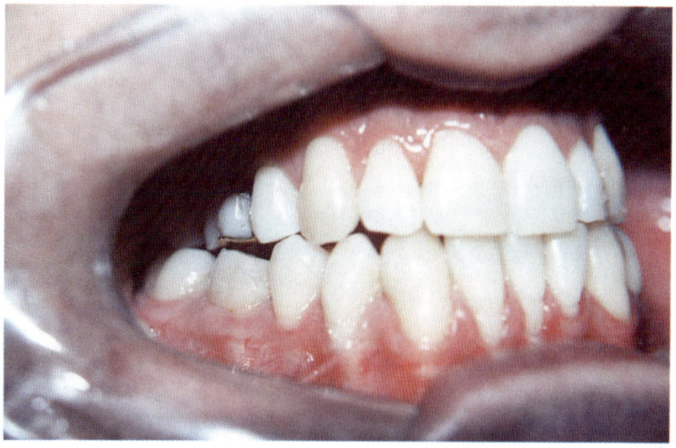

Fig. 10.14B

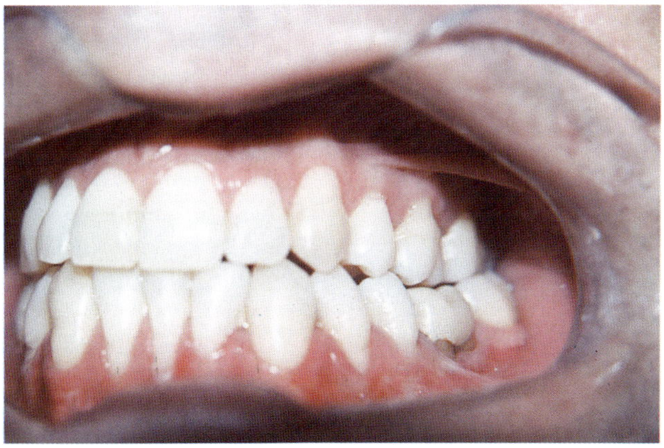

Fig. 10.14C

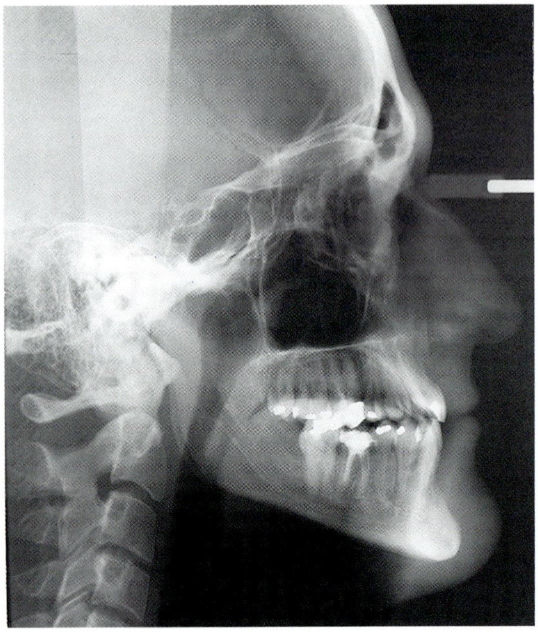

Fig. 10.15

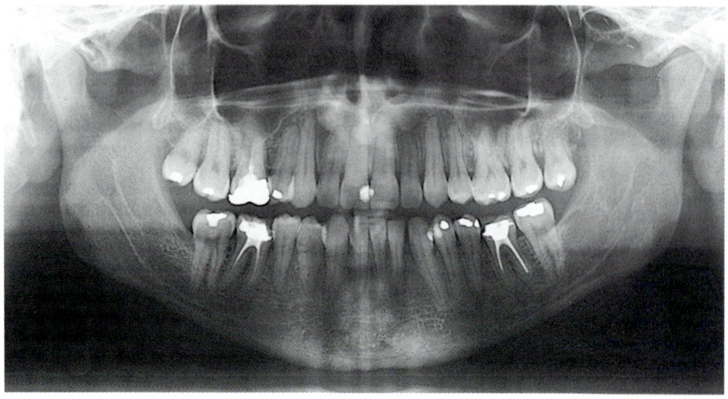

Fig. 10.16

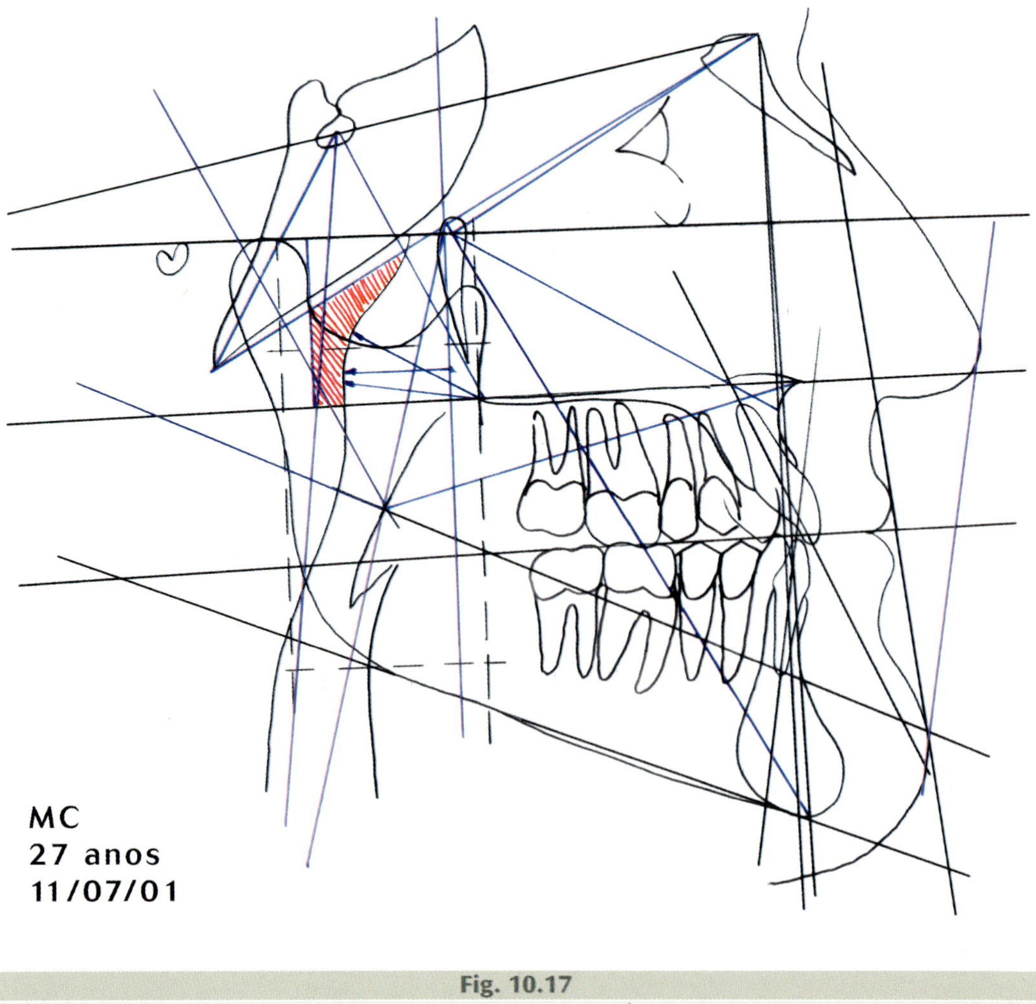

Fig. 10.17

Nome: MC, 27 anos						
	PROBLEMA DENTÁRIO	NORMAL	D.C±	PAC	DC	
1	Relação molar	- 3,00	- 3,0	1,43	1,5	
2	Relação canina	- 2,00	3,0	1,40	- 1,1	
3	*Overjet*	2,50	2,5	2,30	- 0,1	
4	*Overbite*	2,50	2,0	0,16	- 1,2	
5	Extrusão do 1 inferior	1,25	2,0	0,73	0,3	
6	Ângulo interincisivo	125,00	6,0	144,00	3,2	
	PROBLEMA ESQUELÉTICO					
7	Convexidade	- 1,60	2,0	4,07	2,8	
8	Altura facial inferior	47,00	4,0	38,79	- 2,1	
	RELAÇÕES DENTOMAXILARES					
9	Posição do 6 superior	30,00	3,0	23,22	- 2,3	
10	Protrusão do 1 inferior	1,00	2,0	0,25	- 0,4	
11	Protrusão do 1 superior	4,00	2,0	1,75	- 1,1	
12	Inclinação do 1 inferior	22,00	4,0	18,35	- 0,9	
13	Inclinação do 1 superior	28,00	4,0	17,23	- 2,7	
14	Distância XI – plano oclusal	- 9,00	3,0	- 9,27	- 0,1	
15	Inclinação plano oclusal	31,50	4,0	26,20	1,3	
	PROBLEMA ESTÉTICO					
16	Protrusão do lábio inferior	- 1,60	2,0	- 9,12	- 3,8	
17	Comprimento do lábio superior	24,00	2,0	26,97	1,5	
18	Relação estômio - PO	5,30	1,0	0,26	- 5,0	
	RELAÇÃO CRÂNIO – FACE					
19	Profundidade facial	92,94	3,0	95,06	0,7	
20	Eixo facial	90,00	3,0	92,57	0,9	
21	Cone facial	68,00	3,0	62,02	- 2,0	
22	Ângulo plano mandibular	20,60	4,0	22,92	0,6	
23	Profundidade maxilar	90,00	3,0	91,35	0,4	
24	Altura maxilar	60,20	3,0	60,13	0,0	
25	Inclinação plano palatino	1,00	3,5	1,28	0,1	
	AS ESTRUTURAS INTERNAS					
26	Desvio craniano	27,00	3,0	29,11	0,7	
27	Comprimento craniano anterior	74,00	3,0	63,08	- 3,6	
28	Altura facial posterior	57,80	3,0	71,59	4,6	
29	Posição do ramo da mandíbula	76,00	3,0	76,54	0,2	
30	Localização do porio	30,00	2,0	43,38	6,7	
31	Arco mandibular	36,00	4,0	37,33	0,3	
32	Comprimento do corpo	94,80	2,7	87,30	- 2,8	
	TIPOLOGIA FACIAL	MEDIDA	PAC	DOLICO	MESO	BRAQUI
	Eixo facial	90,00	0,9	-	//////	+
	Profundidade facial	92,94	0,7	-	//////	+
	Ângulo plano mandibular	20,60	0,6	+	//////	-
	Altura facial inferior	47,00	- 2,1	+		//////
	Arco mandibular	36,00	0,3	-	//////	+

Tabela 10.2

Mesoprosópico.

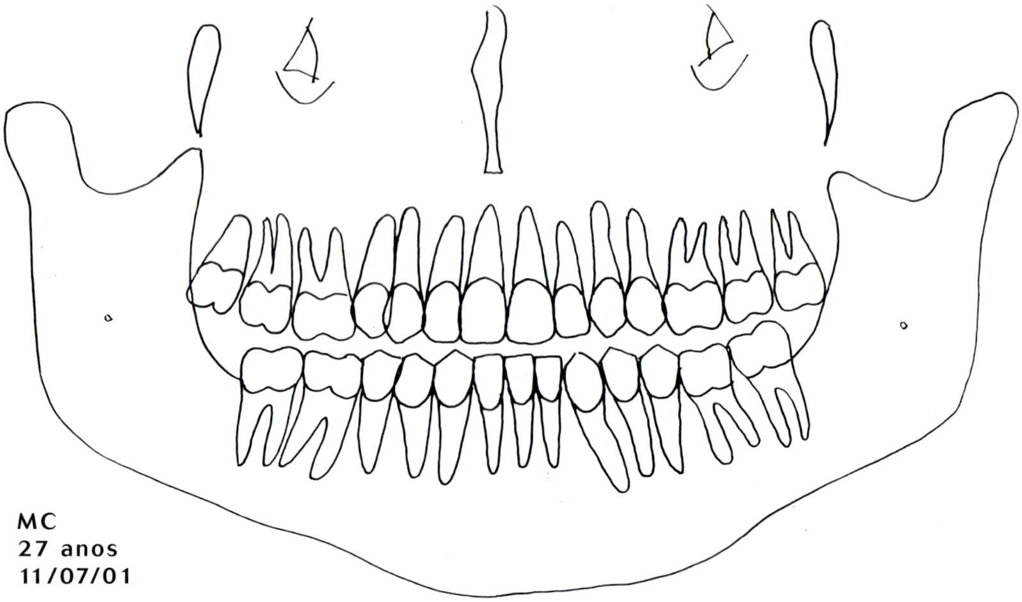

Fig. 10.18

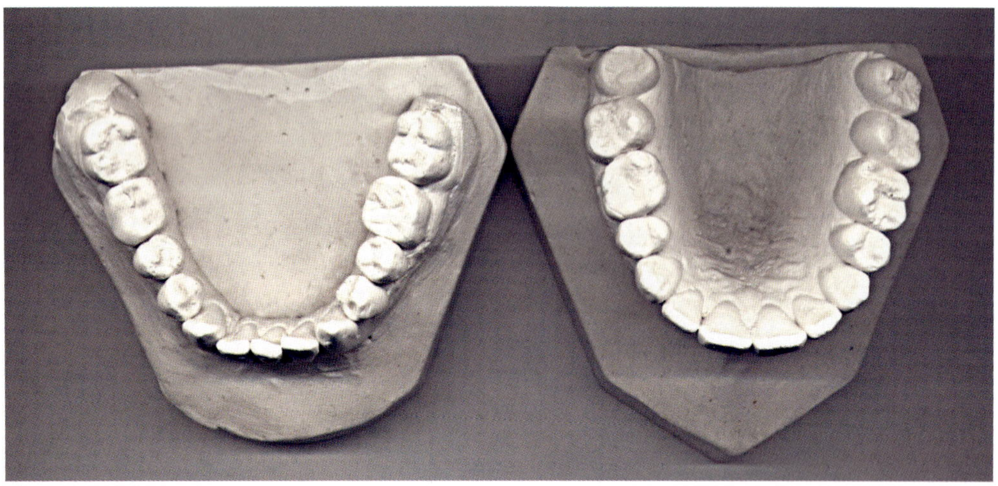

Fig. 10.19

CASO CLÍNICO 11

KAH, 11 anos

DIAGNÓSTICO

Compressão maxilar e mandibular, mordida anterior coberta e cruzada, classe 1 dentária e óssea, lábios hipotônicos, olhar assimétrico, preferência mastigatória do lado esquerdo, discrepância severamente negativa em ambas as arcadas, respiração apical, deglutição atípica.

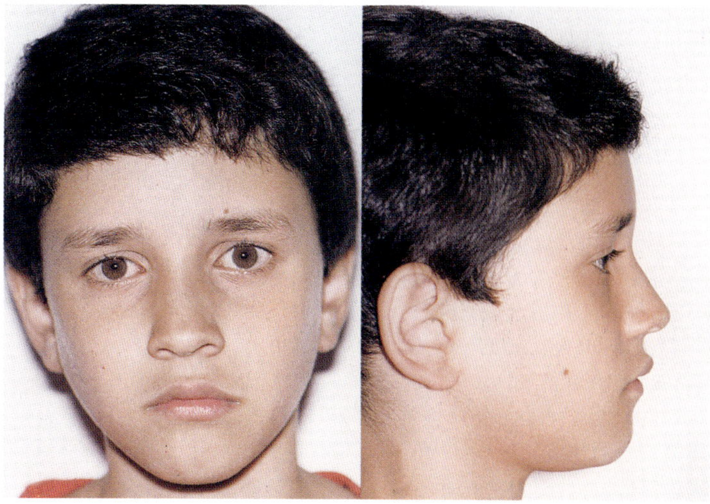

FIG. 11.1

DADOS CEFALOMÉTRICOS

Ângulo interincisivo ↑, Inclinação 1 Sup. ↑, Inclinação 1 Inf ↓, Inclinação Plano Oclusal ↓, Cone Facial ↓, Altura Maxilar ↑, Desvio Craniano Anterior ↑, Altura Facial Posterior ↑, Localização do Porio ↑, Comprimento do corpo ↑.

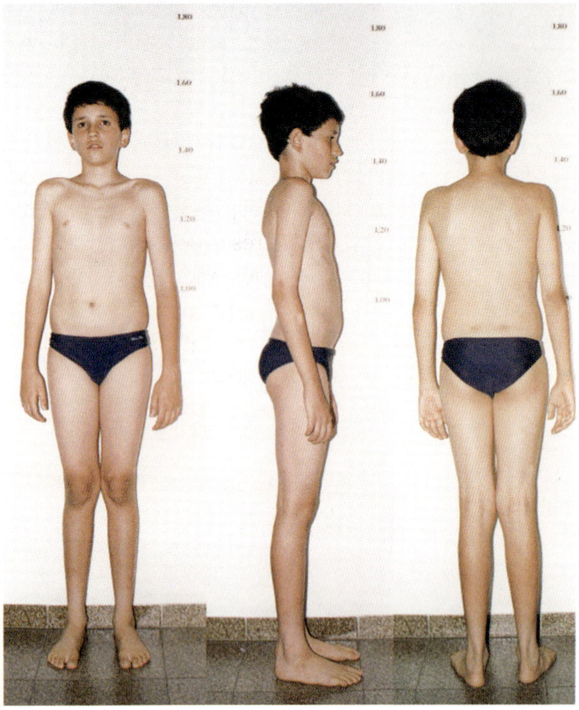

FIG. 11.2

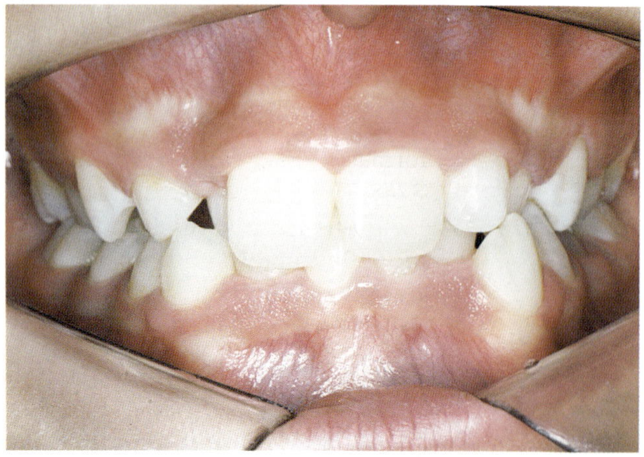

FIG. 11.3

Frente.

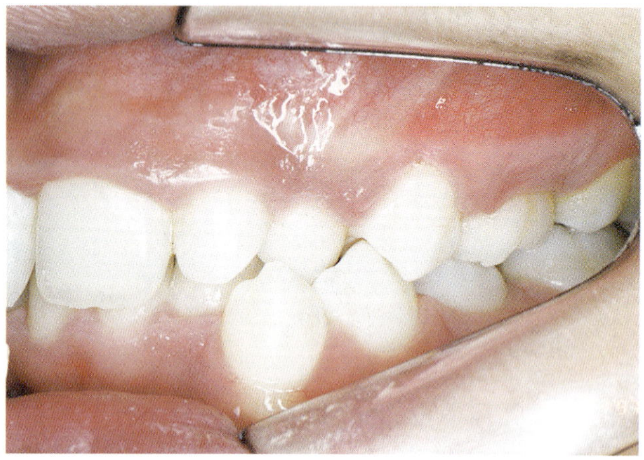

FIG. 11.4

Lado esquerdo.

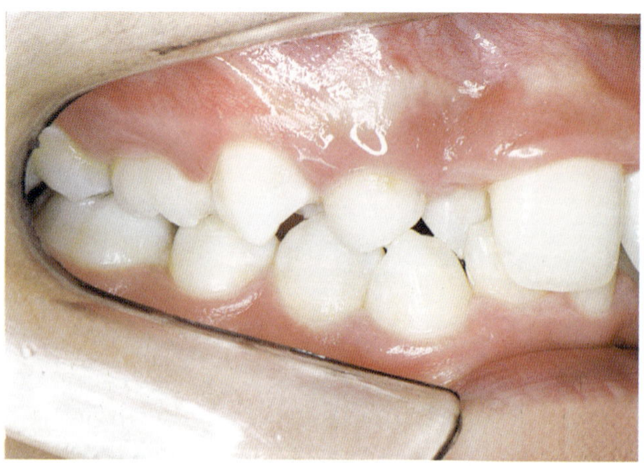

FIG. 11.5

Lado direito.

OBJETIVOS DO TRATAMENTO

Promover expansão em ambas as arcadas, descruzar e abrir a mordida anterior, proporcionar mastigação bilateral.

MECÂNICA ORTODÔNTICA

AEAK por 12 meses, ortodontia fixa para nivelamento do arco superior, associada a placa acrílica inferior para levantar a mordida, propiciando o descruzamento anterior. Seqüência de fios ideais e mecânica associada aos **3 cês**.

Muito embora as disprepâncias negativas fossem acentuadas, não chegavam a 10 mm, e, assim como já fizemos anteriormente, vamos conseguir os espaços sem extrações. Reparem no desenho da radiografia panorâmica inicial: (**Figura 11.9**) o colapso de espaço para os elementos dentários 12/13 é brutal. Contudo, não devemos nos preocupar com falta de espaço na maxila, que, por ser de formação membranosa, se bem estimulada fornecerá os espaços necessários.

A coisa muda de figura na mandíbula – caso haja discrepância negativa, trate-a com muito respeito. Nos modelos iniciais (**Figura 11.10**), também notamos falta de espaço, pois o elemento 33 encontra-se fora do arco. Um agravante é a formação dos germes dentários dos elementos 18/28/38/48. Terão espaço para erupcionar? Devemos buscar a resposta a esta pergunta por volta dos 15/16 anos, através do estudo das probabilidades de erupção. No caso em questão, ainda é cedo.

Ao analisarmos o estudo das adenóides, não encontramos qualquer restrição à passagem de ar, o que nos leva a questionar se a causa do problema será respiratória. Olhando o passado deste indivíduo, encontraremos sinusites e amigdalites recorrentes na primeira infância. Após instalado um padrão respiratório bucal, como é cinco vezes mais fácil respirar pela boca do que pelo nariz, a criança não mais respirará pelo nariz. Daí para frente, é só uma questão de tempo para que surjam as seqüelas, a serem tratadas na adolescência.

Devemos estar atentos: os problemas ortodônticos que nos são apresentados na clínica são indubitavelmente seqüelas de doenças contraídas e não resolvidas aos 3 ou 4 anos de idade. Se nos lembrarmos de que a dentição decídua começa a se formar em ambiente estéril e controlado, a partir da quinta semana de gestação, dificilmente encontraremos más oclusões na primeira infância, embora estas possam ocorrer por outros motivos e em menor escala.

Já a dentição permanente começa a se desenvolver aos 3 anos, idade crítica pelas infecções respiratórias e doenças da infância. Ligada a esta situação, temos uma sociedade mal alimentada e poluída, prato cheio para infecções do trato respiratório. Como uma coisa leva a outra, há invariavelmente deglutição atípica e principalmente respiração apical.

O paciente em foco respirava de forma apical, isto é, somente na parte superior do pulmão. Como seria bom se usasse os três estágios respiratórios, diafragmático, intercostal e apical, se os três vivessem em harmonia! Reparem que seis meses após o início do tratamento ortopédico dos maxilares, os ombros, denunciatórios de respiração apical, não estão mais jogado à frente do corpo, como no início (**Figura 11.12**).

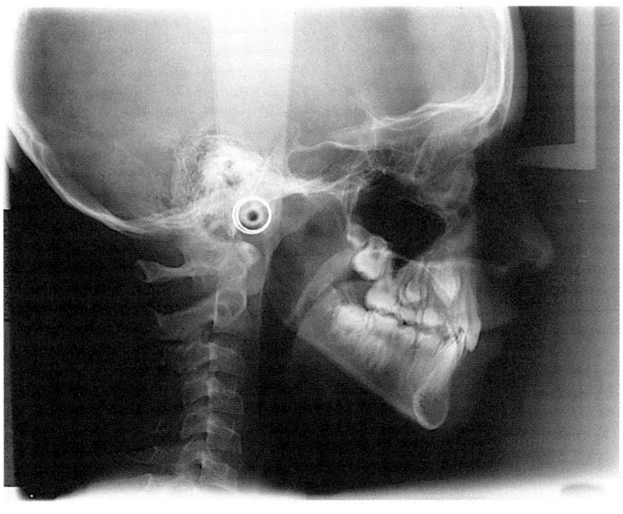

FIG. 11.6

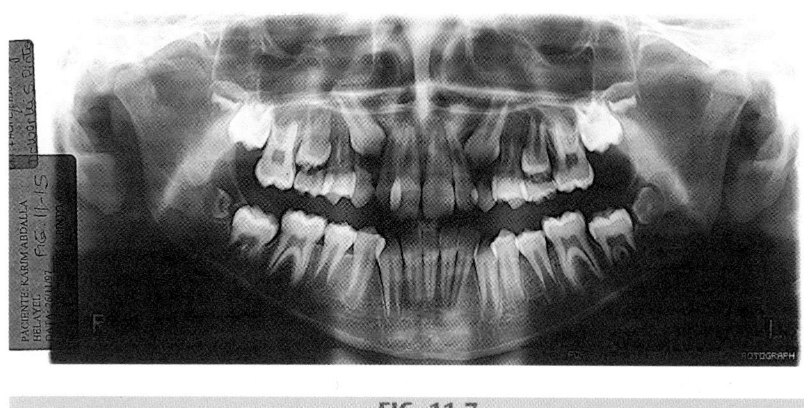

FIG. 11.7

Um fato quase sempre revelador de pouco trabalho e grandes possibilidades de sucesso no tratamento ortodôntico, com menor gasto de tempo, é o achado do primeiro molar em classe 1 de Angel. A clínica ortodôntica é muitíssimo exigente quanto ao prazo de tratamento, preocupação constante dos pais. Acredito que o prazo de 24 a 30 meses seja suficiente para a solução de 99% dos casos, principalmente de adolescentes e adultos. Inúmeros pacientes nos têm procurado para retratamento após 8 a 10 anos de ortodontia, prazo no qual acredito, pessoalmente, ter-se estabelecido uma relação problemática entre paciente e profissional.

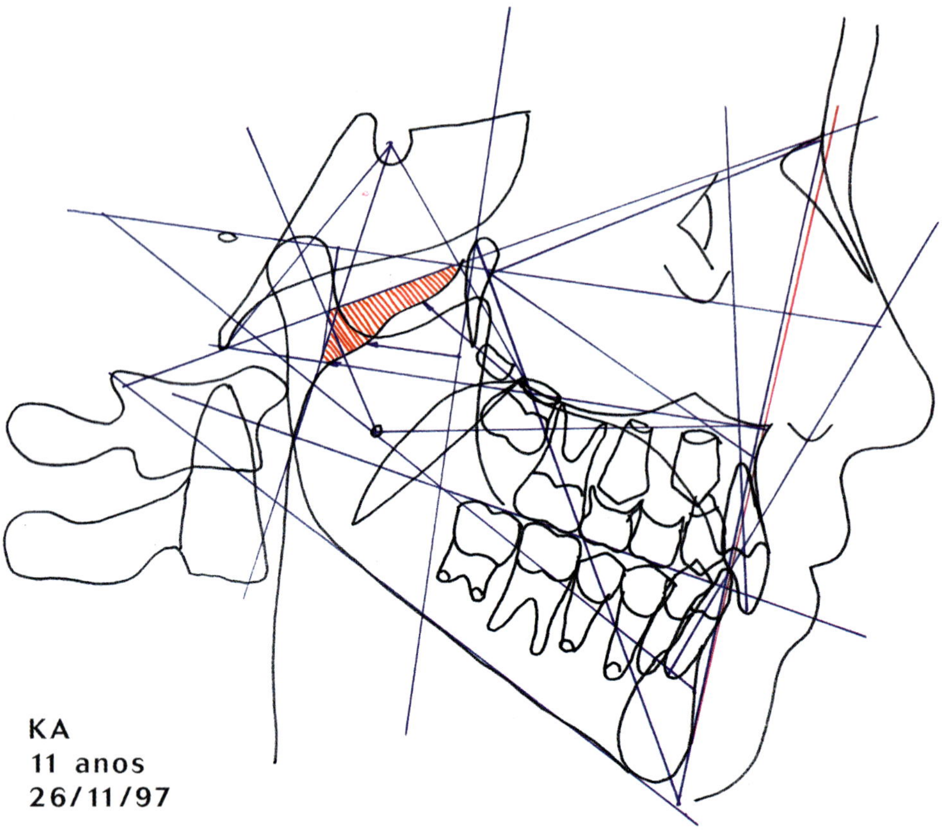

FIG. 11.8

Nome: KAH, 11 anos						
	PROBLEMA DENTÁRIO	NORMAL	D.C±	PAC	DC	
1	Relação molar	- 3,00	- 3,0	- 1,79	0,4	
2	Relação canina	- 2,00	3,0	0,34	- 0,8	
3	*Overjet*	2,50	2,5	4,27	0,7	
4	*Overbite*	2,50	2,0	6,62	2,1	
5	Extrusão do 1 inferior	1,25	2,0	2,57	0,7	
6	Ângulo interincisivo	125,00	6,0	151,31	4,4	
	PROBLEMA ESQUELÉTICO					
7	Convexidade	1,60	2,0	1,23	- 0,2	
8	Altura facial inferior	47,00	4,0	41,99	- 1,3	
	RELAÇÕES DENTOMAXILARES					
9	Posição do 6 superior	14,00	3,0	14,87	0,3	
10	Protrusão do 1 inferior	1,00	2,0	1,03	0,0	
11	Protrusão do 1 superior	4,00	2,0	2,59	- 0,7	
12	Inclinação do 1 inferior	22,00	4,0	15,75	- 1,6	
13	Inclinação do 1 superior	28,00	4,0	12,94	- 3,8	
14	Distância XI – plano oclusal	- 1,00	3,0	- 1,47	- 0,2	
15	Inclinação plano oclusal	23,50	4,0	19,41	- 1,0	
	PROBLEMA ESTÉTICO					
16	Protrusão do lábio inferior	1,60	2,0	- 1,30	1,5	
17	Comprimento do lábio superior	24,00	2,0	24,98	0,5	
18	Relação estômio - PO	3,70	1,0	6,79	3,1	
	RELAÇÃO CRÂNIO – FACE					
19	Profundidade facial	87,66	3,0	89,94	0,8	
20	Eixo facial	90,00	3,0	89,44	- 0,2	
21	Cone facial	68,00	3,0	63,84	- 1,4	
22	Ângulo plano mandibular	25,40	4,0	26,22	0,2	
23	Profundidade maxilar	90,00	3,0	91,10	0,4	
24	Altura maxilar	53,80	3,0	57,59	1,3	
25	Inclinação plano palatino	1,00	3,5	3,70	0,8	
	AS ESTRUTURAS INTERNAS					
26	Desvio craniano	27,00	3,0	31,48	1,5	
27	Comprimento craniano anterior	58,00	3,0	63,19	1,7	
28	Altura facial posterior	56,20	3,0	59,94	1,2	
29	Posição do ramo da mandíbula	76,00	3,0	75,14	- 0,3	
30	Localização do porio	38,00	2,0	44,03	3,0	
31	Arco mandibular	28,00	4,0	30,09	0,5	
32	Comprimento do corpo	69,20	2,7	76,50	2,7	
	TIPOLOGIA FACIAL	MEDIDA	PAC	DOLICO	MESO	BRAQUI
	Eixo facial	90,00	- 0,2	-	//////	+
	Profundidade facial	87,66	- 0,8	-	//////	+
	Ângulo plano mandibular	25,40	0,2	+	//////	-
	Altura facial inferior	47,00	- 1,3	+		//////
	Arco mandibular	28,00	0,5	-	//////	+

Tabela 11.1

Mesoprosópico.

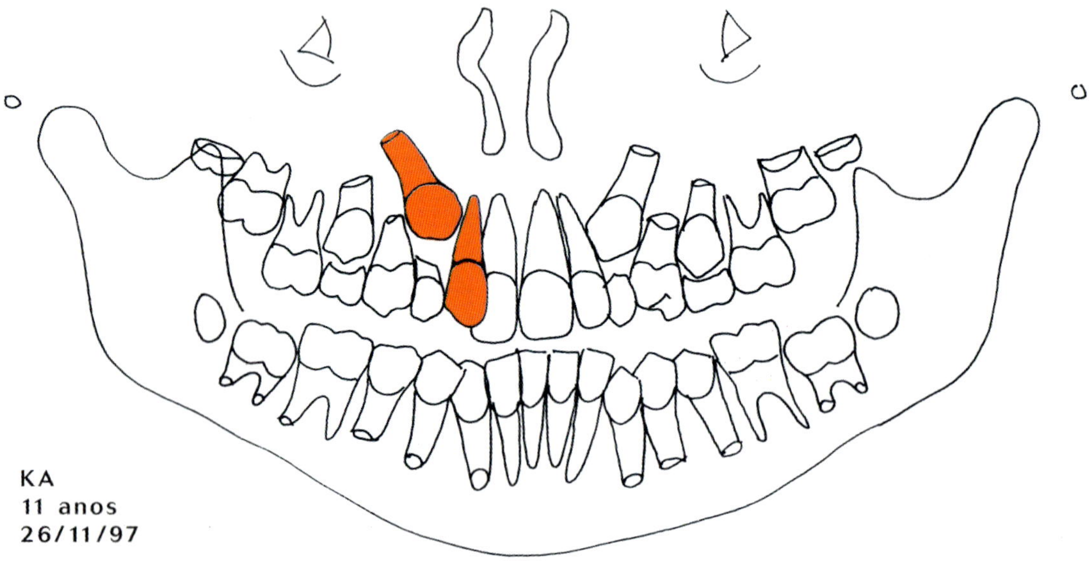

FIG. 11.9

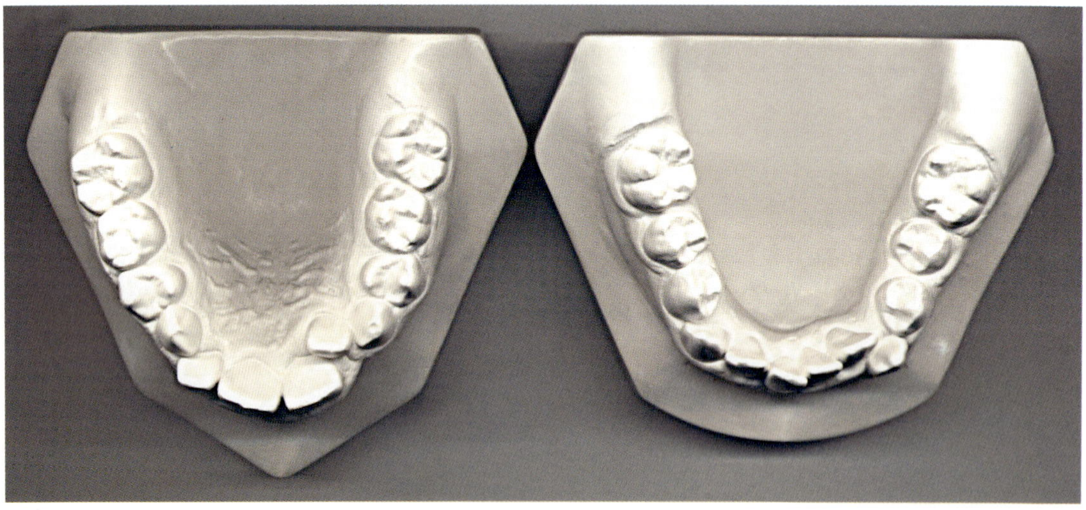

FIG. 11.10

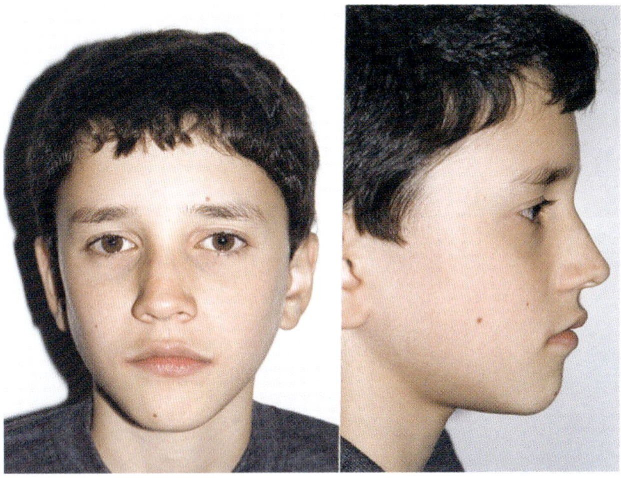

FIG. 11.11

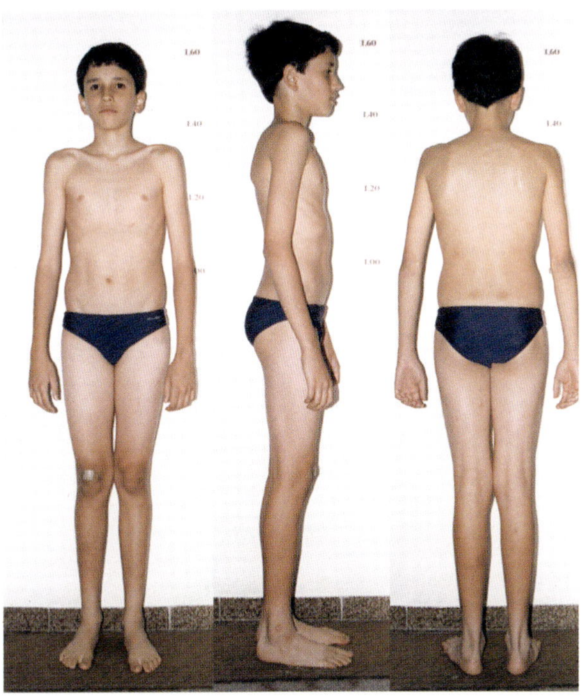

FIG. 11.12

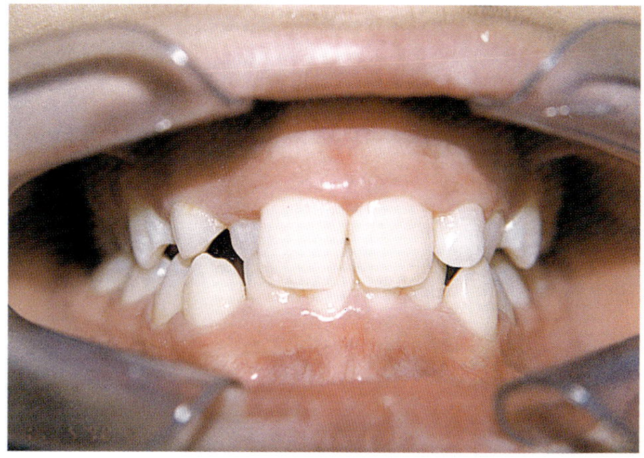

FIG. 11.13A

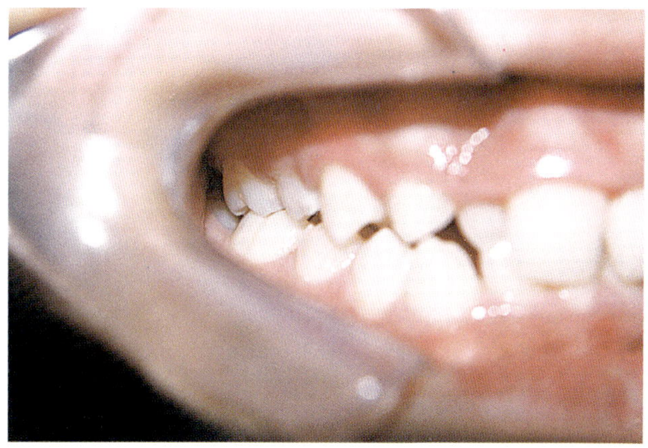

FIG. 11.13B

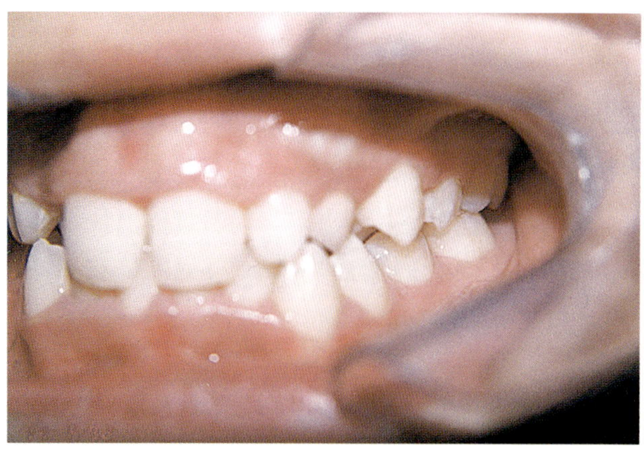

FIG. 11.13C

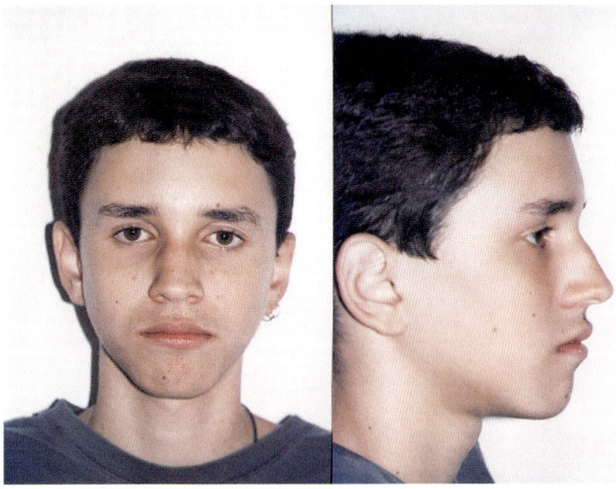

FIG. 11.14

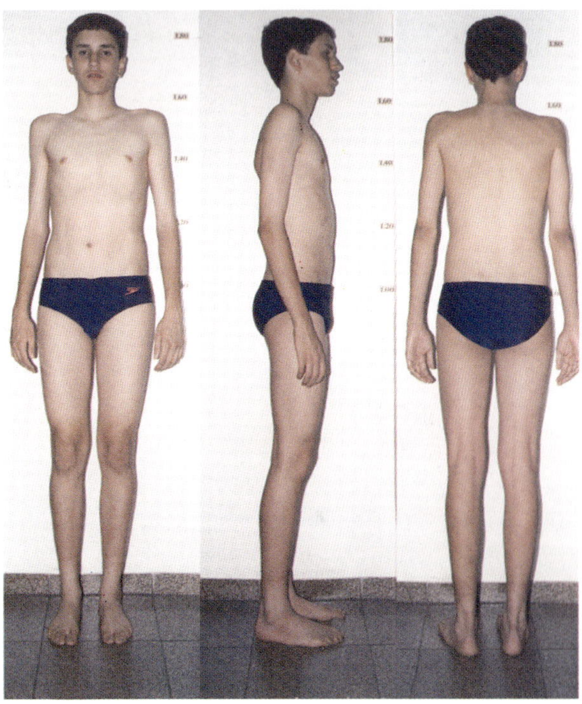

FIG. 11.15

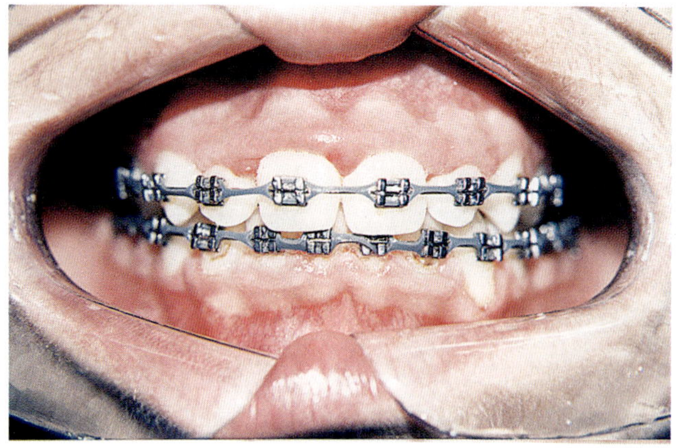

FIG. 11.16A

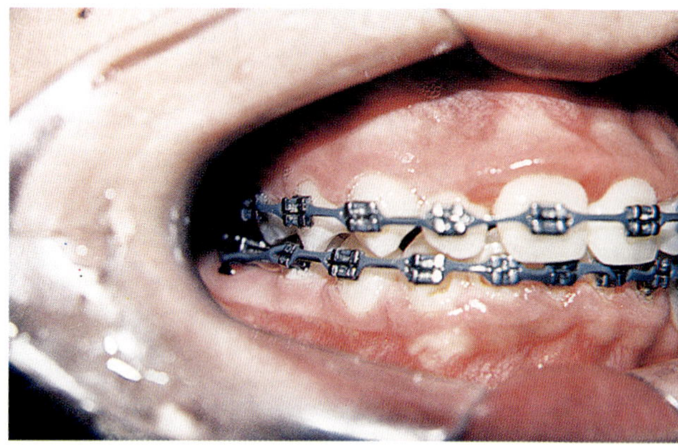

FIG. 11.16B

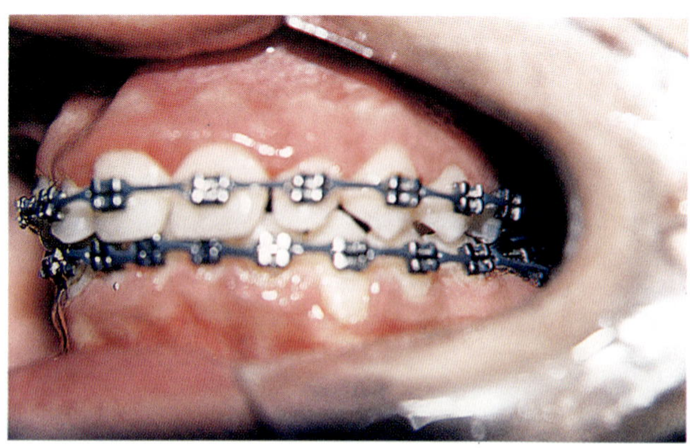

FIG. 11.16C

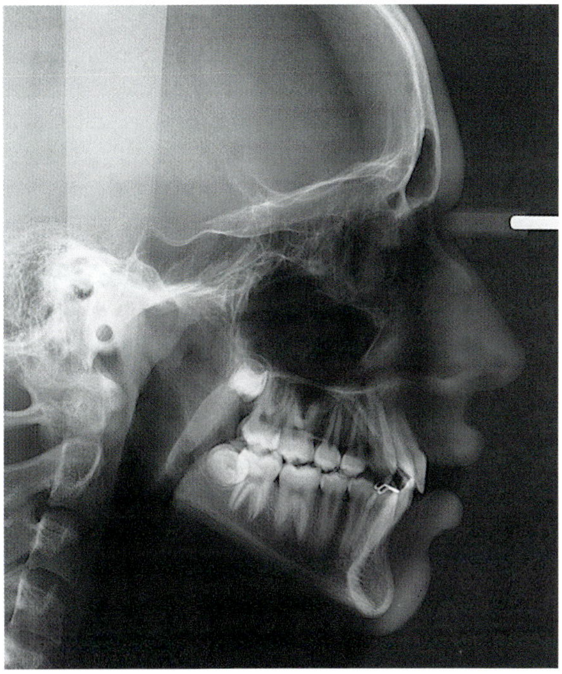

FIG. 11.17

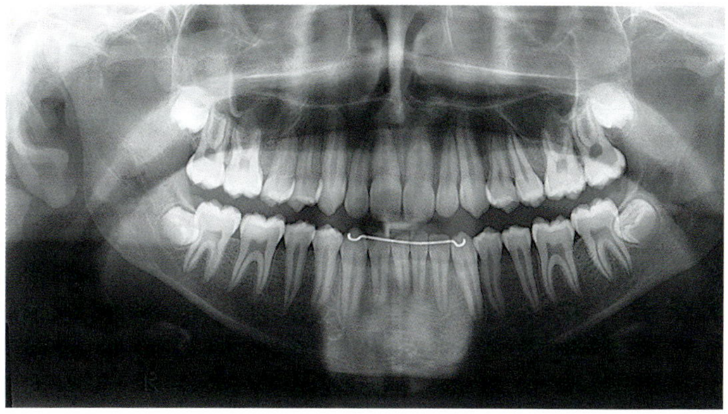

FIG. 11.18

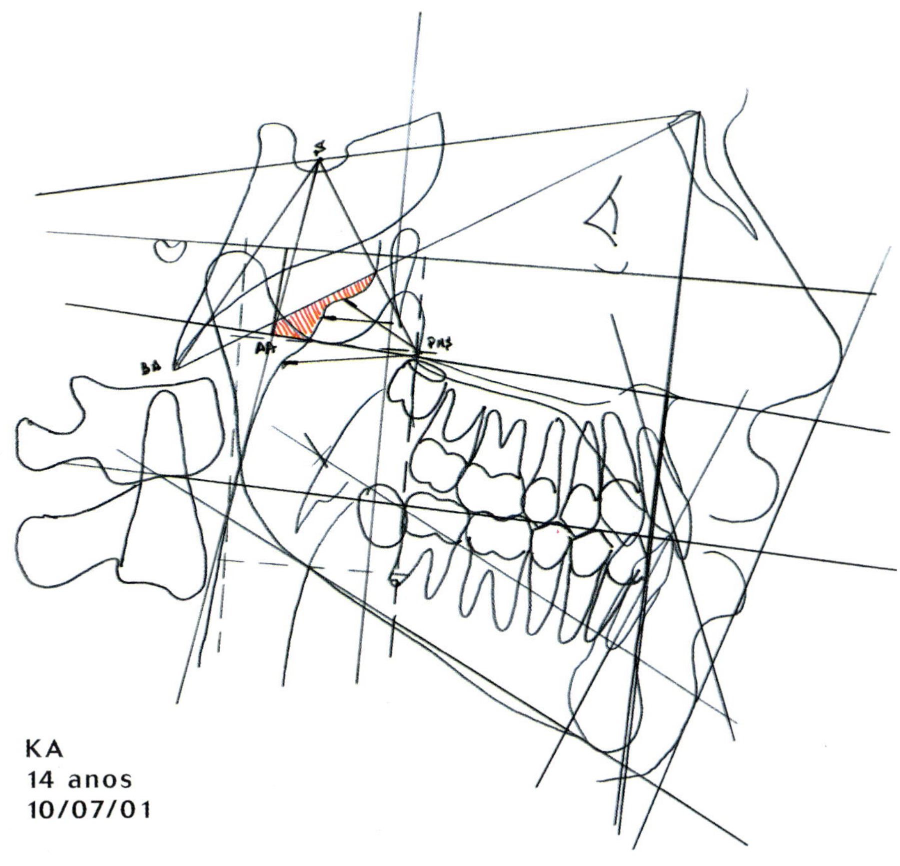

FIG. 11.19

Nome: KAH, 14 anos						
	PROBLEMA DENTÁRIO	NORMAL	D.C±	PAC	DC	
1	Relação molar	- 3,00	- 3,0	- 1,86	0,4	
2	Relação canina	- 2,00	3,0	1,19	- 1,1	
3	*Overjet*	2,50	2,5	2,35	- 0,1	
4	*Overbite*	2,50	2,0	4,59	1,0	
5	Extrusão do 1 inferior	1,25	2,0	- 0,69	- 1,0	
6	Ângulo interincisivo	125,00	6,0	133,13	1,4	
	PROBLEMA ESQUELÉTICO					
7	Convexidade	1,00	2,0	- 0,60	- 0,8	
8	Altura facial inferior	47,00	4,0	40,99	- 1,5	
	RELAÇÕES DENTOMAXILARES					
9	Posição do 6 superior	17,00	3,0	15,80	- 0,4	
10	Protrusão do 1 inferior	1,00	2,0	3,09	1,0	
11	Protrusão do 1 superior	4,00	2,0	5,47	0,7	
12	Inclinação do 1 inferior	22,00	4,0	25,71	0,9	
13	Inclinação do 1 superior	28,00	4,0	21,16	- 1,7	
14	Distância XI – plano oclusal	- 2,50	3,0	- 10,05	- 2,5	
15	Inclinação plano oclusal	25,00	4,0	28,14	0,8	
	PROBLEMA ESTÉTICO					
16	Protrusão do lábio inferior	1,00	2,0	1,16	0,1	
17	Comprimento do lábio superior	24,00	2,0	25,73	0,9	
18	Relação estômio - PO	4,00	1,0	3,24	- 0,8	
	RELAÇÃO CRÂNIO – FACE					
19	Profundidade facial	88,65	3,0	88,82	0,1	
20	Eixo facial	90,00	3,0	88,24	- 0,6	
21	Cone facial	68,00	3,0	61,50	- 2,2	
22	Ângulo plano mandibular	24,50	4,0	29,68	1,3	
23	Profundidade maxilar	90,00	3,0	88,25	- 0,6	
24	Altura maxilar	55,00	3,0	56,28	0,1	
25	Inclinação plano palatino	1,00	3,5	- 4,25	1,5	
	AS ESTRUTURAS INTERNAS					
26	Desvio craniano	27,00	3,0	29,85	1,0	
27	Comprimento craniano anterior	61,00	3,0	66,34	1,8	
28	Altura facial posterior	56,50	3,0	64,87	2,8	
29	Posição do ramo da mandíbula	76,00	3,0	74,19	- 0,6	
30	Localização do porio	36,50	2,0	40,73	2,1	
31	Arco mandibular	29,50	4,0	28,41	- 0,3	
32	Comprimento do corpo	74,00	2,7	81,72	2,9	
	TIPOLOGIA FACIAL	MEDIDA	PAC	DOLICO	MESO	BRAQUI
	Eixo facial	90,00	- 0,6	-	//////	+
	Profundidade facial	88,65	0,1	-	//////	+
	Ângulo plano mandibular	24,50	1,3	//////		-
	Altura facial inferior	47,00	- 1,5	+		//////
	Arco mandibular	29,50	- 0,3	-	//////	+

Tabela 11.2

Mesoprosópico.

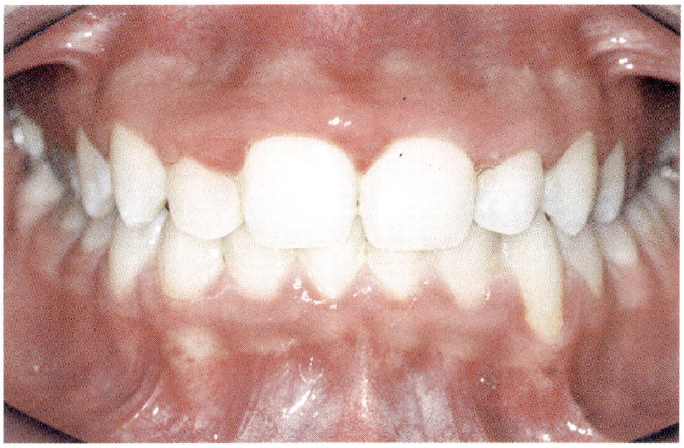

FIG. 11.20

Oclusão frontal.

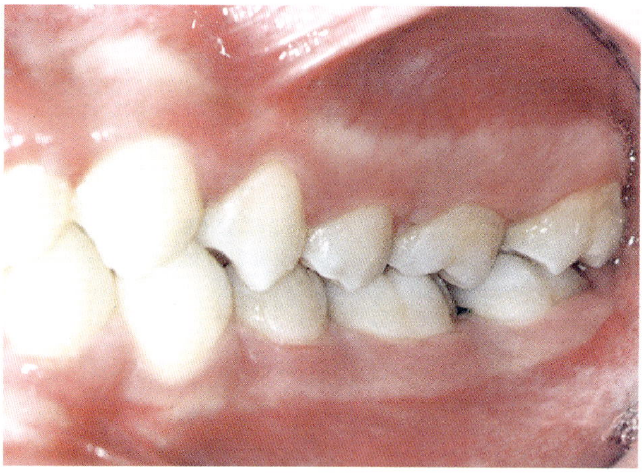

FIG. 11.21

Oclusão direita.

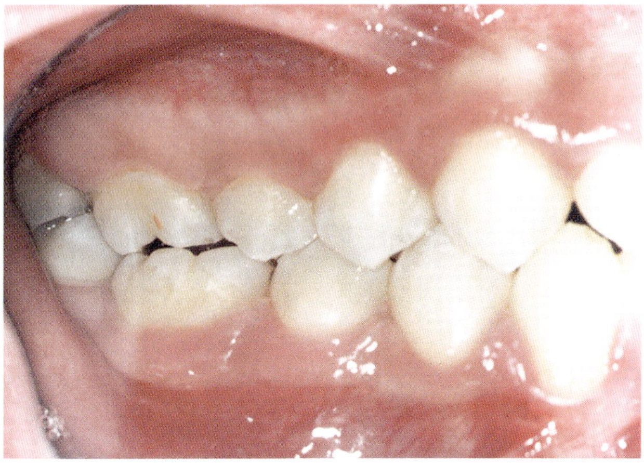

FIG. 11.22

Oclusão esquerda.

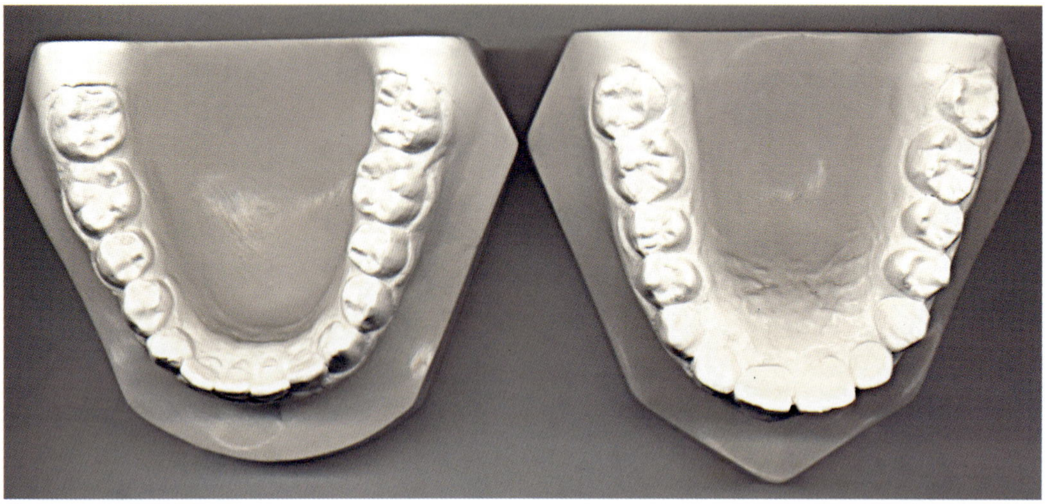

FIG. 11.23

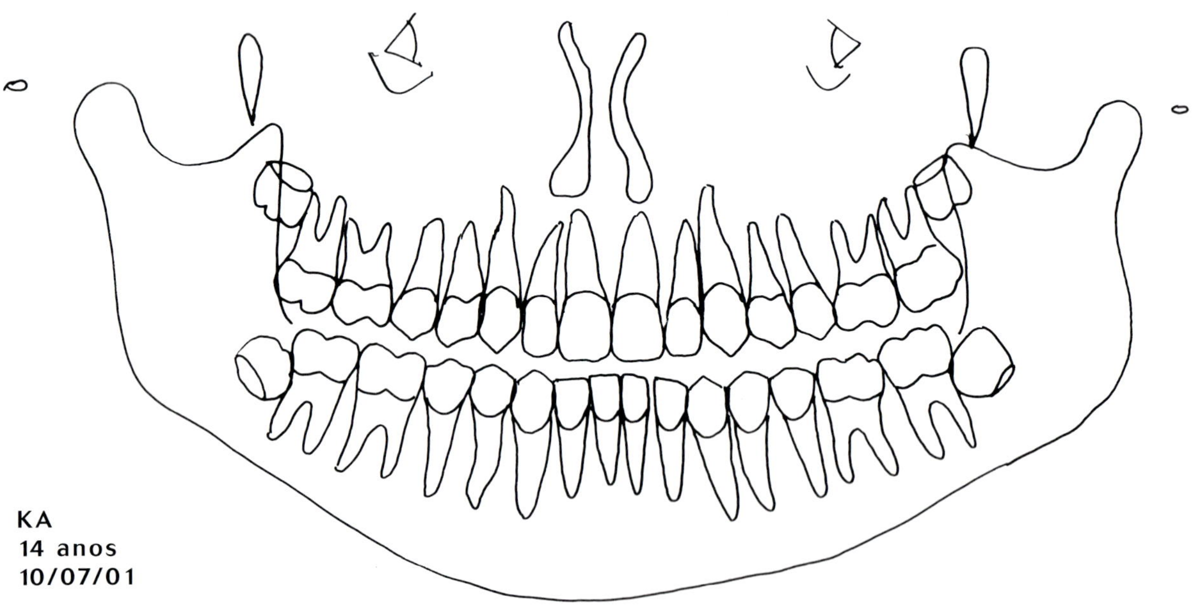

FIG. 11.24

CASO CLÍNICO 12

PHN, 11 anos

DIAGNÓSTICO

Retenção do elemento dentário 11, assimetria facial, mordida profunda, atraso na cronologia de erupção dentária, preferência mastigatória do lado esquerdo, abdome distendido, braquicefálico moderado.

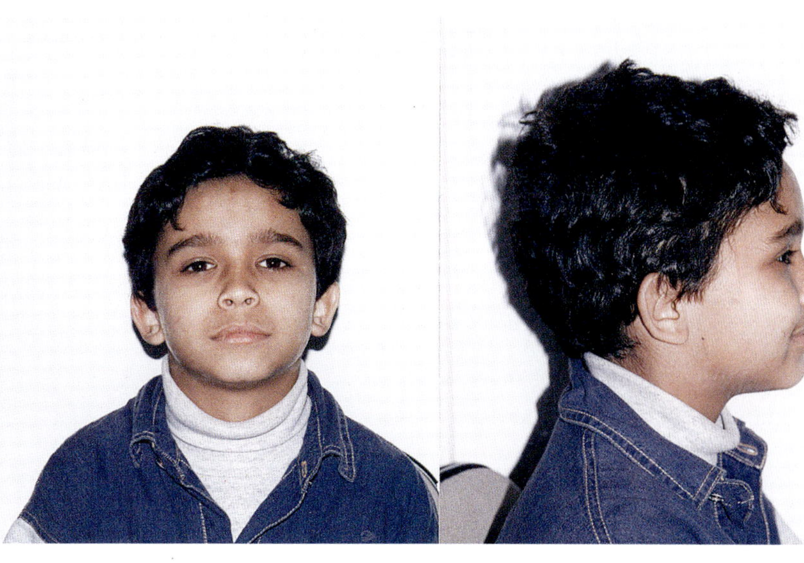

FIG. 12.1

DADOS CEFALOMÉTRICOS

Relação molar ↑, Ângulo interincisivo ↑, Altura Facial Inferior ↓, Protrusão do 1 Sup. ↑, Inclinação 1 Inf. ↑, Inclinação 1 Sup. ↓, Distância XI Plano Oclusal ↑, Inclinação Plano Oclusal ↓, Profundidade Facial ↓, Cone Facial ↑, Profundidade Maxilar ↓, Altura Maxilar ↑, Inclinação Plano Palatino ↓, Altura Facial Posterior ↓, Posição do Ramo ↓, Arco Mandibular ↑, Comprimento do Corpo ↓.

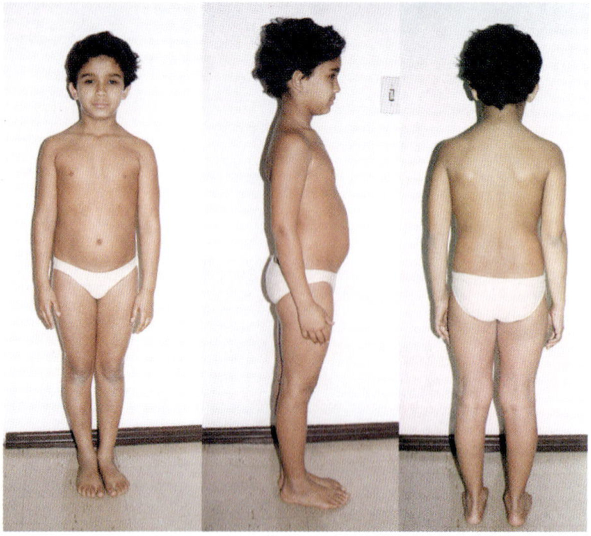

FIG. 12.2

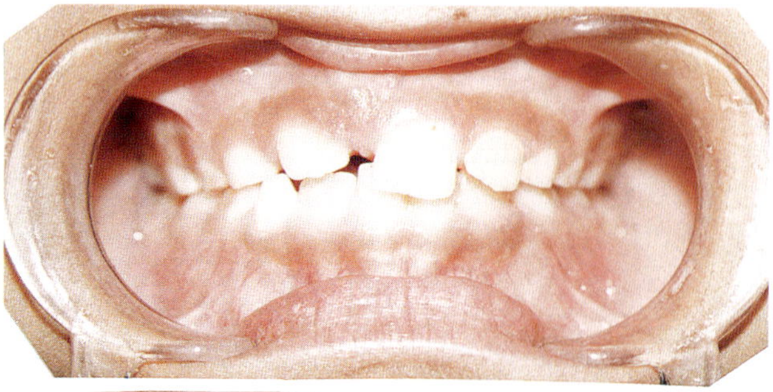

FIG. 12.3A

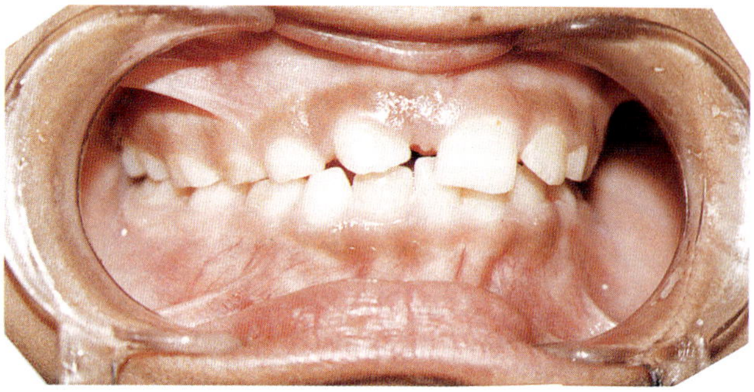

FIG. 12.3B

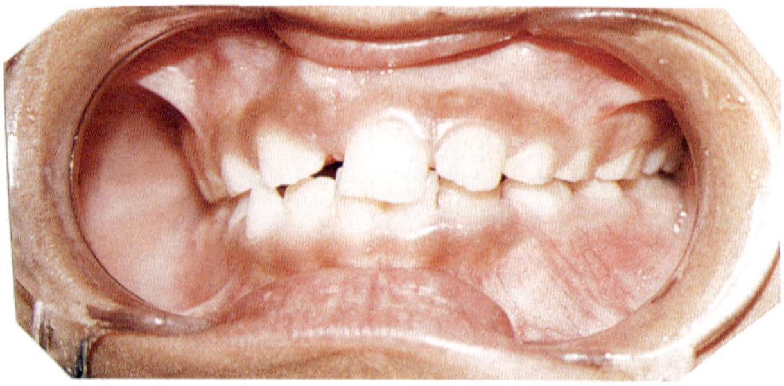

FIG. 12.3C

OBJETIVOS DO TRATAMENTO

Promover, se possível, a erupção do 11 sem usar métodos cirúrgicos, obter as chaves de oclusão de Angel, corrigir a mordida profunda, reeducar respiração, deglutição e fonação.

MECÂNICA ORTODÔNTICA

Primeira etapa com ortopedia dos maxilares, usando RF-3, por 12 meses, e AEAK, por 6 meses, totalizando 18 meses de aparelhagem móvel.

Segunda etapa com ortodontia fixa com *brackets* de Roth e mecânica associada.

Este caso é relatado com entusiasmo, tanto pelo sucesso que obteve, quanto pela participação do desenvolvimento psicossomático do paciente, que, ao final, me cativou e se transformou num bom amigo. Tal fato é cada vez mais raro, pois a maioria dos jovens adultos de hoje quer esquecer a infância e a juventude.

A luta para que a aparelhagem móvel fosse usada foi grande, pois o pirralho quebrou nove aparelhos de Frankel! Já imaginaram se fossem os do Dr. Bimler, difíceis e demorados para serem executados? Colocando de lado os problemas inerentes ao desenvolvimento do caso, a tentativa de erupção sem cirurgia parecia hercúlea, mais não o foi. Após seis meses, o elemento 11 estava começando a erupcionar (**Figura 12.10**).

Em nossa clínica diária não devemos deixar de acreditar em crescimento ósseo e na vontade da natureza de melhorar, tendendo ao crescimento geneticamente programado. A coisa acontece mais ou menos assim: imaginem um cavalo amarrado, com muita fome e uma esteira de capim verde a sua frente. Ao soltá-lo, comerá uma grande extensão da faixa, contudo, a seguir, só comerá quando tiver fome ou for estimulado. Os problemas ortodônticos se resolvem da mesma forma. O que não pode acontecer é que alguns resolvem disputar a esteira com o personagem da história – as soluções se apresentarão das formas mais bizarras possíveis. Quanto menos interferirmos, melhor. Este caso não foi exceção à regra; a erupção, tímida, foi um começo promissor.

Após 12 meses (**Figura 12.13**), trocamos para o AEAK, por ser mais estético e obtermos maior espaço em ambas as arcadas. De acordo com o programado, complementamos com a técnica ortodôntica fixa, com a qual temos maior controle dos torques e inclinações dentárias. É uma boa conduta, embora não seja regra, darmos o acabamento com a aparelhagem fixa.

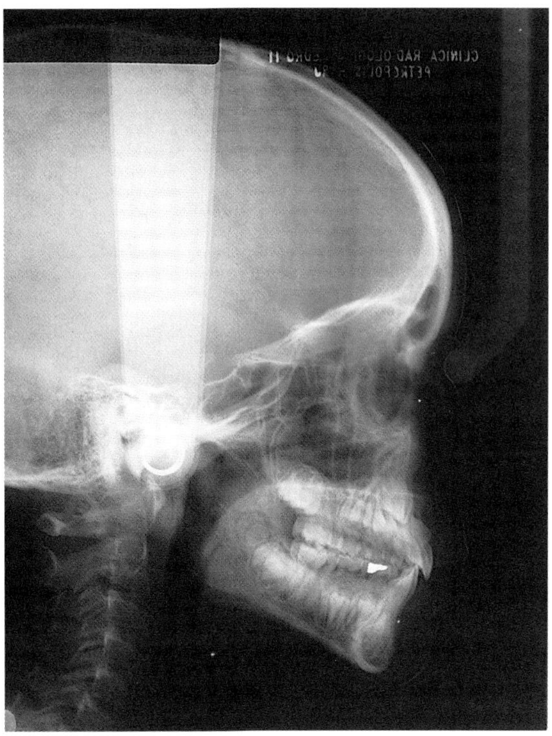

FIG. 12.4

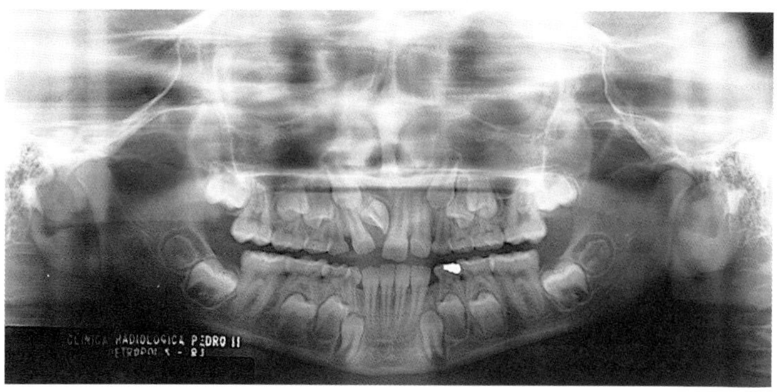

FIG. 12.5

Particularmente, nestes 10 anos de prática ortodôntica, deparei-me com inúmeros casos semelhantes a este, resolvidos de diferentes formas por diferentes profissionais. Procuramos resolver este de forma simples, talvez por influência do pensamento do Wick Alexander – *vari simplex*. Opte pelo simples. É importantíssimo o foco da visão, pois só assim a imaginação poderá ser profícua.

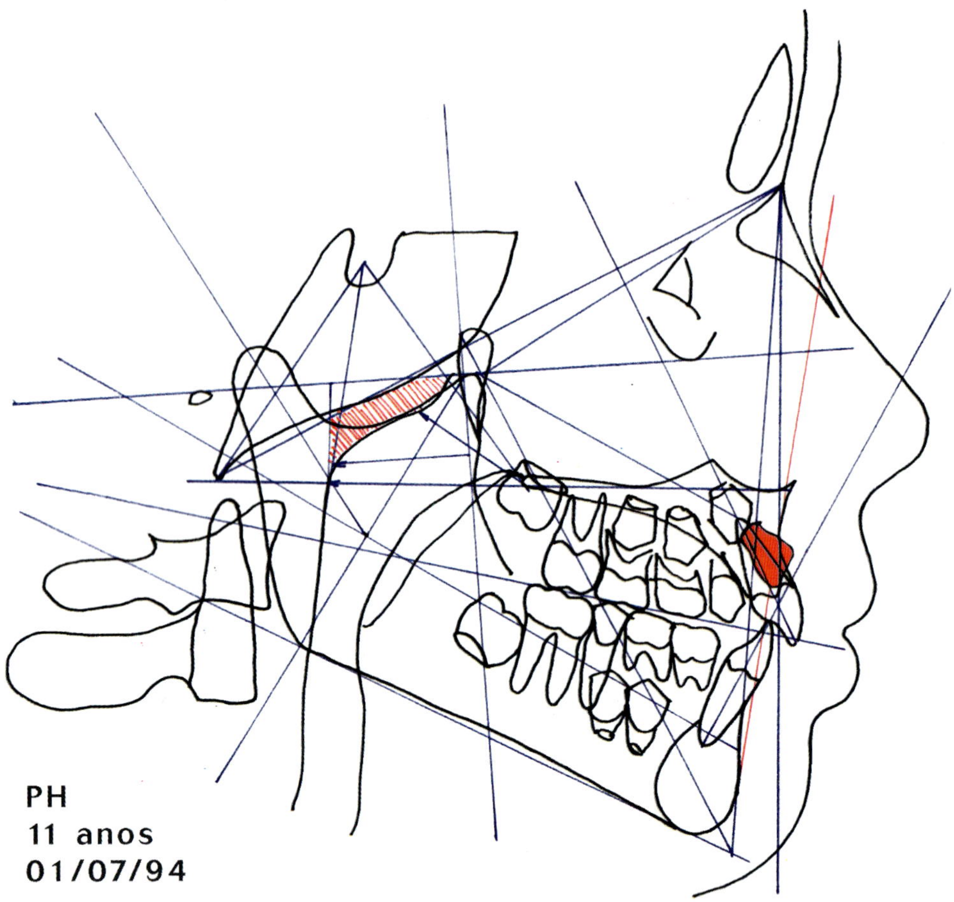

FIG. 12.6

Nome: PHN, 11 anos						
	PROBLEMA DENTÁRIO	NORMAL	D.C ±	PAC	DC	
1	Relação molar	- 3,00	- 3,0	- 1,00	1,0	
2	Relação canina	- 2,00	3,0		- 0,7	
3	*Overjet*	2,50	2,5	3,00	0,2	
4	*Overbite*	2,50	2,0	3,00	0,3	
5	Extrusão do 1 inferior	1,25	2,0	3,00	0,9	
6	Ângulo interincisivo	125,00	6,0	132,00	1,2	
	PROBLEMA ESQUELÉTICO					
7	Convexidade	1,60	2,0	3,00	0,7	
8	Altura facial inferior	47,00	4,0	40,00	- 1,8	
	RELAÇÕES DENTOMAXILARES					
9	Posição do 6 superior	14,00	3,0	14,00	0,0	
10	Protrusão do 1 inferior	1,00	2,0	3,00	1,0	
11	Protrusão do 1 superior	4,00	2,0	6,00	1,00	
12	Inclinação do 1 inferior	22,00	4,0	35,00	3,3	
13	Inclinação do 1 superior	28,00	4,0	23,00	- 1,3	
14	Distância XI – plano oclusal	- 1,00	3,0	9,00	3,3	
15	Inclinação plano oclusal	25,00	4,0	28,14	0,8	
	PROBLEMA ESTÉTICO					
16	Protrusão do lábio inferior	1,60	2,0	3,00	0,7	
17	Comprimento do lábio superior	24,00	2,0	23,00	- 0,5	
18	Relação estômio - PO	3,70	1,0	4,00	0,3	
	RELAÇÃO CRÂNIO – FACE					
19	Profundidade facial	87,66	3,0	84,00	- 1,2	
20	Eixo facial	90,00	3,0	90,00	0,0	
21	Cone facial	68,00	3,0	72,00	1,3	
22	Ângulo plano mandibular	25,40	4,0	24,00	- 0,4	
23	Profundidade maxilar	90,00	3,0	87,00	- 1,0	
24	Altura maxilar	53,80	3,0	58,00	1,4	
25	Inclinação plano palatino	1,00	3,5	- 3,00	- 1,1	
	AS ESTRUTURAS INTERNAS					
26	Desvio craniano	27,00	3,0	26,00	- 0,3	
27	Comprimento craniano anterior	58,00	3,0	57,00	- 0,3	
28	Altura facial posterior	56,20	3,0	51,00	- 1,7	
29	Posição do ramo da mandíbula	76,00	3,0	73,00	- 1,0	
30	Localização do porio	38,00	2,0	39,00	0,5	
31	Arco mandibular	28,00	4,0	40,00	3,0	
32	Comprimento do corpo	69,20	2,7	61,00	- 3,0	
	TIPOLOGIA FACIAL	MEDIDA	PAC	DOLICO	MESO	BRAQUI
	Eixo facial	90,00	0,0	-	//////	+
	Profundidade facial	87,66	- 1,2	//////		+
	Ângulo plano mandibular	25,40	- 0,4	+	//////	-
	Altura facial inferior	47,00	- 1,8	+		//////
	Arco mandibular	28,00	3,0	-		//////

Tabela 12.1

Braquicefálico leve.

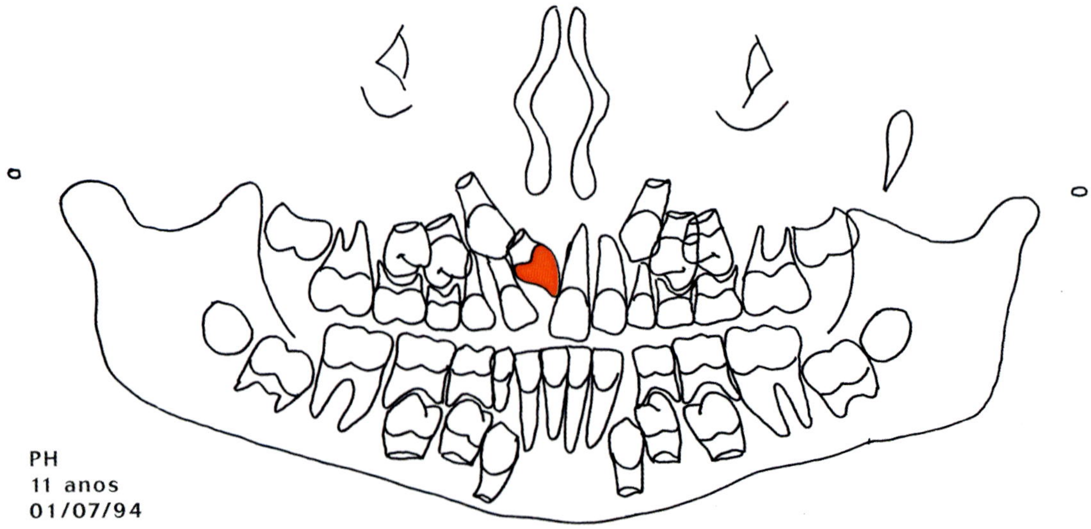

FIG. 12.7

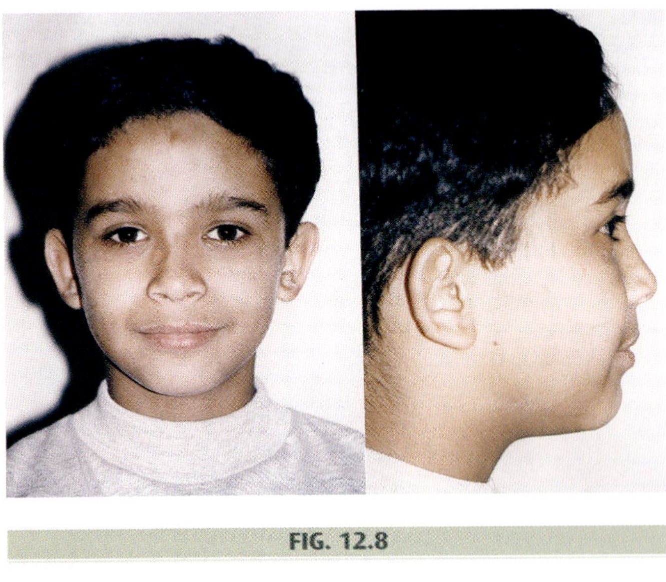

FIG. 12.8

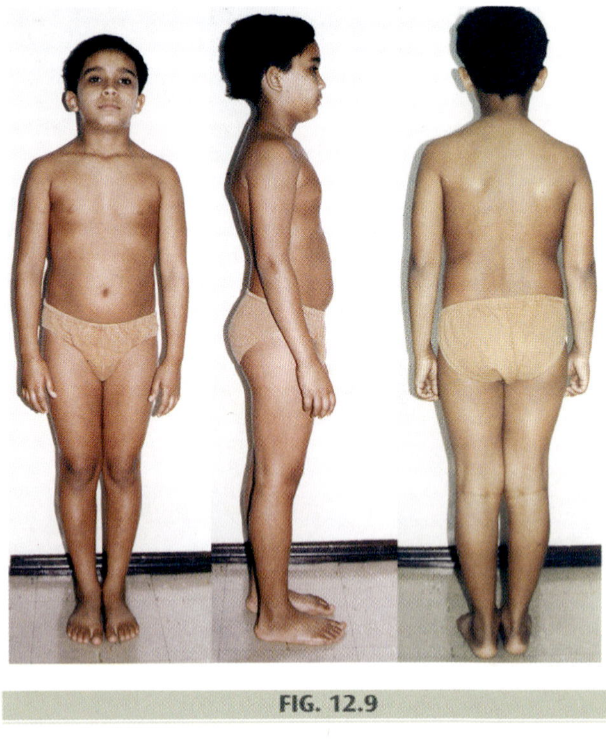

FIG. 12.9

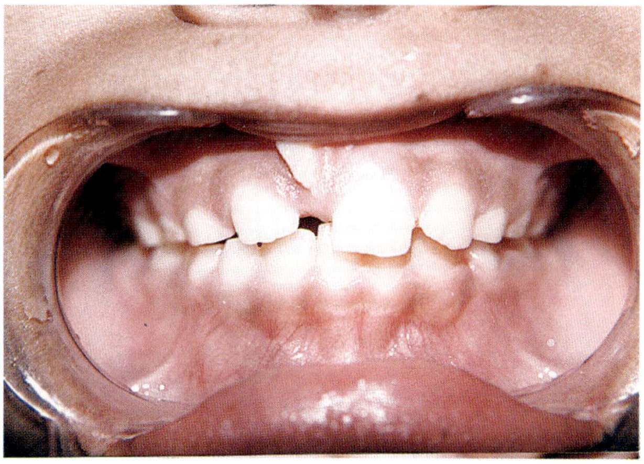

FIG. 12.10A

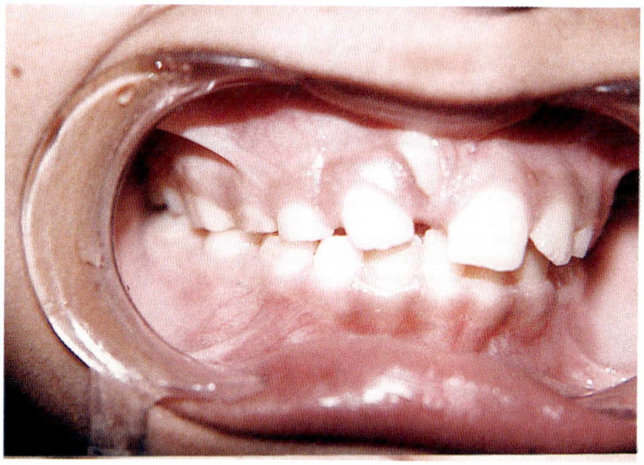

FIG. 12.10B

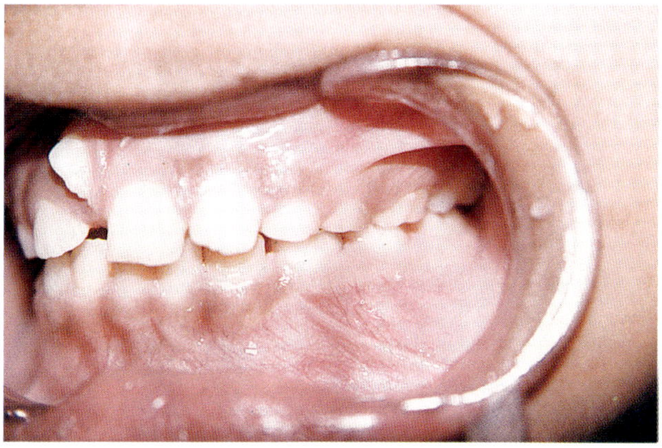

FIG. 12.10C

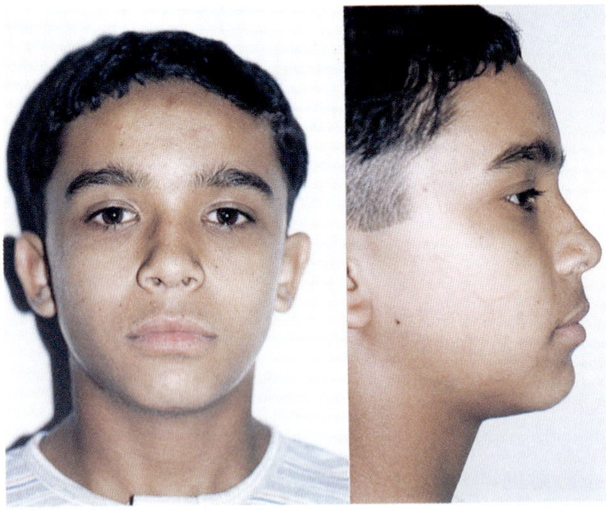

FIG. 12.11

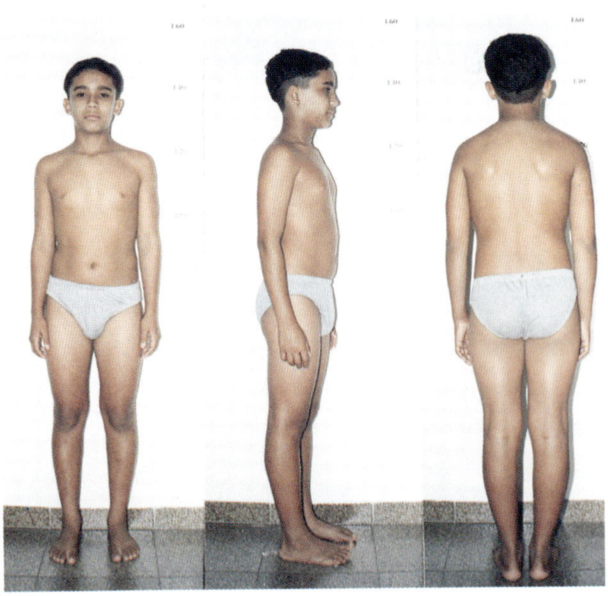

FIG. 12.12

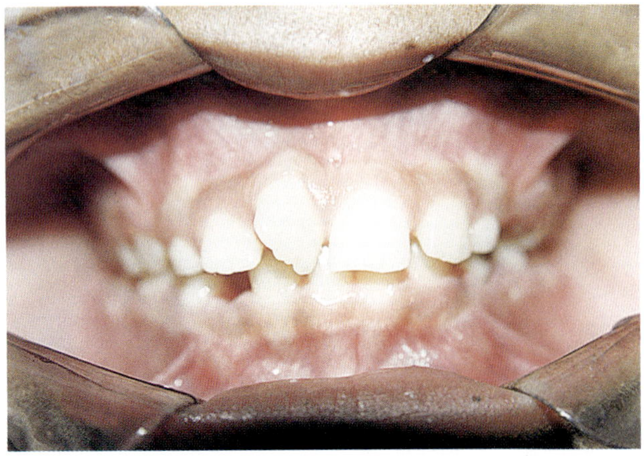

FIG. 12.13A

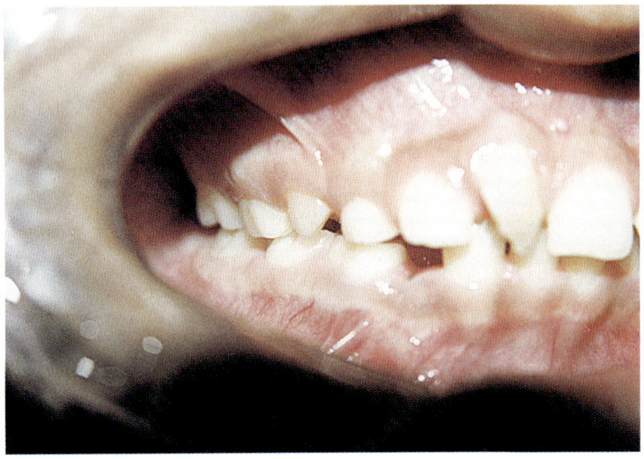

FIG. 12.13B

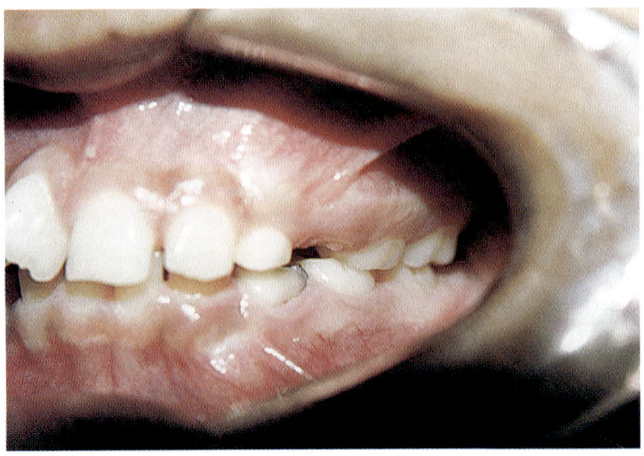

FIG. 12.13C

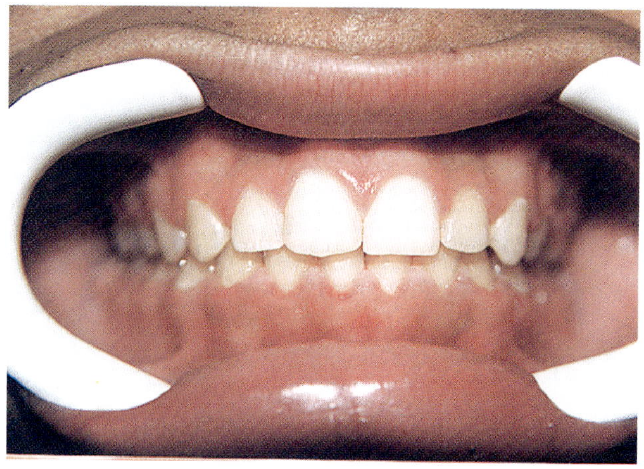

FIG. 12.16A

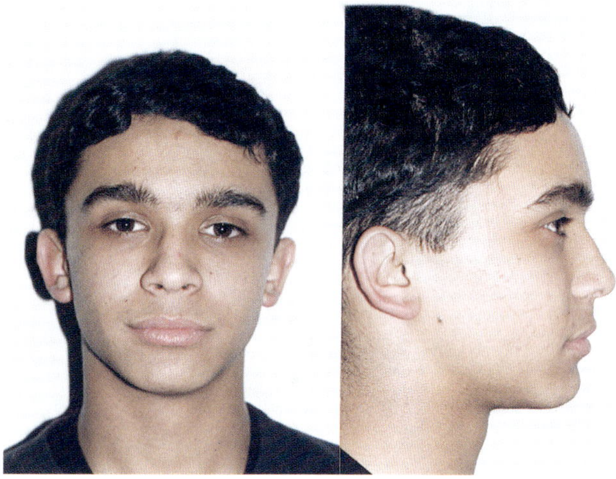

FIG. 12.14

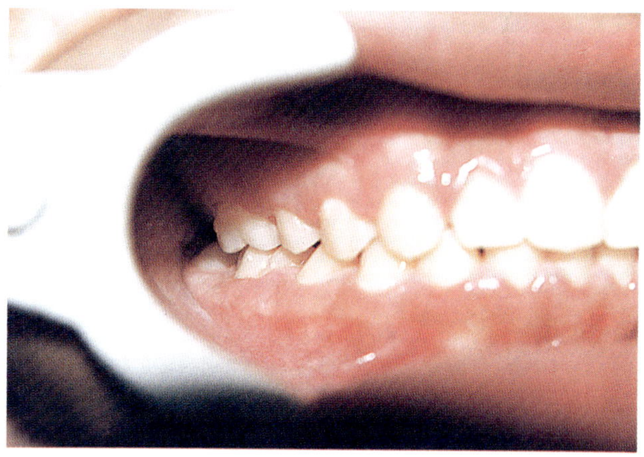

FIG. 12.16B

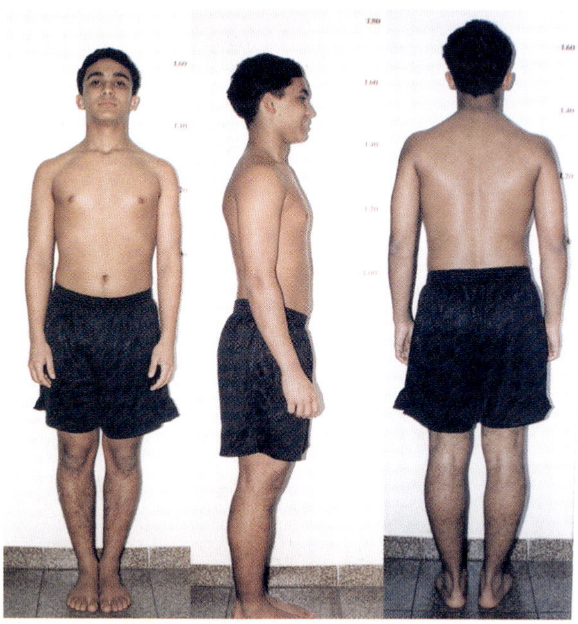

FIG. 12.15

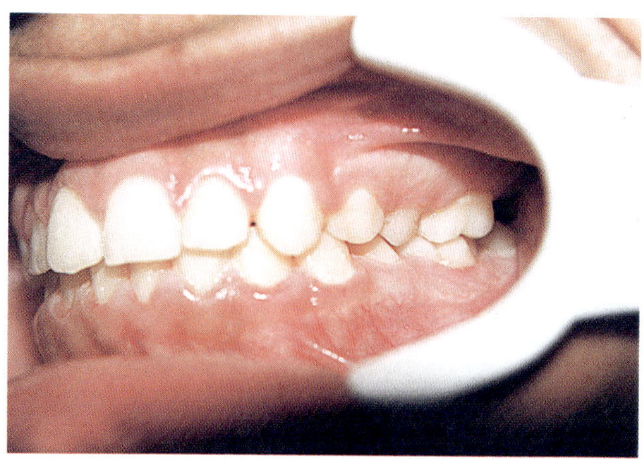

FIG. 12.16C

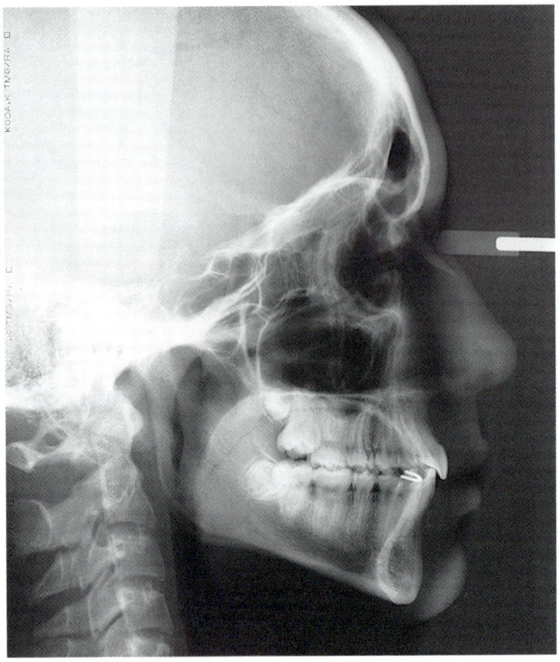

FIG. 12.17

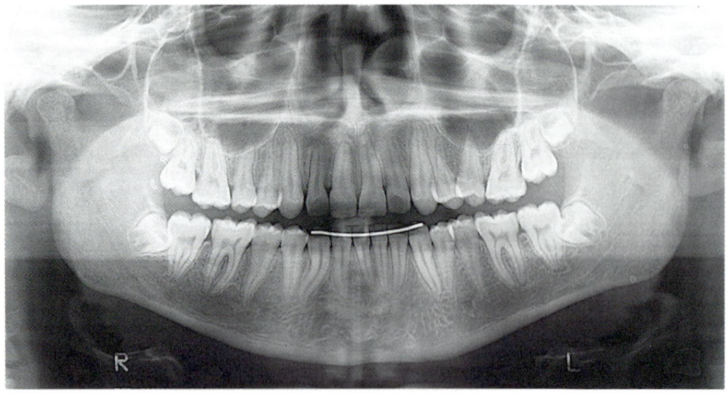

FIG. 12.18

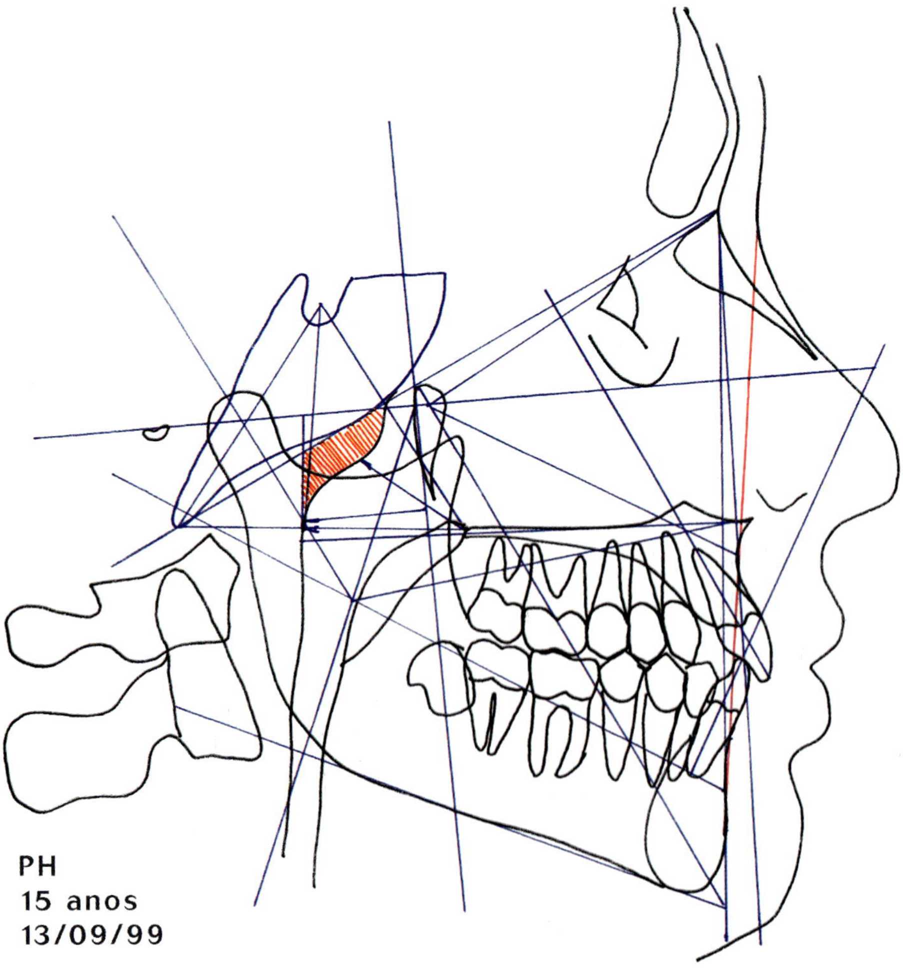

FIG. 12.19

Nome: PHN, 15 anos						
	PROBLEMA DENTÁRIO	NORMAL	D.C ±	PAC	DC	
1	Relação molar	- 3,00	- 3	- 1,54	0,5	
2	Relação canina	- 2,00	3	0,22	- 0,7	
3	*Overjet*	2,50	2,5	3,98	0,6	
4	*Overbite*	2,50	2	2,71	0,1	
5	Extrusão do 1 inferior	1,25	2	2,19	0,5	
6	Ângulo interincisivo	125,00	6	129,05	0,7	
	PROBLEMA ESQUELÉTICO					
7	Convexidade	0,80	2	1,99	0,6	
8	Altura facial inferior	47,00	4	39,38	- 1,9	
	RELAÇÕES DENTOMAXILARES					
9	Posição do 6 superior	18,00	3	14,01	- 1,3	
10	Protrusão do 1 inferior	1,00	2	2,34	0,7	
11	Protrusão do 1 superior	4,00	2	6,17	1,1	
12	Inclinação do 1 inferior	22,00	4	20,45	- 0,4	
13	Inclinação do 1 superior	28,00	4	30,51	0,6	
14	Distância XI – plano oclusal	- 3,00	3	0,84	1,3	
15	Inclinação plano oclusal	25,50	4	17,58	- 2,0	
	PROBLEMA ESTÉTICO					
16	Protrusão do lábio inferior	0,80	2	- 1,07	- 0,9	
17	Comprimento do lábio superior	24,00	2	26,80	1,4	
18	Relação estômio - PO	4,10	1	1,10	- 3,0	
	RELAÇÃO CRÂNIO – FACE					
19	Profundidade facial	88,98	3	83,46	- 1,8	
20	Eixo facial	90,00	3	93,15	1,1	
21	Cone facial	68,00	3	67,44	- 0,2	
22	Ângulo plano mandibular	24,20	4	29,10	1,2	
23	Profundidade maxilar	90,00	3	85,38	- 1,5	
24	Altura maxilar	55,40	3	57,09	0,6	
25	Inclinação plano palatino	1,00	3,5	- 6,54	- 2,2	
	AS ESTRUTURAS INTERNAS					
26	Desvio craniano	27,00	3	20,95	- 2,0	
27	Comprimento craniano anterior	62,00	3	65,90	1,3	
28	Altura facial posterior	56,60	3	64,09	2,5	
29	Posição do ramo da mandíbula	76,00	3	71,72	- 1,4	
30	Localização do porio	36,00	2	42,97	3,5	
31	Arco mandibular	30,00	4	36,21	1,6	
32	Comprimento do corpo	75,60	2,7	70,43	- 1,9	
	TIPOLOGIA FACIAL	MEDIDA	PAC	DOLICO	MESO	BRAQUI
	Eixo facial	90,00	1,1	-		//////
	Profundidade facial	88,98	- 1,8	//////		+
	Ângulo plano mandibular	24,20	1,2	//////		-
	Altura facial inferior	47,00	- 1,9	+		//////
	Arco mandibular	30,00	1,6	-		//////

Tabela 12.2

Braquicefálico leve.

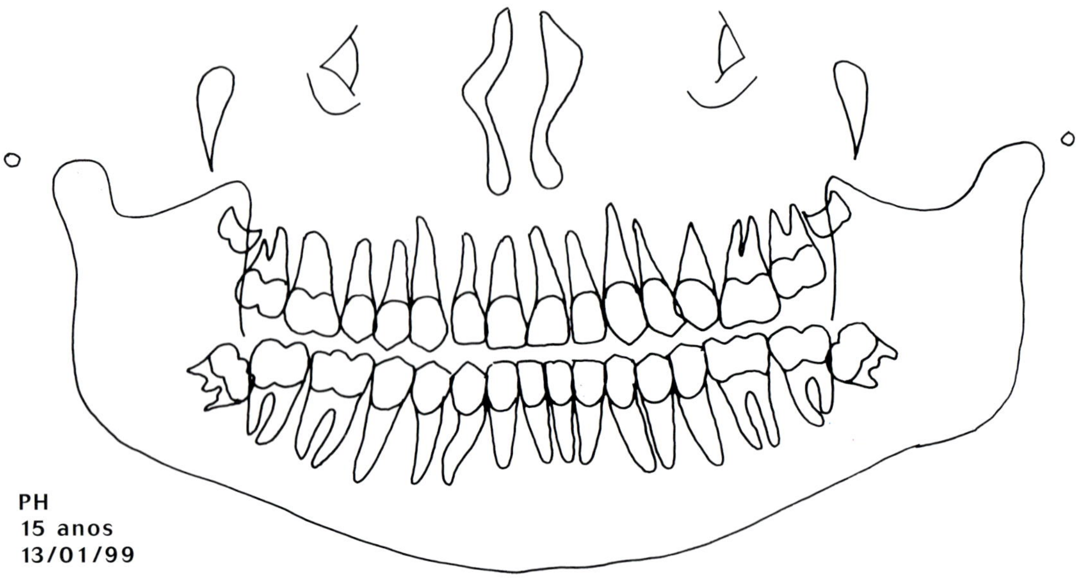

FIG. 12.20

Foi indicada a extração dos terceiros molares.

QUERO DEIXAR UMA MENSAGEM FINAL

A clínica odontológica, principalmente a clínica ortodôntica, onde pude me realizar e fazer amigos, é uma esposa ciumenta, que jamais permite que nos afastemos. Não esmoreçam nem desanimem; perseverem, sem esquecer daqueles que são a razão e o motivo de estarmos aqui: nossos pacientes.

Até breve.

Referências Bibliográficas

AUTORES REFERÊNCIA

1. LINDER-ARONSON, S. and BACKSTROM, A.: A comparison between mouth and nose breathers, *Odont. Revy*. 11 :232-276,1960.
2. WATSON, R.M.; WARREN, D.W.; and FISCHER, N.D.: Nasal resistance, skeletal classification, and mouth breathing in orthodontic patients, *Am. J. Orthod*. 54:367-379,1968.
3. LINDER-ARONSON, S.: Adenoids, their effect on mode of breathing and nasal airflow and their relationship to characteristics of the facial skeleton and the dentition, *Acta Otolaryngol. Supp*. 265,1970.
4. HARVOLD, E.P.; VARGERVIK, K.; and CHIERICI, G.: Primate experiments on oral sensations and dental malocclusions, *Am. J. Orthod*.63:494-508,1973.
5. LINDER-ARONSON, S.: Effects of adenoidectomy on the dentition and nasopharynx, *Am. J. Orthod*. 65:1-15, 1974.
6. LINDER-ARONSON, S.: Effects of adenoidectomy on the dentition and facial skeleton over a period of five years, *Transactions of the Third International Orthodontic Congress*, ed. J.Y. Cook, C.V. Mosby Co., St. Louis, 1975.
7. KOSKI, K. and LAHDEMAKI, P.: Adaptation of the mandible in children with adenoids, *Am. J. Orthod*. 28:660-664,1975.
8. SCHENDEL, S.A.; EISENFELD, J.H.; BELL, W.H.; EPKER, B.N.; and MISHELEVICH, D.: The long face syndrome— vertical maxillary excess, *Am. J. Orthod*. 70:398-408,1976.
9. O'RYAN, F.; GALLAGHER, D.M.; LaBANC, J.P.; and EPKER, B.N.: The relation between upper airway function and dentofacial morphology: a review, *Am. J. Orthod*. 82:403,1982.
10. O'RYAN, F. and EPKER, B.N.: Nasorespiratory function in individuals with vertical maxillary excess: a new method. *Abstract presented at the 62nd Annual Meeting of the American Association of Oral and Maxillofacial Surgeons*, September 1980.

11. O'RYAN, F.; LaBANC, J.P.; and EPKER, B.N.: Nasorespiratory function in children and adults with vertical maxillary excess and effects of superior maxillary repositioning upon nasorespiratory function in adults. Presented at the *Annual Meeting, Surgical-Orthodontic Correction of Dentofacial Deformity: State of the Art and Science*, Fort Worth, TX, November 1981.
12. CRAIG, A.N.; DVORAK, M.; and MCLLREATH, F.J.: Resistance to airflow through the nose, *Am. J. Otol. Rhinol. and Laryngol.* 74:589-603,1965.
13. CASS, L.J.: Measurement of total respiratory and nasal airflow resistance, *J. Am. Med. Assoc.* 199:146-148, 1967.
14. KERN E.B.: Rhinomanometry. In symposium on the nasal cavities, Otolaryng. *Clinics of N. Amer.* 6:863-873, 1973.
15. COLE, P.; NIINIMAA, V.; and SILVERMAN, F.: Work of nasal breathing: measurement of each nostril independently using a splint mask, *Acta Otolaryngol.* 88:148-154, 1979.
16. WARREN, D.W.: Aerodynamic studies of upper airway: implications for growth, breathing, and speech. In *Nasorespiratory function and craniofacial growth*, ed. J. McNamara, Center for Human Growth and Development, University of Michigan, 1979.
17. SARVER, D.M.:*Quantitative evaluation of nasal airflow in relation to facial morphology*. Master's thesis, Department of Orthodontics, University of North Carolina 1979.
18. VIG, P.S.; SARVER, D.M.; Hall, D.J.; and WARREN, D.W.: Quantitative evaluation of nasal airflow in relation to facial morphology, Am. J. Orthod. 79:263-272,1981.
19. MARTIN, R.; VIG, P.S.; and WARREN, D.W.: Nasal resistance and vertical dentofacial features, *I.D.A.R. Abstract*,1981.
20. WATSON, H.: The technology of respiratory inductive plethysmography. Presented at *3rd International Symposium on Ambulatory Monitoring, Clinical Research Center*, Harrow, Middlesex, England,1979.
21. COHN, M.A.; RAO, A.S.V.; BROUDY, M.; BIRCH, S.; WATSON, H.; Atkins, N.; Davis, B.; Stott, F.D.; and Sackner, M.A.: The respiratory inductive plethysmograph: a new noninvasive monitor for respiration, *Am. Rev. Resp. Dis.*, December 1981.
22. SAKNER, J.D.; NIXON, A.J.; DAVIS, B.; ATKINS, N.; and SACKNER, M.: Non-invasive measurement of ventilation during exercise utilizing the respiratory inductive plethysmograph, *Am. Rev. Resp. Dis.*, December 1980.
23. BRIDGER, G.P.: Physiology of the nasal valve, *Arch. Otolaryngol.* 92:543-555, 1970.
24. EPKER, B.N. and WOOLFORD, L.M.: *Surgical Orthodontic Correction of Dentofacial Deformities*, pp. 237-256, 1980.

ARTIGOS REFERÊNCIA

1 | Apr 83 | ref *Mouth breathing in allergic children* - BRESOLIN, SHAPIRO, SHAPIRO, CHAPKO, and DASSEL
2 | Apr 87 | — *Craniofacial skeleton of children with enlarged adenoids* - TARVONEN and KOSKI
3 | Feb 91 | ref *Pharyngeal growth* - TOURNE
4 | Nov 80 | ref *Tonsils and adenoids* - DIAMOND
5 | Sep 84 | — *Analysis of stimulated upper airway breathing* - WARREN, LEHMAN, and HINTON
6 | Nov 80 | — *Tonsils and adenoids* - DIAMOND
7 | Jun 88 | ref *Relationship between patency of maxillary sinus and craniofacial growth in rabbit* - KRAUT and KRONMAN
8 | Nov 82 | — *Relation between nasorespiratory function and dentofacial morphology* - O'RYAN, GALLAGHER, LABANC, and EPKER
9 | Apr 82 | — *Postpharyngeal lymphoid tissue in Class I and Class II malocclusions* - SOSA, GRABER, and MULLER
10 | Apr 87 | ref *Craniofacial skeleton of children with enlarged adenoids* - TARVONEN and KOSKI
11 | Sep 84 | — *Airway adequacy, head posture, and craniofacial morphology* - SOLOW, SIERSBÆK-NIELSEN, and GREVE
12 | May 89 | ref *Partitioning of ventilation and nasal resistance* - LEITER and BAKER
13 | Apr 82 | ref *Postpharyngeal lymphoid tissue in Class I and Class II malocclusions* - SOSA, GRABER, and MULLER
14 | Oct 87 | — *Effects of allergic rhinitis on dental and skeletal development* - TRASK, SHAPIRO, and SHAPIRO
15 | Apr 81 | ref *Primate experiments on oral respiration* - HARVOLD

16 | Feb 91 | —- *Pharyngeal growth* - TOURNE
17 | Nov 81 | ref *Resistance to nasal airflow related to changes in head posture* - WEBER, PRESTON, and WRIGHT
18 | Oct 87 | ref *Effect of methodology on determination of nasal resistance* - BERKINSHAW, SPALDING, and VIG
19 | Oct 87 | ref *Effects of allergic rhinitis on dental and skeletal development* - TRASK, SHAPIRO, and SHAPIRO
20 | Nov 80 | ref *Mode of respiration and facial growtn* - RUBIN
21 | Apr 91 | —- *Diagnostic tests for impaired and respiration* - VIG, SPALDING, and LINTS
22 | Sep 84 | ref *Airway adequacy, head posture, and craniofacial morphology* - SOLOW, SIERSBÆK-NIELSEN, and GREVE
23 | Oct 90 | ref *Use of cephalometry in diagnosing resonance disorders* - JAKHI and KARJODKAR
24 | Feb 90 | —- *An American Board of Orthodontics case report* - OWENS
25 | Jun 86 | —- *Upper airway pressures during breathing* - HINTON, WARREN, and HAIRFIELD
26 | Sep 88 | ref *Velopharyngeal movements in children with craniofacial anomalies and hypernasality* - HENNINGSSON and ISBERG
27 | May 84 | —- Hyoid bone position in mouth breathers and tongue-thrusters - BIBBY
28 | Aug 87 | —- CASE REPORT - HINKLE
29 | Nov 89 | ref *Vertical and horizontal components of functional appliance therapy* - MOORE, IGEL, and BOICE
30 | Jul 94 | —- *Nasal resistance and craniofacial form in children* - JONES and BHATIA
31 | Jul 91 | ref *Mandibular and maxillary growth after changed mode of breathing* - WOODSIDE, LINDER-ARONSON, LUNDSTRÖM, and MCWILLIAM
32 | Mar 80 | —- *Bimaxillary protrusion as a pathologic problem in the Thai* - LAMBERTON
33 | Jun 90 | —- *A case of open bite with Turner's syndrome* - TAKEYAMA, HONZAWA, HOZAKI, and KIYOMURA
34 | Jul 91 | —- *Mandibular and maxillary growth after changed mode of breathing* - WOODSIDE, LINDER-ARONSON, LUNDSTRÖM, and MCWILLIAM
35 | Sep 88 | —- *Velopharyngeal movements in children with craniofacial anomalies and hypernasality* - HENNINGSSON and ISBERG
36 | Apr 93 | —- *Pneumoparotitis with treatment* - McDUFFIE, BROWN, and RAINES
37 | Nov 80 | —- *Mode of respiration and facial growtn* - RUBIN
38 | Oct 87 | —- *Effect of methodology on determination of nasal resistance* - BERKINSHAW, SPALDING, and VIG
39 | Jul 94 | —- ABO CASE REPORT - MELLER
40 | Oct 84 | —- *Quantitative technique for assessing nasal airway impairment* - Warren
41 | Apr 83 | —- *Mouth breathing in allergic children* - BRESOLIN, SHAPIRO, SHAPIRO, CHAPKO, and DASSEL
42 | Aug 89 | —- *Craniofacial morphology, head posture, and airway in mandibular prognathism* - WENZEL, WILLIAMS, and RITZAU
43 | Sep 88 | —- *Comparison of craniofacial form with nasal respiratory function* - TIMMS and TRENOUTH
44 | Nov 87 | —- *Effect of RME on nasal airway resistance* - HARTGERINK, VIG, and ABBOTT
45 | Nov 81 | —- *Resistance to nasal airflow related to changes in head posture* - WEBER, PRESTON, and WRIGHT
46 | Oct 90 | —- *Use of cephalometry in diagnosing resonance disorders* - JAKHI and KARJODKAR
47 | Dec 87 | —- *High-speed screen/film combinations in cephalometric radiography* - KIMURA, LANGLAND, and BIGGERSTAFF
48 | Jun 88 | —- *Relationship between patency of maxillary sinus and craniofacial growth in rabbit* - KRAUT and KRONMAN
49 | Mar 82 | —- *Combined orthopedic-orthodontic treatment* - PFEIFFER and GROBÉTY
50 | May 92 | —- *Growth prediction from posture* - SOLOW AND SIERSBÆK-NIELSON
51 | May 94 | —- *Three-dimensional soft tissue analysis after bimaxillary surgery* - MOSS, MCCANCE, FRIGHT, LINNEY, and JAMES
52 | Oct 86 | —- *Head posture in blind subjects* - FJELLVANG and SOLOW
53 | May 93 | —- *Normalization of incisor position after adenoidectomy* - LINDER-ARONSON, WOODSIDE, HELLSING, and EMERSON
54 | Dec 84 | —- *A method of cephalometric evaluation* - McNAMARA
55 | Jun 78 | —- *Consideration of Airway in Orthodontics* -
56 | Jun 78 | ref *Consideration of Airway in Orthodontics* -
57 | Feb 86 | —- *JCO Interviews*- Dr. Thomas Weimert on Airway Obstruction in Orthodontic Practice –
58 | May 84 | —- *Part 2 Differential Diagnosis*
59 | Nov 71 | —- The Editor's Casebook - EUGENE L. GOTTLIEB, DDS
60 | May 84 | —- *Nasorespiratory Function in Individuals With Vertical Maxillary Excess: Part 1 Measurement* - F.S. O'RYAN, DDS, J.P. LABANC, DD

61 | Sep 77 | —- *Bio-Progressive Therapy Part 1: The Management Umbrella* -

62 | Mar 70 | —- *A Reappraisal of Cephalometrics- Part II* - C. STEWART McDOWELL, DDS, MSD

63 | Jan 79 | —- *JCO Interviews*: Dr. Robert M. Ricketts on Early Treatment: Part 1 -

64 | Apr 78 | —- *Bioprogressive Therapy Part* 8: Bioprogressive Mixed Dentition Treatment

65 | Feb 77 | —- *JCO/ Interviews* Dr. William R. Proffit on Myofunctional Therapy -

66 1 | Apr 83 | ref *Mouth breathing in allergic children* - BRESOLIN, SHAPIRO, SHAPIRO, CHAPKO, and DASSEL

67 | Apr 87 | —- *Craniofacial skeleton of children with enlarged adenoids* - TARVONEN and KOSKI

68 | Feb 91 | ref *Pharyngeal growth* - TOURNE

69 | Nov 80 | ref *Tonsils and adenoids* - DIAMOND

70 | Sep 84 | —- *Analysis of stimulated upper airway breathing* - WARREN, LEHMAN, and HINTON

71 | Nov 80 | —- *Tonsils and adenoids* - DIAMOND

78 | Jun 88 | ref *Relationship between patency of maxillary sinus and craniofacial growth in rabbit* - KRAUT and KRONMAN

79 | Nov 82 | —- *Relation between nasorespiratory function and dentofacial morphology* - O'RYAN, GALLAGHER, LABANC, and EPKER

80 | Apr 82 | —- *Postpharyngeal lymphoid tissue in Class I and Class II malocclusions* - SOSA, GRABER, and MULLER

81 | Apr 87 | ref *Craniofacial skeleton of children with enlarged adenoids* - TARVONEN and KOSKI

82 | Sep 84 | —- *Airway adequacy, head posture, and craniofacial morphology* - SOLOW, SIERSBÆK-NIELSEN, and GREVE

83 | May 89 | ref *Partitioning of ventilation and nasal resistance* - LEITER and BAKER

84 | Apr 82 | ref *Postpharyngeal lymphoid tissue in Class I and Class II malocclusions* - SOSA, GRABER, and MULLER

85 | Oct 87 | —- *Effects of allergic rhinitis on dental and skeletal development* - TRASK, SHAPIRO, and SHAPIRO

86 | Apr 81 | ref *Primate experiments on oral respiration* - HARVOLD

87 | Feb 91 | —- *Pharyngeal growth* - TOURNE

88 | Nov 81 | ref *Resistance to nasal airflow related to changes in head posture* - WEBER, PRESTON, and WRIGHT

89 | Oct 87 | ref *Effect of methodology on determination of nasal resistance* - BERKINSHAW, SPALDING, and VIG

90 | Oct 87 | ref *Effects of allergic rhinitis on dental and skeletal development* - TRASK, SHAPIRO, and SHAPIRO

91 | Nov 80 | ref *Mode of respiration and facial growtn* - RUBIN

92 | Apr 91 | —- *Diagnostic tests for impaired and respiration* - VIG, SPALDING, and LINTS

93 | Sep 84 | ref *Airway adequacy, head posture, and craniofacial morphology* - SOLOW, SIERSBÆK-NIELSEN, and GREVE

94 | Oct 90 | ref *Use of cephalometry in diagnosing resonance disorders* - JAKHI and KARJODKAR

95 | Feb 90 | —- *An American Board of Orthodontics case report* - OWENS

96 | Jun 86 | —- *Upper airway pressures during breathing* - HINTON, WARREN, and HAIRFIELD

97 | Sep 88 | ref *Velopharyngeal movements in children with craniofacial anomalies and hypernasality* - HENNINGSSON and ISBERG

98 | May 84 | —- *Hyoid bone position in mouth breathers and tongue-thrusters* - BIBBY

99 | Aug 87 | —- CASE REPORT - HINKLE

100 | Nov 89 | ref *Vertical and horizontal components of functional appliance therapy* - MOORE, IGEL, and BOICE

101 | Jul 94 | —- *Nasal resistance and craniofacial form in children* - JONES and BHATIA

102 | Jul 91 | ref *Mandibular and maxillary growth after changed mode of breathing* - WOODSIDE, LINDER-ARONSON, LUNDSTRÖM, and McWILLIAM

103 | Mar 80 | —- *Bimaxillary protrusion as a pathologic problem in the Thai* - LAMBERTON

104 | Jun 90 | —- *A case of open bite with Turner's syndrome* - TAKEYAMA, HONZAWA, HOZAKI, and KIYOMURA

105 | Jul 91 | —- *Mandibular and maxillary growth after changed mode of breathing* - WOODSIDE, LINDER-ARONSON, LUNDSTRÖM, and McWILLIAM

106 | Sep 88 | —- *Velopharyngeal movements in children with craniofacial anomalies and hypernasality* - HENNINGSSON and ISBERG

107 | Apr 93 | —- *Pneumoparotitis with treatment* - McDUFFIE, BROWN, and RAINES

108 | Nov 80 | —- *Mode of respiration and facial growtn* - RUBIN

109 | Oct 87 | —- Effect of methodology on determination of nasal resistance - BERKINSHAW, SPALDING, and VIG

110 | Jul 94 | —- ABO CASE REPORT - MELLER

111 | Oct 84 | —- *Quantitative technique for assessing nasal airway impairment* - WARREN

112 | Apr 83 | —- *Mouth breathing in allergic children* - BRESOLIN, SHAPIRO, SHAPIRO, CHAPKO, and DASSEL

113 | Aug 89 | —- *Craniofacial morphology, head posture, and airway in mandibular prognathism* - WENZEL, WILLIAMS, and RITZAU

114 | Sep 88 | —- Comparison of craniofacial form with nasal respiratory function - TIMMS and TRENOUTH

115 | Nov 87 | —- *Effect of RME on nasal airway resistance* - HARTGERINK, VIG, and ABBOTT

116 | Nov 81 | —- *Resistance to nasal airflow related to changes in head posture* - WEBER, PRESTON, and WRIGHT

117 | Oct 90 | —- *Use of cephalometry in diagnosing resonance disorders* - JAKHI and KARJODKAR

118 | Dec 87 | —- *High-speed screen/film combinations in cephalometric radiography* - KIMURA, LANGLAND, and BIGGERSTAFF

119 | Jun 88 | —- *Relationship between patency of maxillary sinus and craniofacial growth in rabbit* - KRAUT and KRONMAN

120 | Mar 82 | —- *Combined orthopedic-orthodontic treatment* - PFEIFFER and GROBÉTY

121 | May 92 | —- *Growth prediction from posture* - SOLOW and SIERSBÆK-NIELSON

122 | May 94 | —- *Three-dimensional soft tissue analysis after bimaxillary surgery* - MOSS, McCANCE, FRIGHT, LINNEY, and JAMES

123 | Oct 86 | —- *Head posture in blind subjects* - FJELLVANG and SOLOW

124 | May 93 | —- *Normalization of incisor position after adenoidectomy* - LINDER-ARONSON, WOODSIDE, HELLSING, and EMERSON

125 | Dec 84 | —- *A method of cephalometric evaluation* - McNAMARA | Jan 75 | —- *JCO Interviews*: Dr. Terrell L. Root on Headgear –

LIVROS REFERÊNCIA

1. *A Disciplina de Alexander , Ortodontia Conceitos Contemporâneos e Filosofias* – R.G. "WICK" ALEXANDER Livraria Santos Editora 1ª ed. 1997.
2. *Ativador Elástico Aberto de Klammt* – Georg KLAMMT, editado pela A.B.O.M.-RJ – 1994.
3. *Manual Atlas de Laboratório de Ortodontia* – F. Juan Águila RAMOS, Editora Pancast – 1993.
4. *Ortodontia* – Robert MOYERS, Editora Guanabra Koogan - 1979
5. *Ortodoncia y Respiracion Bucal la Disjuncion Intermaxilar* – Luiz Victor GARVICH , editado por la Asocioación de Egresados de Odontología de la Universidad Nacional de Tucumán –1995
6. *Ortodontia Contemporânea* – William R. PROFFIT, Editora Guanabara Koogan 2ª ed. – 1995
7. *Ortodontia Diagnóstico e Planejamento* – Flavio VELLINI FERREIRA, Editora Artes Médicas – 1996
8. *Ortopedia dos Maxilares* – Wilson ARAGÃO, Editora Pancast 1ª ed. – 1992.
9. *Ortopedia Maxilofacial Clínica e Aparelhos* – John W. WITZIG e Terrance J. SPAHL, Livraria Editora Santos 3ª ed. – 1995.
10. *O tratamento Ortodôntico com Aparelho Pré-Ajustado* – JOHN BENNET e Richard P. McLAUGHLIN, Editora Artes Médicas 1ª ed. – 1998.
11. *Terapia Bioprogressiva* – Ruel W. BENCH